实用痴呆神经影像图谱

编　著　郑东明

北京大学医学出版社

SHIYONG CHIDAI SHENJING YINGXIANG TUPU

图书在版编目（CIP）数据

实用痴呆神经影像图谱 / 郑东明编著．—北京：
北京大学医学出版社，2022.7
ISBN 978-7-5659-2614-3

Ⅰ.①实…　Ⅱ.①郑…　Ⅲ.①痴呆－影像诊断
Ⅳ.① R749.104

中国版本图书馆 CIP 数据核字（2022）第 045662 号

实用痴呆神经影像图谱

编　　著：郑东明
出版发行：北京大学医学出版社
地　　址：（100191）北京市海淀区学院路 38 号　北京大学医学部院内
电　　话：发行部 010-82802230；图书邮购 010-82802495
网　　址：http://www.pumpress.com.cn
E-mail：booksale@bjmu.edu.cn
印　　刷：北京信彩瑞禾印刷厂
经　　销：新华书店
责任编辑：畅晓燕　**责任校对：**靳新强　**责任印制：**李　啸
开　　本：787 mm×1092 mm　1/16　**印张：**12　**字数：**261 千字
版　　次：2022 年 7 月第 1 版　2022 年 7 月第 1 次印刷
书　　号：ISBN 978-7-5659-2614-3
定　　价：100.00 元

序

郑东明教授的《实用痴呆神经影像图谱》即将出版，委托我作序，说是按照医疗界的规矩，我是他的“老师”，实则我仅仅是虚长郑教授几年，是他的学长。因此，虽然有点惶恐，但既然相托，我也就写一点肺腑感言。

初识郑东明医生是在1999年，他从中国医科大学英文班毕业，留校在附属盛京医院神经内科工作，给人的印象是一个高高瘦瘦、清清爽爽的大男孩的感觉。他对患者认真负责，对师长尊重有加、虚心好学，很快就在医疗和教学中成为科室骨干。后来，他又完成了公派赴日留学、攻读影像医学博士学位，进一步加强了他严谨认真的治学精神。这之后他开始学术和临床上的厚积薄发，获得了包括国家自然科学基金等数项课题资助，并且在痴呆的临床及影像方向上深耕，逐渐成长为一名独当一面、德技双馨的临床专家。

2010年，我们一起组建盛京医院痴呆门诊。郑教授在患者的诊疗和管理组织方面做了大量细致的工作，碰到特殊病例，一定要仔细辨症、查阅文献、追踪回访，争取揭开最终诊断之“谜底”。他非常善于积累病例，建立数据库，每日门诊之后，亲自归类登记入库，积累临床和影像资料。功夫不负有心人，“十年磨一剑”，他终于将这样一本痴呆亚专业工具书呈现在我们面前，实现了很多医生一生也没有实现的梦想。

书中的病例均来自盛京医院神经内科，其中的大部分病例为痴呆门诊的就诊病例。每一个病例和每一幅图片都经过郑教授的精挑细选。从阿尔茨海默病、额颞叶变性、路易体痴呆这样一些神经变性病痴呆，到HIV、克-雅病、营养中毒相关痴呆，几乎涵盖了绝大多数临床痴呆疾病谱，内容非常丰富。书中的精华在于郑教授从一个临床专家的角度，对病例影像、临床症状、检查及治疗选择进行了点评和推荐，其功底深厚，经得起推敲，对临床医生极具实用价值。

感谢郑东明教授的辛苦工作，为神经科医生尤其是痴呆亚专业的医生们奉献了一份饕餮大餐，同时也期待他的下一本著作！

佡剑非

神经病学教授

中国医科大学附属盛京医院

2021年9月14日

前　言

认知障碍类疾病所涉及的病种甚广，既有以阿尔茨海默病（Alzheimer's disease，AD）为代表的患病率很高的神经变性病，也有自身免疫性脑炎、克-雅病等神经系统罕见病。随着中国社会老龄化程度的加深，认知障碍患者数量与日俱增，其中大部分患者并没有得到及时、合理的诊治和护理支持。近年来，国内各大医院纷纷成立认知障碍门诊，越来越多的神经内科医生开始投入到该领域的临床工作中来，认知障碍亚专业已经成为继脑血管病亚专业之后最为热门的神经内科亚专业之一。

认知障碍类疾病的临床诊断充满挑战，这也正是这个亚专业的魅力所在。神经影像技术在认知障碍类疾病的临床诊断中起到举足轻重的作用。计算机断层成像（computed tomography，CT）、磁共振成像（magnetic resonance imaging，MRI）、单光子发射计算机断层成像（single-photon emission computed tomography，SPECT）和正电子发射断层成像（positron emission tomography，PET）都被广泛地应用于认知障碍类疾病的临床评价。许多认知障碍类疾病（如神经变性病）并没有像脑血管病、脑肿瘤一样在影像上出现引人注目的局灶性病灶，而是以脑的某些部位出现程度不等的萎缩为特点，使得准确识别其影像学改变难度增大，对神经内科和放射科医生均是很大挑战，需要专门进行学习和体会。临床中，不乏几年前的 MRI 就已经显示出疾病特征但却被视而不见的病例。中国医科大学附属盛京医院神经内科认知障碍门诊成立于 2010 年，在痴呆的神经影像评估（MRI 和 ^{18}F-FDG PET）方面做了大量的临床工作。本书将结合具体病例，系统阐述主要的认知障碍类疾病的影像学特点，希望为刚刚进入该亚专业领域的同行提供借鉴和参考。

考虑到国内广大医院的设备技术条件、国内未来十年的发展前景以及为了突出本书的临床实用性，本书将主要介绍疾病的 MRI 特征，兼顾疾病的 ^{18}F-FDG PET 特征，并未涉及其他分子影像技术如淀粉样蛋白 PET、Tau PET 以及各种非临床常规使用的脑功能磁共振成像技术。CT 和 SPECT 由于简单易行、价格低廉，在痴呆临床工作中也占有一席之地，其反映出的疾病变化特点分别类似 MRI 和 ^{18}F-FDG PET，但在诊断的敏感性和特异性方面相比于 MRI 和 ^{18}F-FDG PET 均有较大差距，也没有被列为本书的重点。本书所涉及的病例和影像资料，全部来自本院神经内科病例，是全体神经内科医生的工作结晶，尤其得到了神经变性病专业佡剑非教授、韩顺昌教授和核医学科孙洪赞教授、于树鹏教授、张博技师的大力支持，在此一并致谢。

影像的判读必须放在相应的临床背景之中进行。由于“异病同影”和“同病异影”现象比较常见，脱离临床的就片论片，在认知障碍专业的临床中尤其容易导致错误的判断。临床医生既应该抓住疾病影像的总体规律，又要了解其不典型的影像表现，才能结合临床其他材料，最大限度地尽早明确诊断。许多认知障碍类疾病都是慢性病，影像也随着时间在不断演变，影像的随访复查也是明确许多疑难病例诊断的有效方法。

本书每一个字和每一幅图，均出自本人之手，由于本人能力一般，水平有限，书中定有不少欠妥之处，欢迎同道批评指正，以期待在第二版中进行修正。

最后，特别致谢盛京医院神经内科宋利春教授、岛根大学医学部部长山口修平教授、盛京医院放射科王晓明教授对本人专业成长的引领，感谢俞剑非教授创建的本院认知障碍诊疗平台，感谢伴我一路前行的盛京医院神经内科全体同仁！医路艰辛，一路走来，不乏彷徨与遗憾，唯盼与志同道合的朋友们一道，在学科殿堂上填一砖半瓦、在门诊病房间帮助些许患者、在课堂教学中启迪一些有追求的心灵！

本书成稿之际，喜闻以淀粉样蛋白为治疗靶点的 AD 药物在国外获批上市，并有多个品种在递交上市申请。尽管这些药物临床上尚面临很大的争议，但我乐观地相信认知障碍亚专业的春天即将到来。对该亚专业感兴趣的神经内科同仁应该尽早动手，练好内功，拥抱春天！

郑东明

神经病学教授，影像医学与核医学博士

中国医科大学附属盛京医院

2021 年 6 月 21 日

目　录

第一章　阿尔茨海默病（AD）

第一节　AD 影像概述及痴呆相关影像检查基础知识

阿尔茨海默病（AD）是最为常见的神经变性病，也是老年期痴呆的最常见类型、认知障碍专业的代表性疾病。AD 的发病率和年龄高度相关，在 80 岁以上的老年人群中每 4 ～ 5 人就有 1 人是 AD 患者。随着全球老龄化程度的加深，AD 已经和心脑血管疾病、恶性肿瘤一起成为严重威胁人类健康的主要病种。充分认识 AD 的临床和影像特点，是学习认知障碍专业的基础，也是能准确识别其他认知障碍疾病的前提。

病理特征

AD 通常有显著的大脑皮质萎缩，脑回变窄，脑沟、脑裂增宽，脑室变大。各脑叶均可出现萎缩，通常颞叶内侧、楔前叶、扣带回后部萎缩出现得最早、程度最重，而初级感觉和运动皮质受累较轻。镜下病理改变主要为神经炎性斑（核心为 β- 淀粉样蛋白沉积的老年斑）、神经原纤维缠结（异常磷酸化的微管相关 Tau 蛋白）、神经元丢失、胶质细胞增生、淀粉样血管变性、神经毡细丝等。

临床特点

经典的 AD 病例是指以情景记忆能力下降为首发和最为突出的临床表现的病例，占 AD 总体的 80% 以上。患者通常为中老年人，起病隐匿，缓慢进展，早期以记忆力差为核心表现，逐渐累及定向力、语言、视空间、执行等各种认知能力，造成工作和生活能力的下降，并伴有不同程度的精神行为异常。患者早期大多对疾病的自知力尚存，这一点与精神分裂症、额颞叶痴呆等疾病不同。AD 病程因起病年龄不同而不同，五六十岁起病者多可生存十余年，而八九十岁起病者大多难以维持过 5 年。少部分 AD 病例在疾病早期记忆障碍并不明显，而突出地表现为行为异常、视空间能力下降或者语言功能障碍，被称为 AD 变异型。本节仅围绕典型 AD 展开，AD 变异型将在本章第七节中介绍。

影像特点

1. 磁共振成像（MRI）

AD 最常见的结构影像特点为双侧颞叶内侧结构（海马、海马旁回、杏仁体、内嗅皮质等）的显著萎缩，同时因病程长短和病情轻重的不同，可伴有程度不同的顶叶、额叶、岛叶及胼胝体等部位的萎缩，最终发展为全脑的萎缩。还有一类并不少见的 AD 脑萎缩模式是以明显的顶叶萎缩为特点，海马等颞叶内侧结构萎缩较轻，这种模式在年纪较轻的患者中出现的概率较高。

2. ^{18}F- 氟脱氧葡萄糖–正电子发射断层显像（^{18}F-FDG PET）

反映葡萄糖代谢水平的 ^{18}F-FDG PET 在 AD 的诊断中有重大价值。经典 AD 的 ^{18}F-FDG PET 图像特征是出现以双侧颞叶、顶叶皮质为主的低代谢模式，病情较重者前额叶也可轻度受累。其中，顶叶的扣带回后部、楔前叶和双侧颞顶叶联系皮质的低代谢最具 AD 的提示意义。AD 源性轻度认知损害（mild cognitive impairment，MCI）也可以出现轻度的海马萎缩和轻度的 AD 样 ^{18}F-FDG PET 改变，但有时需要软件辅助阅片才能准确识别。

阅片思路

1. MRI 结构影像和 ^{18}F-FDG PET 葡萄糖代谢影像均属于反映神经变性的影像标志物，是疾病的下游标志物，并不直接揭示疾病特异性的病理基础，如 AD 的 β- 淀粉样蛋白（amyloid β-protein，Aβ）沉积或者 Tau 蛋白的沉积[1]。因此，两者均属于 AD 定性诊断的间接证据，而非直接证据。当然，这两个间接证据诊断 AD 的有效性已经经过长期、大量的临床研究的充分检验，两者联合使用诊断 AD 痴呆的准确度可达到 80% ～ 90% 的水平，并不逊色于使用淀粉样蛋白 PET 等 AD 特异性标志物。

2. 痴呆程度越明显的 AD 患者，就诊时 MRI 改变也应越明显。若患者有完全正常的头部 MRI，是变性病痴呆的可能性较小（不排除是 MCI 阶段），应高度注意排查精神心理疾病及其他痴呆病因。同理，显著的全脑及海马萎缩，有助于 AD 与老年抑郁、精神分裂症等心理疾病导致的认知障碍的鉴别。

3. 大部分 AD 患者出现最早的 MRI 异常改变就是海马萎缩。若临床上存在比较突出的记忆障碍主诉和客观测评证据，同时还有 MRI 的双侧海马萎缩，高度支持 AD 的定性诊断。

4. AD 的海马萎缩大多为双侧且程度类似，而且轻中度 AD 患者的海马等颞叶内侧结构的萎缩程度一般明显重于颞极和颞叶外侧面的萎缩程度。少数 AD 患者两侧海马萎缩程度也可以不一致，并不能因为两侧萎缩程度不一致而否定 AD。但要注意的是，虽有海马萎缩，但是颞极和颞叶外侧面萎缩更为严重者，要考虑额颞叶变性的可能，尤其是其中左、右侧颞叶萎缩程度相差巨大者，要高度注意语义性痴呆的可能。

5. MCI 患者若出现海马萎缩，最近 1 ～ 2 年发展成为 AD 痴呆的可能性较大，反之亦然。

6. 其他类型的变性病痴呆，甚至脑血管病痴呆都可以出现海马萎缩，单纯依靠海马萎缩进行各种痴呆间的鉴别诊断意义有限，必须着眼于全脑改变，并结合临床表现和其他检查。

7. 由于老年期痴呆患者脑内共病广泛存在，AD 患者 MRI 上常有程度不等的脑血管病表现，尤其是脑小血管病的表现，但通常程度不是很严重，难以作为主因解释患者的痴呆表现。

8. 海马萎缩的评价要参考患者的年龄，75 岁以上患者可适当放宽尺度，即轻度的萎缩可能也在正常老化的范畴。但是，重度的海马萎缩在任何年龄段均为异常的表现，而非正常老化所致。而在 75 岁以下，即便是轻度的海马萎缩，也非正常老化，虽不一定指向 AD，但一定有其病理基础。

9. 判断脑萎缩通常以 T1 序列为主。同一个患者，T2 序列所显示的脑萎缩在视觉上要比 T1 序列更显著。海马萎缩的最佳观察角度是海马的冠状位扫描，较轻的海马萎缩在冠状位比轴位更容易识别。

10. AD 如果已经发展到痴呆阶段，其 ^{18}F-FDG PET 图像都应存在明显的异常。与其他神经变性病相比，AD 典型 ^{18}F-FDG PET 改变的诊断特异性最高。若患者 ^{18}F-FDG PET 基本正常，不支持变性病痴呆，应考虑其他疾病的可能。

11. 总体上，海马萎缩和 ^{18}F-FDG PET 低代谢的程度与病情严重程度密切相关，是衡量病情严重程度的影像学标志物，但也受到患者起病年龄、认知储备等因素的影响。

12. 因为目前尚无针对 MCI 阶段 AD 的药物，并且这个阶段的 ^{18}F-FDG PET 人工阅片判断 AD 源性 MCI 的准确度不理想，所以不常规推荐对 MCI 患者进行 ^{18}F-FDG PET 检查。若进行检查，强烈推荐使用专业影像软件辅助阅片。

痴呆相关影像检查基础知识

1.“健康”老化的脑结构影像特点

由于神经变性病领域接触到的患者绝大部分是中老年人，所以一个常见而重要的临床问题就是：片子上的脑萎缩是疾病所致还是老化所致？现实中，既有许多健康老人被影像报告单上的“脑萎缩”吓得忧心忡忡，也有许多脑萎缩被医生想当然地误读为“老了而已”。

大量的影像学研究已经充分显示大脑皮质从二三十岁起便进入了体积持续缩小的进程，这种生理性萎缩总体上弥漫分布且程度很轻，以外侧裂周的前额叶、岛叶和颞叶萎缩最为明显。这种“健康”老化的脑萎缩模式与 AD 的以颞顶叶为主的萎缩模式截然不同。除了神经变性病，高血压、糖尿病、烟酒嗜好、脑血管病等都可加重脑萎缩。下面将为大家展示一组高龄健康老人的头部 MRI，可以看到生理性萎缩是弥漫而轻度的，超出这种范畴的萎缩，均应寻找原因。**总之，高龄并不是中、重度脑萎缩想当然的借口。**

首先，展示一位 73 岁健康男性的头部 MRI（图 1-1），选择这个年龄是因为这个年龄是我们痴呆门诊 AD 患者首诊时的平均年龄，更具有对照意义。这位老人没有神经系统疾病病史和临床表现，也没有高血压、糖尿病等基础疾病，也没有烟酒嗜好。其文化程度为大学，简易精神状态检查量表（MMSE）和蒙特利尔认知评估量表（MoCA）均为满分。

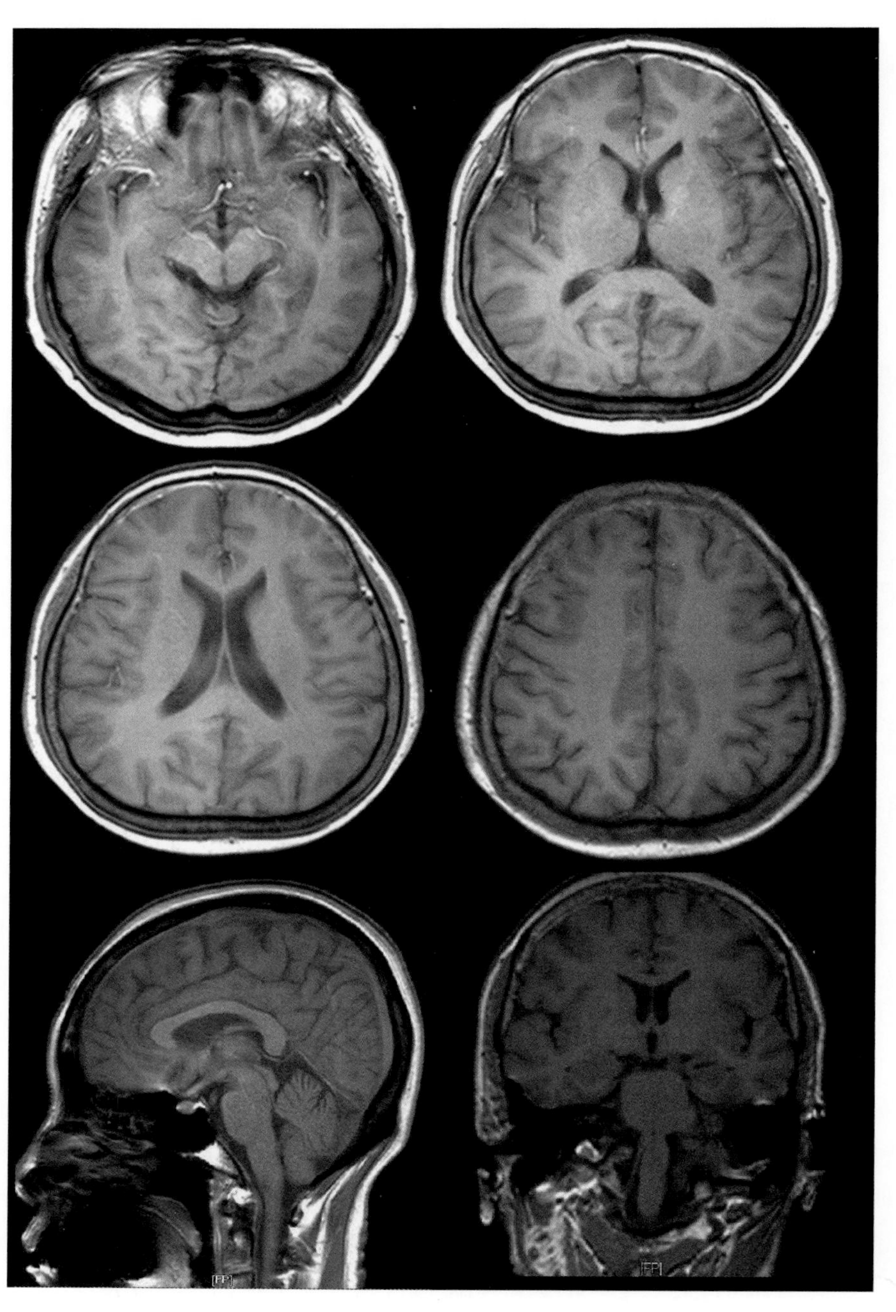

图 1-1 73 岁健康男性的头部及海马 MRI。额叶、顶叶部分脑沟开始变宽，相邻的脑回不像年轻人的脑回那样紧密地贴在一起，但无明显萎缩迹象，属于增龄的正常表现

其次，再展示一位 90 岁老人的头部 MRI（图 1-2），因失眠来就诊。90 岁属于极高龄老人范畴，该患者有轻度高血压，平时控制良好，MMSE 评分为 28 分（高中文化），日常生活可完全自理。

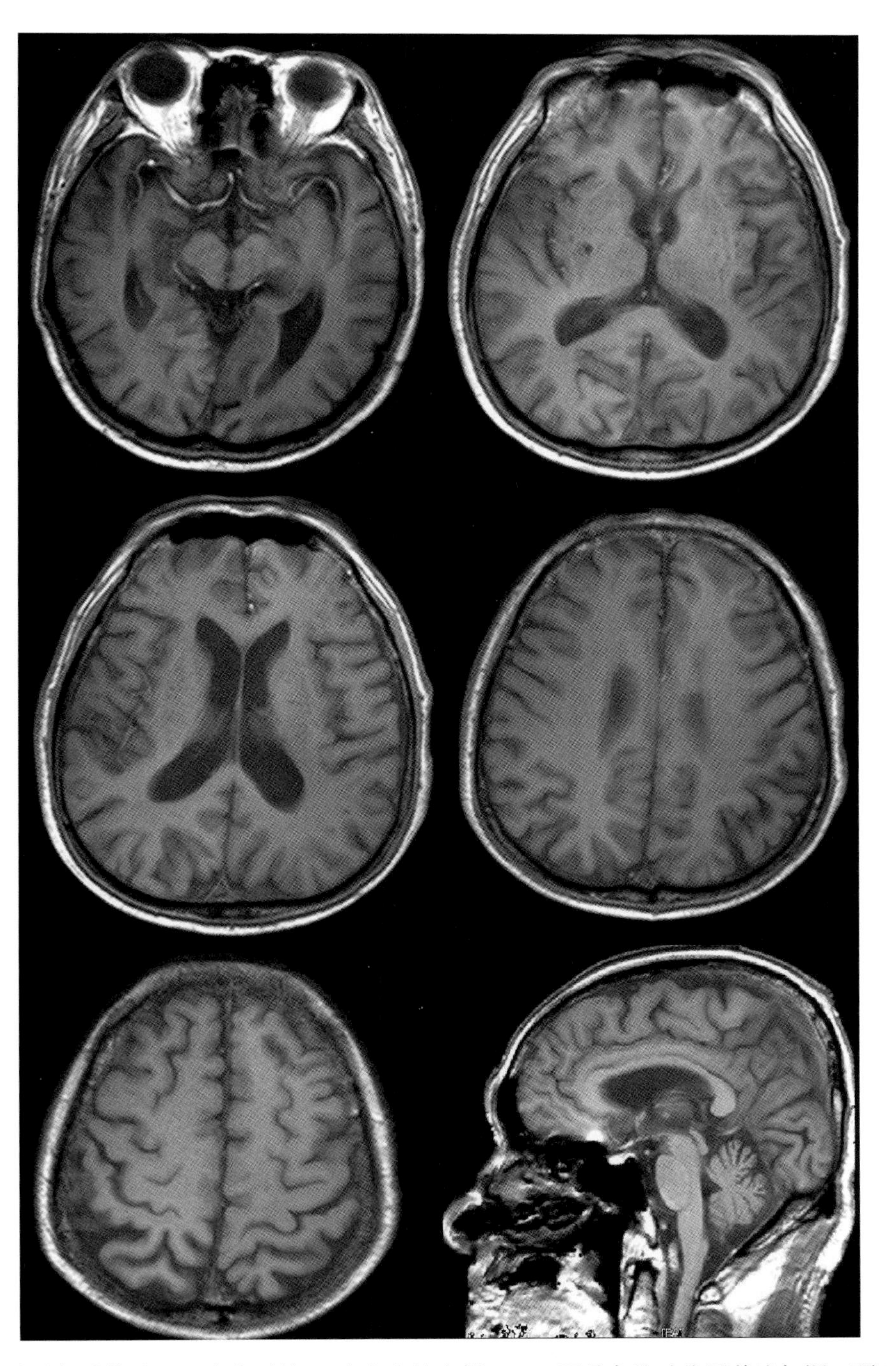

图 1-2 一位认知功能处于正常水平的 90 岁老人的头部 MRI，可见各脑叶沟回普遍加深，顶叶萎缩较重，基底节区可见较多扩大的血管周围间隙

这位90岁老人的头部MRI可见各脑叶的脑沟弥漫性加深，萎缩比上一例73岁老人明显许多，但也仅到此程度而已。在临床工作中，大量患者的脑萎缩程度均显著超过以上两例，所以不要轻易把肉眼读片能够发现的脑萎缩简单归结为老化所致，很多情况下都是存在脑变性病、脑血管病、高血压、糖尿病、酒精等因素共同作用的结果。用一句通俗的话讲，影像上存在与年龄明显不匹配的脑萎缩的人，即便目前不是痴呆状态，也多半是走在发展为痴呆的路上，能否发展为痴呆，取决于寿命的长短和疾病发展的速度。

2. 海马萎缩的分级

海马萎缩有多种评分系统，可以半定量地评价海马萎缩的程度，应用较广的有Scheltens于1992年提出的0～4分共5个等级的评分方法[2]。这个评分方法根据脉络膜裂开大的程度、颞角开大的程度和海马高度的变化，将海马萎缩的程度分为0分（无萎缩）、1分（可疑萎缩）、2分（轻度萎缩）、3分（中度萎缩）、4分（重度萎缩）。75岁以下的患者海马萎缩评分≥2分均为异常，75岁以上的患者海马萎缩评分≥3分为异常。图1-3显示了评分为0～4分的海马MRI冠状位图像。临床工作中大体有所参照即可，不必过于纠结评分的精确性。评价海马最为理想的方法是通过MR图像测算海马的体积，并与同年龄段的正常值对比来评估海马萎缩的程度，但临床上尚无法常规开展。

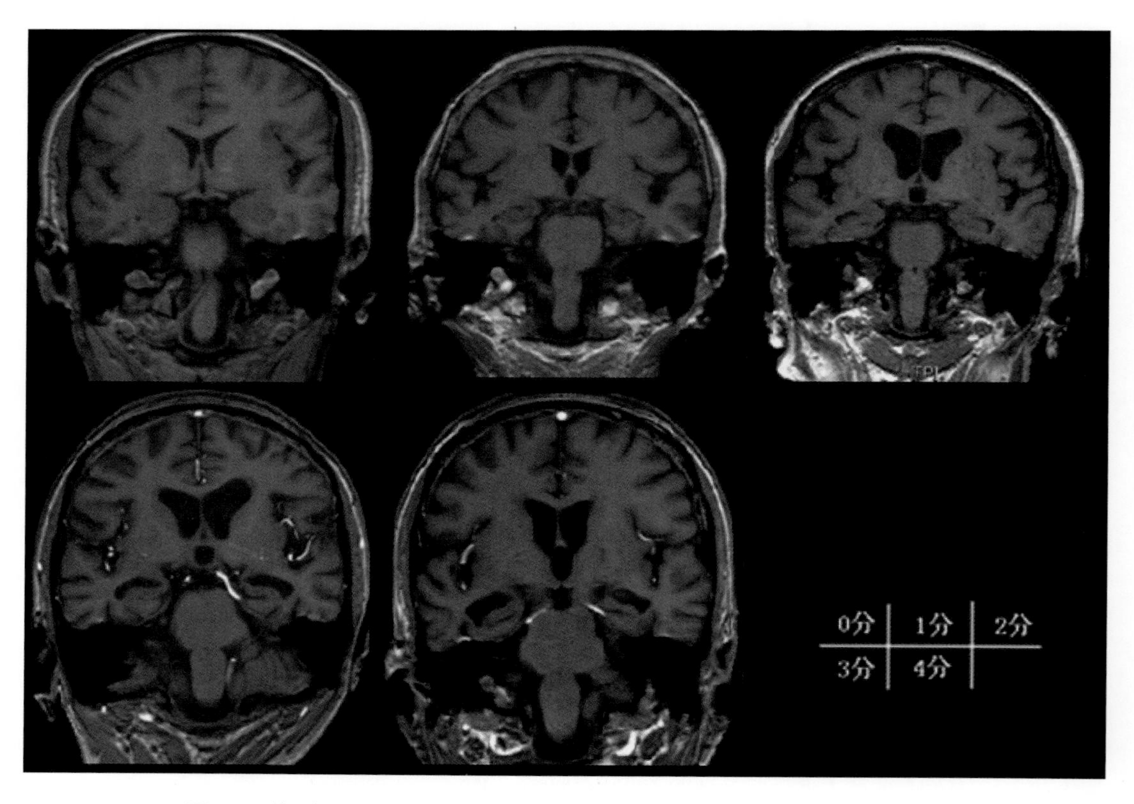

图1-3 海马MRI冠状位图像，海马萎缩半定量评分示例（Scheltens法）

这个评分系统已经考虑了年龄的影响，越年轻，海马萎缩的病理意义越大，高龄则尺度适当轻度放宽。曾有观点认为85岁以上海马萎缩评分为3分也可以是正常的，然而，这个年纪不出现显著海马萎缩的老人也大有人在（图1-4），海马萎缩评分为3分虽然不见得是痴呆，但往往也是痴呆前期状态。

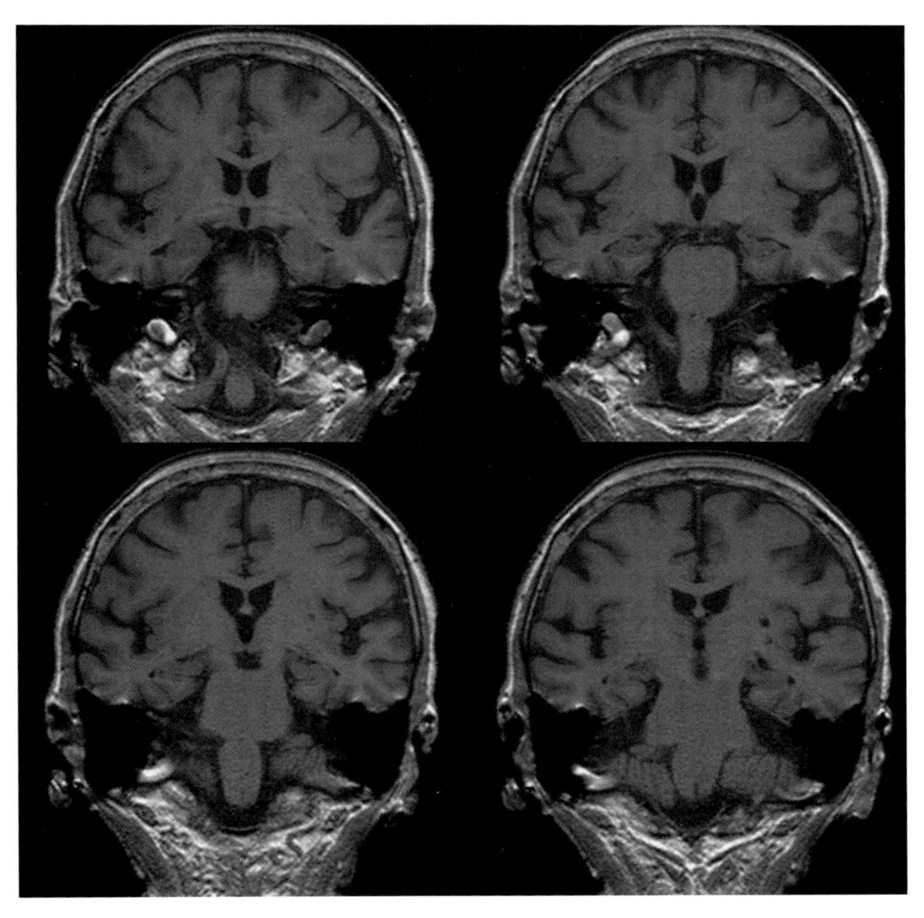

图1-4　85岁老人的海马MRI，海马形态保持良好，仅见刚刚扩大的脉络膜裂和侧脑室颞角。患者独居，生活完全自理，担心自己老年痴呆来就诊要求检查，MMSE 29分（大学文化）

3. 顶叶萎缩的判定

半定量判定顶叶萎缩的方法中，使用最广的是Koedam法（2011年）[3]。与前面提到的海马萎缩评分不同，该方法只有0、1、2、3分共4个等级，而且只有2、3分即中度、重度萎缩才具备临床意义。总体上，越年轻的患者，该评分的临床意义越大。图1-5为该评分的示例。

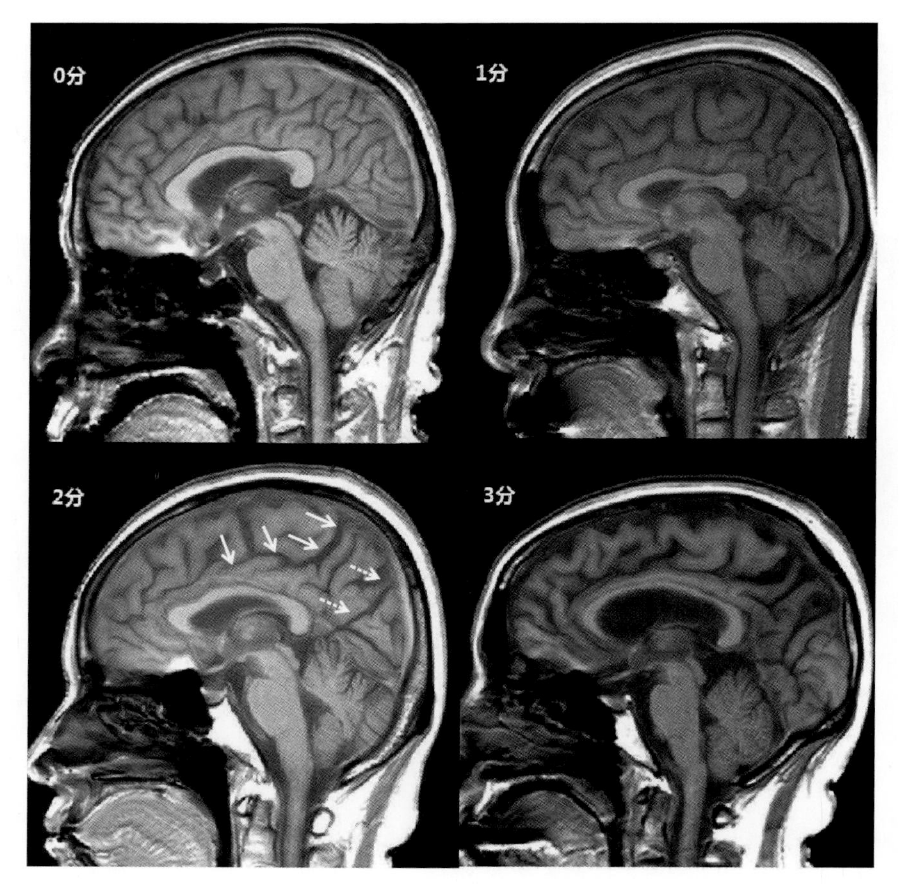

图 1-5 依据 Koedam 法的顶叶评分示例。主要观察的是顶枕沟（虚线箭头）和胼胝体沟（实线箭头），以及顶叶内脑沟的开大程度、顶叶脑回的变窄程度。脑沟完全没有开大为 0 分，可以看到明显的脑沟缝隙为 1 分，脑沟明显开大、脑回之间彼此完全分离、脑回变窄可依据程度不同分为 2 分（中度）、3 分（重度）

4. “健康” 老化的 ^{18}F-FDG PET 变化特点

^{18}F-FDG PET 反映的是组织利用葡萄糖的水平，在脑组织内与神经元和突触的密度直接相关。在神经元变性甚至神经元尚未变性但突触功能开始下降时，^{18}F-FDG PET 的图像就可以出现异常。脑部疾病的 ^{18}F-FDG PET 改变往往早于脑结构改变数年，其所显示的病变范围也往往超过结构影像上的病变范围，这就是 ^{18}F-FDG PET 在神经系统变性病中应用的优势。健康脑在清醒但处于休息状态下皮质也处于很高的代谢状态，其中以顶叶内侧结构（扣带回后部、楔前回，两者为默认模式网络的中枢）代谢水平最高。尽管研究结论并不完全一致，大部分关于老化相关的脑 ^{18}F-FDG PET 研究还是比较一致地显示出以额叶内外侧面、扣带回中前部、顶叶外侧面为主的代谢轻度降低的模式。年龄越大，代谢降低越明显，代谢降低通常左右对称分布，与变性病引发的低代谢相比程度轻很多[4]。正常老化对颞叶内侧、扣带回后部、楔前叶、枕叶和基底节区的葡萄糖代谢影响并不明显，与 AD 特征性的低代谢模式相比截然不同。图 1-6 为一位认知正常的老年人的 ^{18}F-FDG PET 图像。

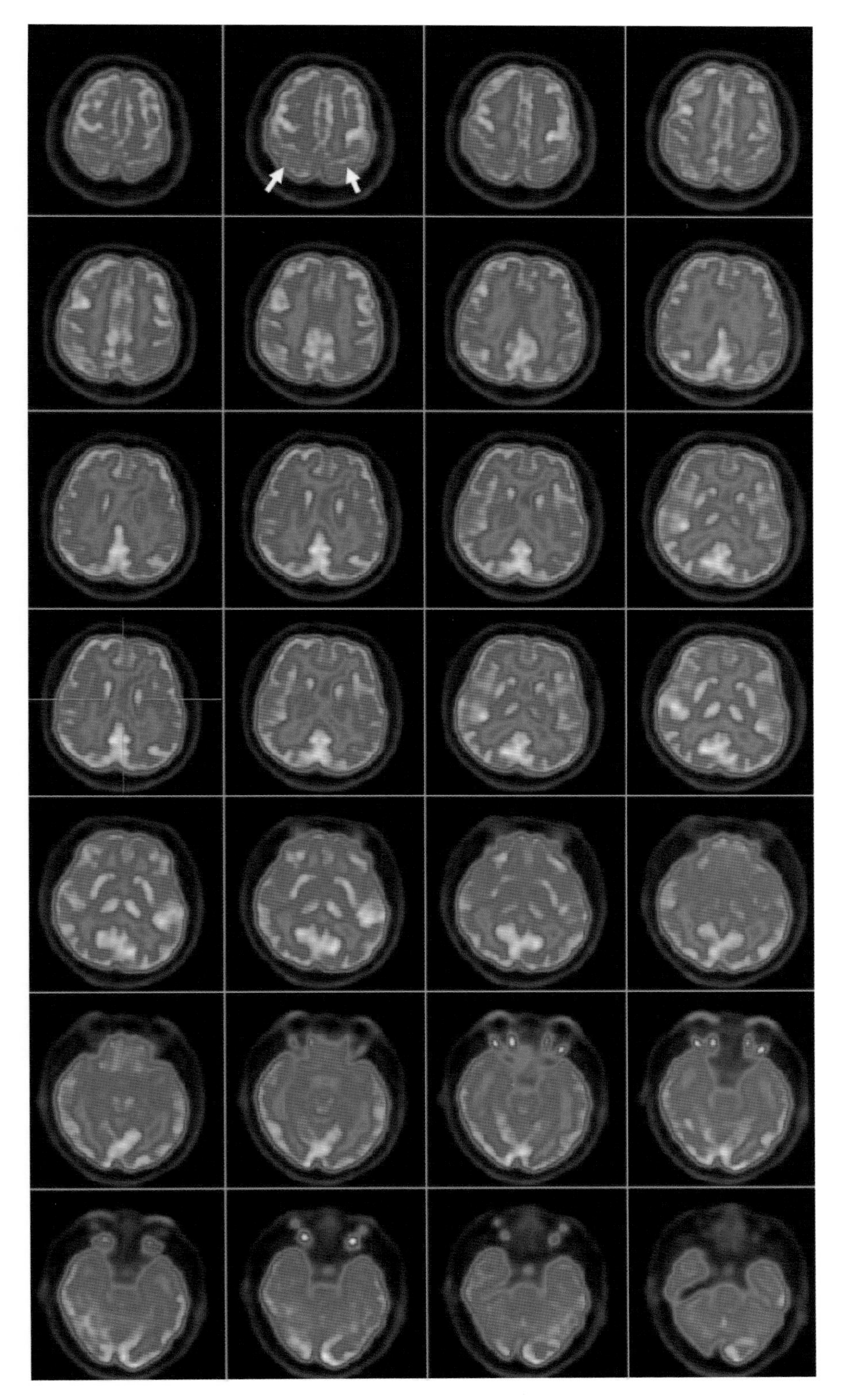

图 1-6 一位 72 岁认知正常男性的头部 ^{18}F-FDG PET。第一行图像可见双顶叶代谢略微降低（白色箭头），属于增龄改变。其顶叶内侧结构仍是全脑代谢最高的部位，与中青年人一致

5. 痴呆门诊的影像技术选择

由于影像检查种类繁多、费用较高，选择合适的检查项目并不是一件容易的事情。例如，如果在开磁共振成像检查处方时包含所有的临床检查序列，当然对综合分析病情很有帮助，但是费用可能会高达六七千元，而且扫描时间也可能长达 1 h，即便不是痴呆的患者也很难配合。所以，以较小的花费达成临床检查的目的最为理想。在此，就如何选择检查项目先做一个简单的铺垫，具体还需要读者结合本书后面内容和自己的临床经验来综合判定，并无绝对的对错之分。

（1）计算机断层成像（CT）：CT 检查方便易行，扫描时间短，价格低廉，虽然对脑部疾病的诊断能提供的信息显著少于 MRI，但在痴呆门诊也有用武之地。①用于激越不安等精神症状较重的患者、痴呆程度较重无法交流的患者。这些患者难以安静配合长时间扫描，首选 CT 检查。若结果显示有必要进行 MRI 检查，可先行用药治疗一段时间，待精神症状缓解后再进行 MRI 检查。当然，若是住院患者，也可以使用镇静药物后进行 MRI 检查。②用于身体内有各种金属植入物不适合进行 MRI 检查者。③用于幽闭恐惧症患者。

（2）MRI：对于能够耐受磁共振成像检查的患者，在痴呆门诊应该首选进行 MRI 检查而不是进行 CT 检查。MRI 与 CT 相比在痴呆类疾病诊断方面优势巨大，例如快速进展性痴呆中的很多病种，如克-雅病、自身免疫性脑炎，是无法通过 CT 来识别的。MRI 的常规序列通常包括 T1、T2 和 FLAIR 序列，除此之外还可以选择进行海马的冠状位扫描、增强扫描、弥散加权成像（diffusion weighted imaging，DWI）、磁敏感加权成像（susceptibility weighted imaging，SWI）、动脉和静脉的磁共振血管成像、磁共振波谱成像等扫描。选择的序列越多，当然对诊断越理想，但在需要“精打细算”的情况下，可以根据这些扫描在诊断痴呆类疾病中的优势来酌情选用。在此仅举几个例子，详细的内容可在本书后面章节中查阅。①海马冠状位扫描，更有利于评估海马萎缩的程度，尤为适合在年纪较轻并且考虑为变性病痴呆的患者中使用。② DWI，所有的急性进展性痴呆都必须要进行 DWI 扫描，有利于朊蛋白病、急性梗死等病因的定性。③ SWI，尤为适合在年纪偏大的、考虑为变性病痴呆或者血管性痴呆（包括脑淀粉样血管病）的患者中使用。

（3）^{18}F-FDG PET：本书几乎每一章都有专门的篇幅阐述 ^{18}F-FDG PET 在各种认知障碍疾病临床中的使用价值。概括地讲，对于各种神经变性病，^{18}F-FDG PET 都可以提供结构影像无法反映的诊断信息，有时成为诊断的重要依据。考虑到价格略高，通常推荐临床表现不够典型或者 CT、MRI 这些结构影像改变不够典型的病例进行 ^{18}F-FDG PET 扫描。

第二节　AD 脑萎缩模式（Ⅰ）：单纯海马萎缩

从本节开始，将分三节来系统阐述 AD 的常见脑萎缩模式。这些 AD 的结构影像变化特点已经过大量的临床研究验证，结论确切[5]。本书将完全从临床实践出发，对常见的几种 AD 脑萎缩模式从临床读片的角度逐一介绍，并不涉及各种软件辅助测量等精确但不易行的评估方法。首先来阐述最具 AD 提示意义的脑萎缩模式：海马萎缩为主的脑萎缩。

典型病例

病例 1-1 患者女性，63 岁，主诉“记忆力减退 3 年”。其记忆力减退逐年加重，目前已经发展到回忆不起昨天发生过的事情，反复问同样的问题。无激越、幻觉、妄想表现，个人生活能够自理。MMSE：19 分，高中文化。该患者头部 MRI 见图 1-7 至图 1-10。

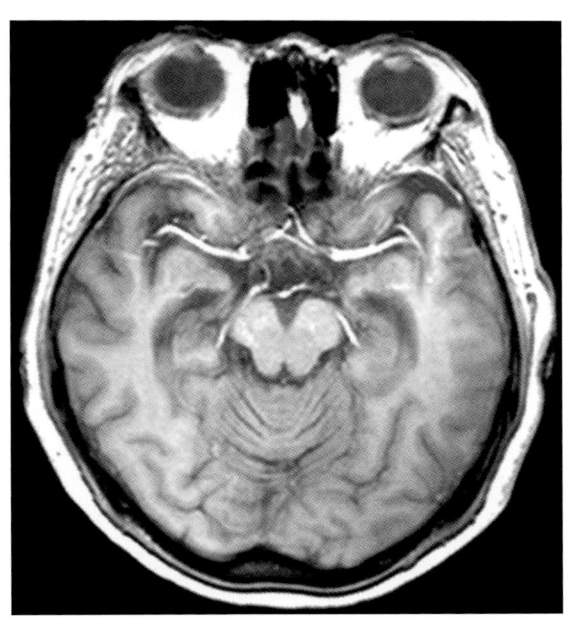

图 1-7 MRI T1 轴位像：海马出现中度萎缩，侧脑室颞角显著开大

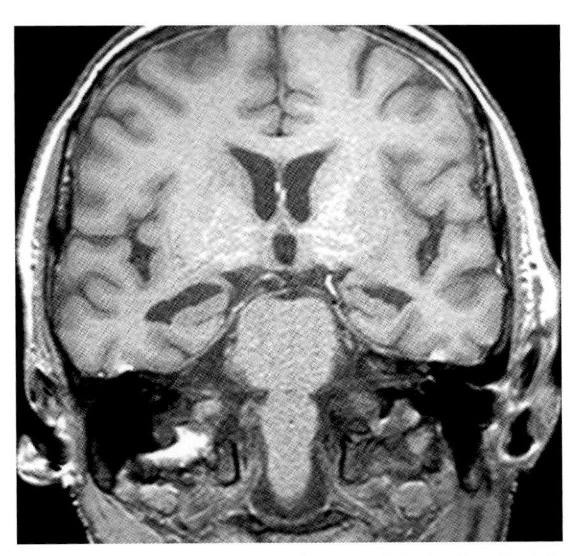

图 1-8 MRI 冠状位图像对海马萎缩显示更为清晰：侧脑室脉络膜裂显著开大、海马高度显著下降，可达 3 分。其他脑叶的萎缩并不明显，如图所示基本饱满的额叶，外侧裂也没有明显开大

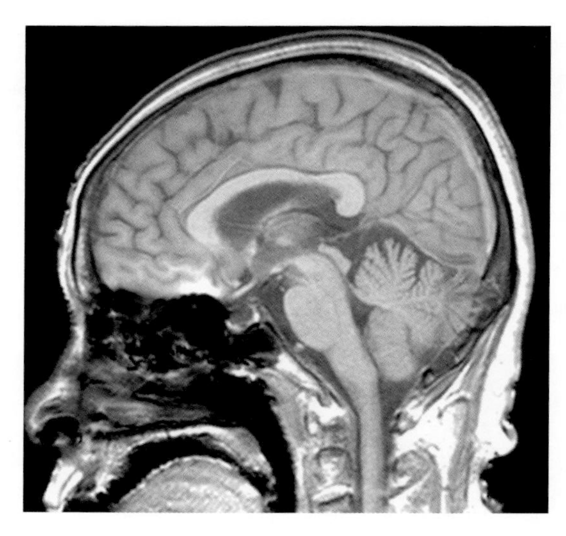

图 1-9 该患者的正中矢状位 MRI：完全正常的顶叶和额叶，丝毫不见萎缩

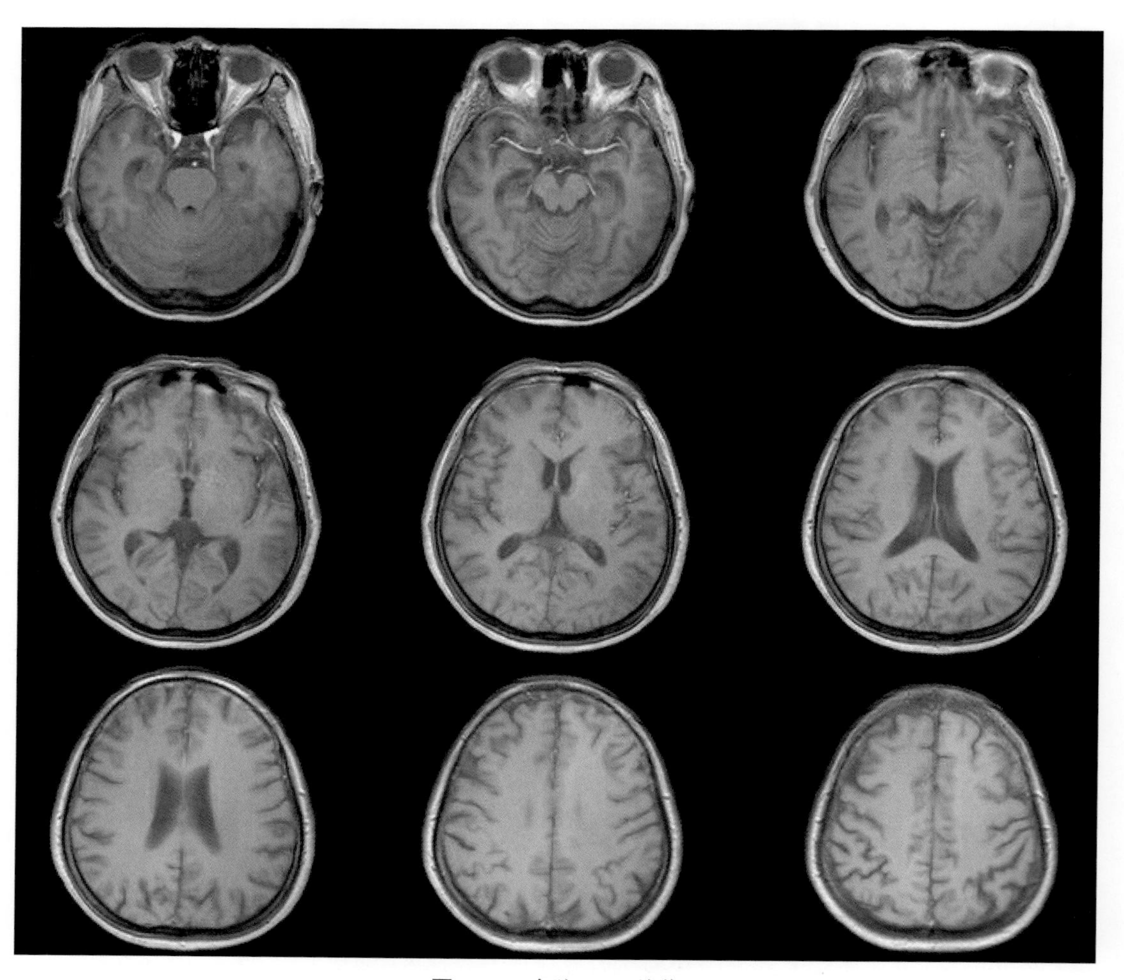

图 1-10 全脑 MRI 总览

若单纯看该患者的全脑轴位像，解读为影像片基本正常的医生肯定不在少数。许多情况下进行头部 MRI 检查并不包括冠状位扫描，要求医生能够根据患者的症状和年龄对海马是否萎缩给予特殊关注。

海马不正常的 MCI 患者，发展为痴呆的可能性很大，年纪越轻的患者越是如此，可见下一例。

病例 1-2　患者女性，50 岁，高中文化，以“记忆力减退 10 个月”为主诉就诊。患者觉得记忆力减退，影响工作效率（一家公司的综合办公室主任）。日常生活能力尚未受到影响，无精神行为异常症状。MMSE：28 分；MoCA：24 分。丢分项目中 MMSE 的 1 分和 MoCA 的 4 分是延迟记忆项目丢分。头部 MRI 轴位像未见异常，海马冠状位图像海马评分为 1 分（图 1-11）。

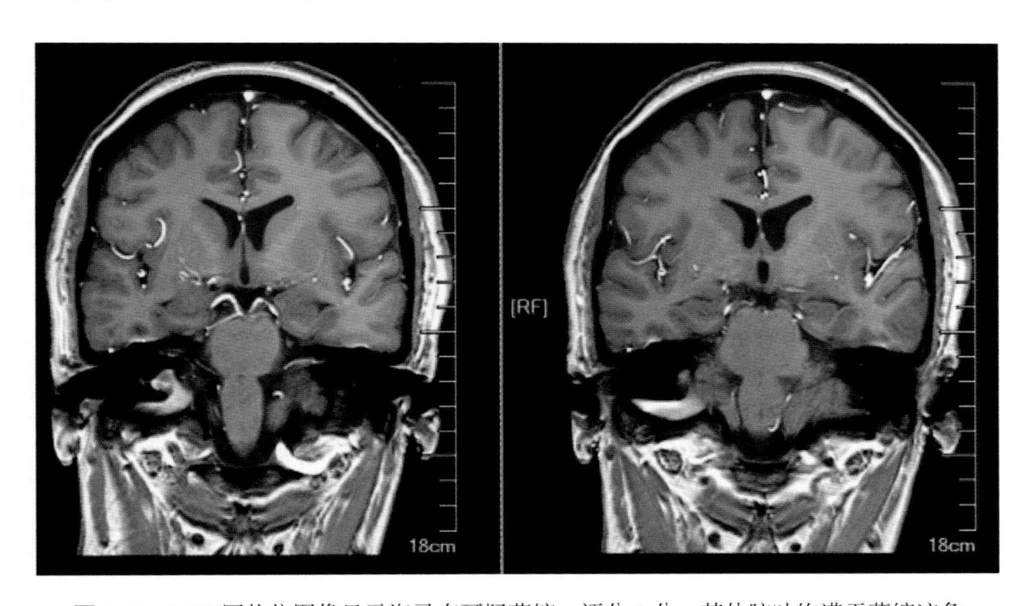

图 1-11　MRI 冠状位图像显示海马有可疑萎缩，评分 1 分，其他脑叶饱满无萎缩迹象

该患者较为年轻，有情景记忆减退的表现和证据，可诊断为遗忘型 MCI。海马评分为 1 分，在这个年龄段属于非完全正常状态，也是 MCI 患者常有的萎缩程度。遗忘型 MCI 患者有此类萎缩者，发展为 AD 的可能性极大。该患者在 2 年后复诊时，记忆减退更加明显，定向力和执行功能也出现轻度障碍，已无法坚持自己的办公室主任工作。MMSE 下降为 23 分，诊断为 AD。当然，结构影像对 MCI 预后的判定能力是比较弱的，不如其他的 AD 标志物如 PET 和脑脊液指标更加有效，只有在同时具有记忆力下降的客观证据的情况下，才比较有意义。

小结

海马萎缩而其他部分无明显萎缩，这是一大类就诊较为及时的 AD 患者典型的 MRI

影像。临床上如果有记忆力显著下降的主诉和量表检查的客观证据，MR 扫描看到此类脑萎缩模式，强烈支持 AD 的定性诊断。海马萎缩具有很好地区分正常人和轻度 AD 痴呆的效力，有利于轻度痴呆患者尤其是年纪较轻患者的及时诊断。上面病例 1-1 的影像充分显示了海马冠状位扫描评价海马萎缩的优势。所以，在遇到年纪较轻、以记忆力差为主诉的患者时，强烈推荐进行海马冠状位的扫描。

第三节　AD 脑萎缩模式（Ⅱ）：海马显著萎缩＋其他脑叶普遍萎缩

典型病例

病例 1–3　患者女性，62 岁，遗忘 5 年，目前已经发展到说完的事情转身就忘的程度。近半年反复走丢、多疑，怀疑老伴有外遇，怀疑子女偷拿其财物，经常与家人哭闹。MMSE：12 分，初中文化。磁共振成像检查如图 1-12 至图 1-15 所示。

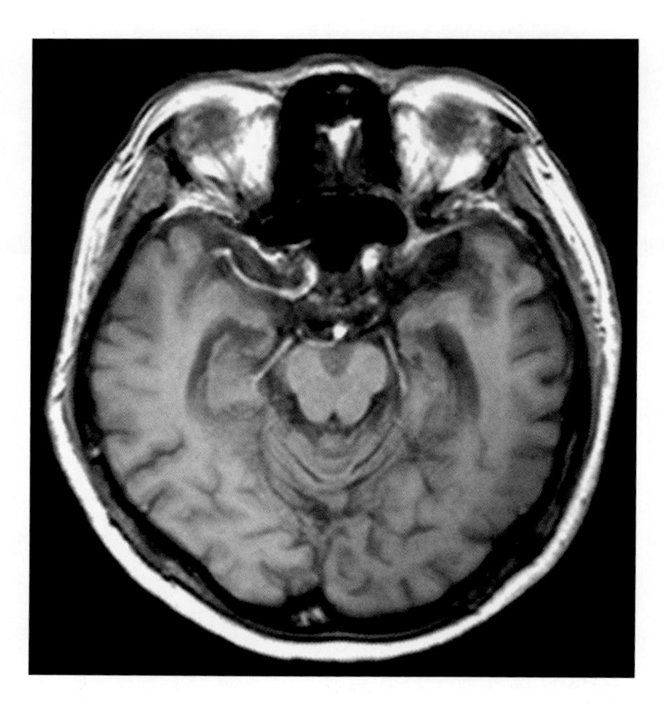

图 1-12　MRI 轴位像可见双侧海马中度萎缩，这个程度的萎缩在 62 岁这个年龄段一定不是正常老化的表现

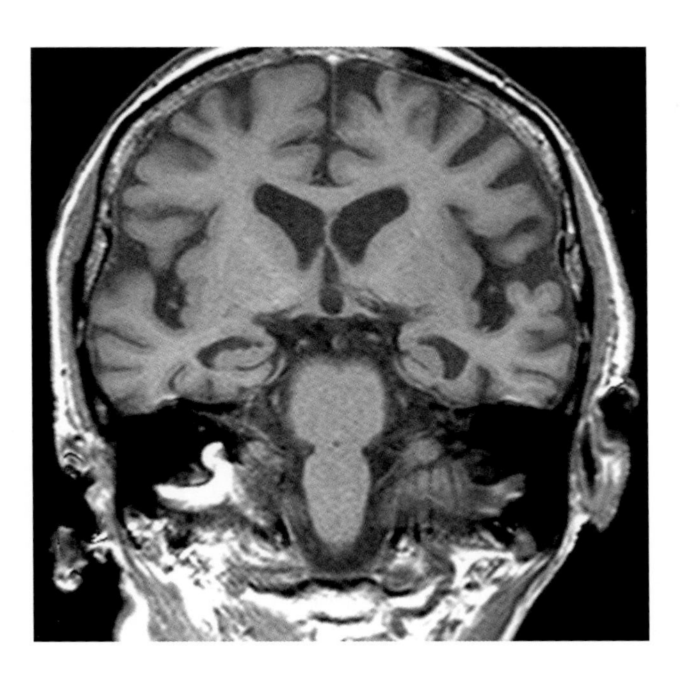

图 1-13　MRI 冠状位像在显示海马萎缩上具有优势，可见右侧为中度、左侧为重度的海马萎缩。同时可见额叶沟回的显著加深，外侧裂尤其是左侧外侧裂显著开大，这些对于这个年龄段的人而言均是病理性萎缩

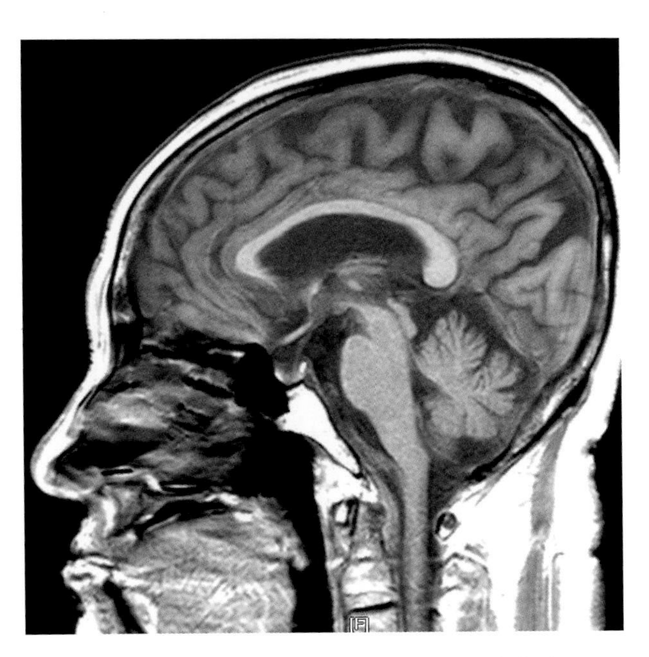

图 1-14　MRI 矢状位像可见顶叶、额叶萎缩明显

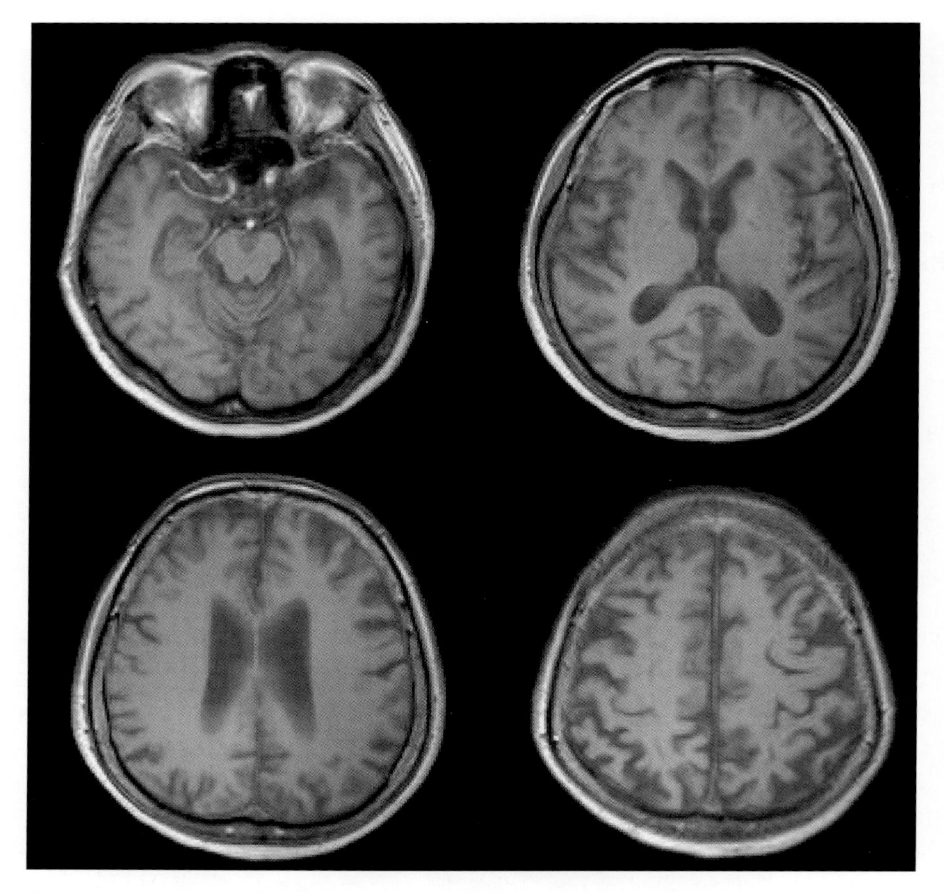

图 1-15 全脑 MRI 总览：该患者虽然只有 62 岁，但是颞叶、额叶、顶叶萎缩均很明显

小结

AD 患者就诊较晚，是全世界的普遍现象。在痴呆门诊中，此类 AD 脑萎缩模式最为常见，患者往往已经患病数年，萎缩已经从颞叶内侧面蔓延至其他脑叶，顶叶受累较早、较重，额叶次之。有时会遇到全脑均高度萎缩的患者，已经分不出哪个脑叶萎缩更为突出，单纯从影像角度进行痴呆的定性已经很困难，需结合病史尤其是发病早、中期的临床特点和检查结果来综合判定。当然，若病史不详、已经痴呆晚期，还不能接受各种痴呆标志物检查的情况下，只要排除了可逆性痴呆，痴呆的进一步定性也意义不大。然而，从概率的角度讲，弥漫性全脑严重萎缩是 AD 的可能性仍然排在第一位。

第四节　AD 脑萎缩模式（Ⅲ）：顶叶显著萎缩

典型病例

病例 1–4　患者男性，64 岁，主诉“爱忘事 1 年，开车方向感变差半年”。MMSE：24 分，大学文化。私企领导，讲话时经常想不起要讲的内容，不再能滔滔不绝地讲话，经常忘记开会时间和工作安排，开了几十年的车，但目前开车去家和公司以外的地点感觉辨别路线困难。磁共振成像检查（图 1-16 至图 1-18），矢状位是观察顶叶萎缩的最佳角度。

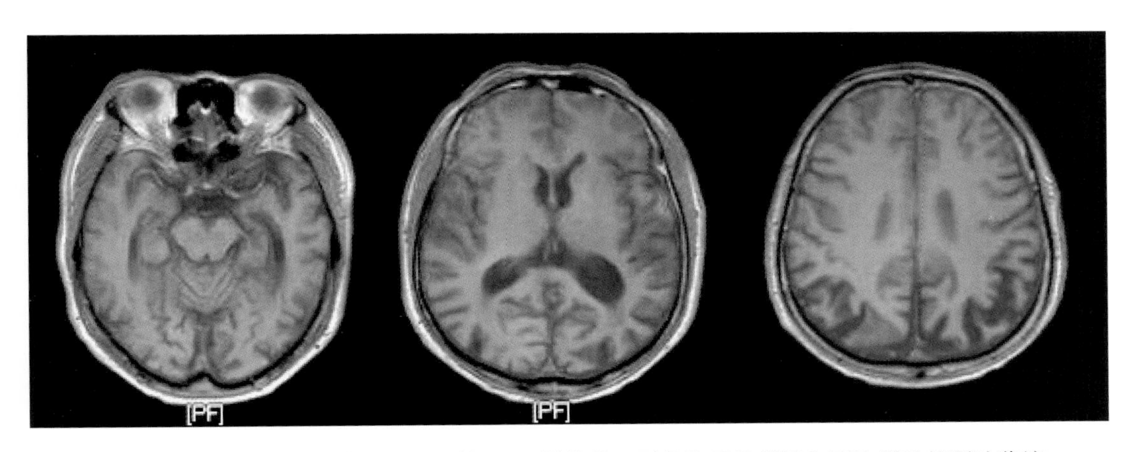

图 1-16　这是患者三个代表性层面的 MRI 轴位像，可见海马的萎缩和更为严重的顶叶萎缩

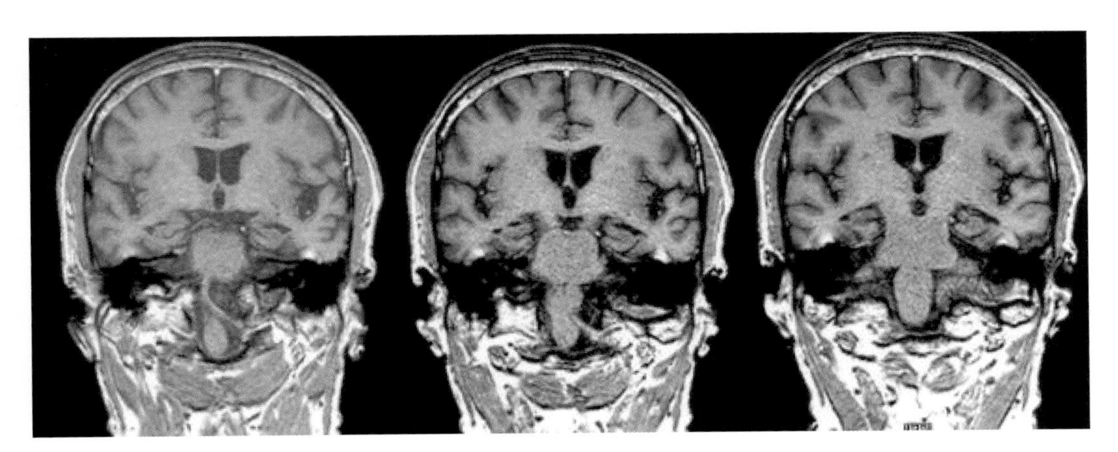

图 1-17　海马 MRI 冠状位图像。患者 64 岁，这个海马萎缩的程度肯定不正常，萎缩程度可评为 2 分，属于轻度萎缩

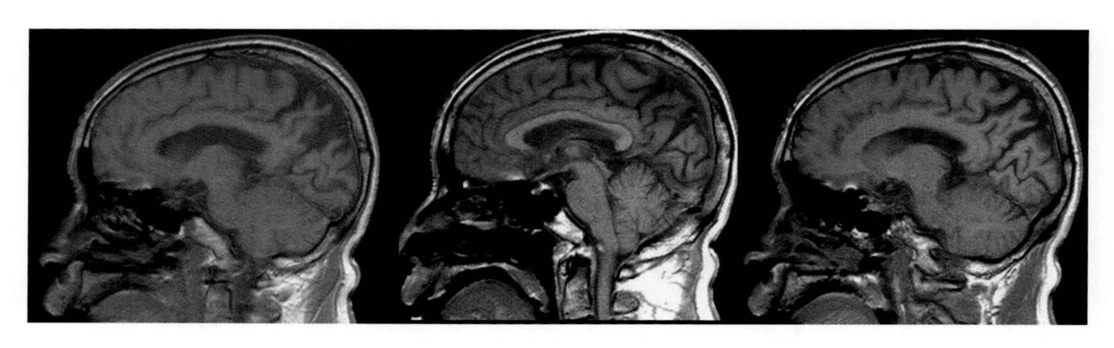

图 1-18 MRI 矢状位图像。顶叶出现了重度萎缩，请注意顶叶与枕叶之间的顶枕沟、顶叶与额叶之间的胼胝体沟已经完全开大，楔前叶的体积已经明显缩小

小结

以顶叶为主的脑萎缩是部分 AD 患者的脑萎缩特点，临床并不少见。顶叶的萎缩显著而海马萎缩较轻在年轻患者中支持 AD 诊断的意义较大。因此，在相对年轻的痴呆患者中，一定要重视观察顶叶的萎缩情况。此类患者不但有遗忘，视空间能力出现障碍也比较早。在 70 岁以上的老年患者中，顶叶萎缩的提示意义相对减小。

第五节　AD 的 ^{18}F-FDG PET 诊断

典型病例

病例 1–5 患者女性，57 岁，心情低落 3 年，出现记忆力差半年。因经历被诈骗、离婚、离职等生活打击，出现心情差、兴趣减少，外院考虑为抑郁症，抗抑郁药物治疗 2 年，总体缓解不明显。近半年记忆力差，爱忘事，但生活能够自理。初中文化，MMSE 评分 25 分，测评显示中度抑郁、中度焦虑。外院头部 CT 改变不明显，我们为该患者完善了 ^{18}F-FDG PET 检查（图 1-19）。

作为 57 岁的患者，其顶叶萎缩略多，其他部分尤其是海马形态尚好，总体上结构改变不显著。患者测评有轻度的认知障碍和明显的焦虑、抑郁问题，属于轻度痴呆伴有焦虑和抑郁，还是抑郁、焦虑为主不易明确。但 ^{18}F-FDG PET 显示典型的 AD 低代谢改变：顶叶内侧的扣带回后部和楔前回、双侧颞顶叶联系皮质代谢显著降低（白色箭头示），伴有双侧额叶代谢降低。结合这样的 ^{18}F-FDG PET 表现，AD 可以临床确诊，避免了单纯抗抑郁治疗的弯路。AD 的抑郁、焦虑有时对抗痴呆药物反应更好。该病例充分显示了在神经变性病诊断上，^{18}F-FDG PET 相对于结构影像的明显优势。

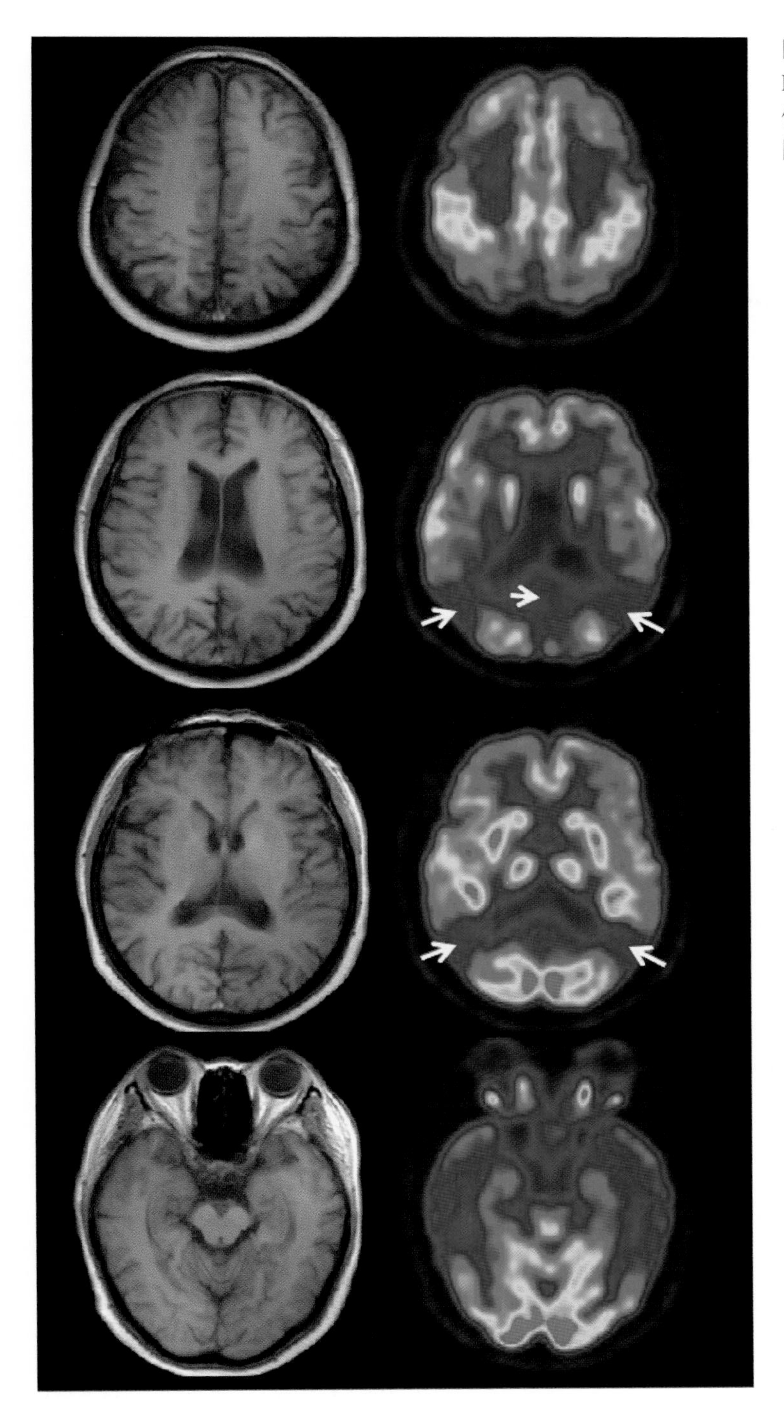

图 1-19 患者的头部 ^{18}F-FDG PET-MRI，左侧为 T1 序列，右侧为相应层面的 ^{18}F-FDG PET 图像

^{18}F-FDG PET 是神经变性病领域的诊断利器，尤其适合在不典型病例中使用。“不典型”可以是临床表现不典型，如病例 1-5 中患者较早地出现了严重的焦虑和抑郁；可以是不典型的年龄，如发病年龄过早；也可以是不典型的结构影像改变。对于这些不典型患者，尤其是其中比较年轻的患者（65 岁以下），还是要尽最大努力完善检查，降低误诊、

漏诊的概率。^{18}F-FDG PET 检查价格略贵，但技术成熟，在神经变性病领域的应用中有很高的实用价值，值得临床广泛使用。

病例 1–6 患者女性，49 岁，因记忆力减退 1 年就诊。在超市工作，记不住进货、送货约定，丢钱、丢货，生活可以自理。MMSE：24 分，初中文化。该患者外院头部 CT 未见明显异常。患者比较年轻，为其完善 ^{18}F-FDG PET 检查（图 1-20）。

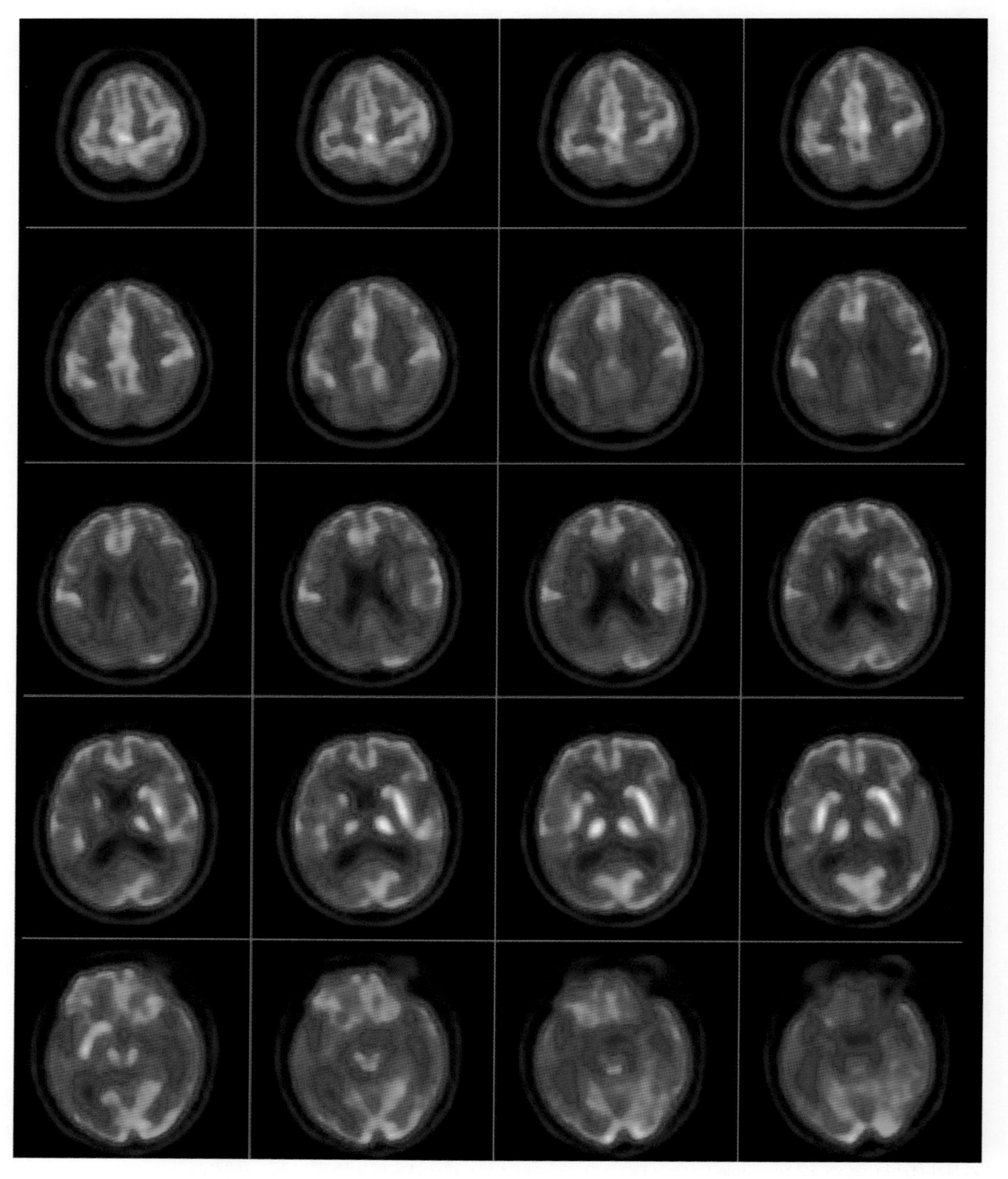

图 1-20 病例 1-6 的 ^{18}F-FDG PET，符合 AD 的特点。尽管该患者尚不到 50 岁，但出现了双侧颞顶叶低代谢改变，结合病史和 ^{18}F-FDG PET 的典型表现，可以确诊 AD

^{18}F-FDG PET 的读片，需要医生有一定的痴呆专业知识和神经影像学基础，才能够做到准确识别。目前存在一些商业化 PET 图像后处理软件（图 1-21），可以使读片难度明显降低，对于核医学专业医生和非核医学专业医生提高诊断准确率均有帮助。当然由于软件价格较高，目前临床普及率还不高。

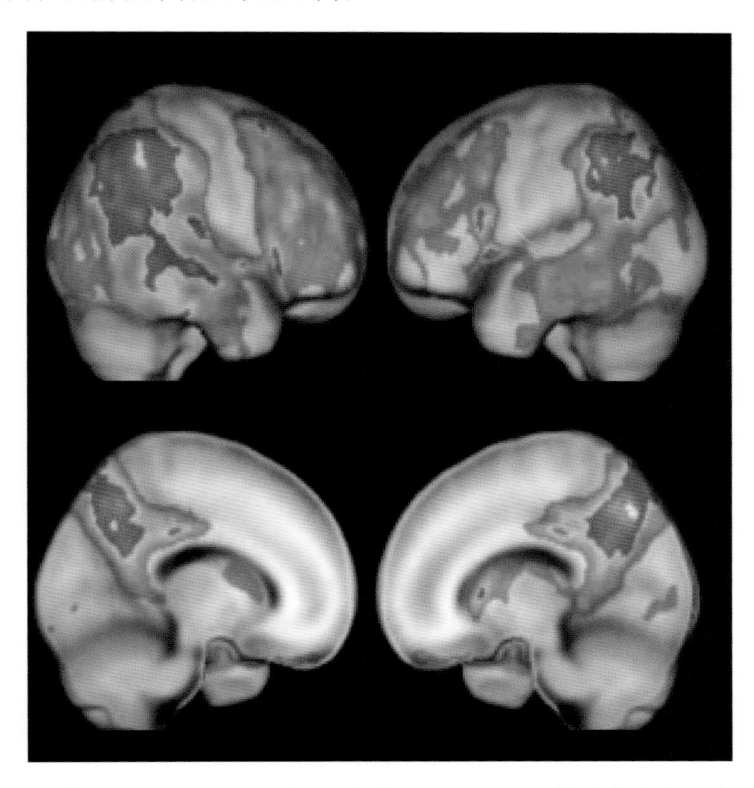

图 1-21　病例 1-6 的 ^{18}F-FDG PET 经过图像处理软件处理后显示的低代谢分布区域。与图 1-20 相比，低代谢脑区一目了然，不需要过多的影像学知识和阅片经验即可识别，优势十分明显

下面的病例，发病年龄极早，诊断抑郁 1 年，脑萎缩特点不明显。

病例 1-7　患者女性，就诊时 38 岁，主诉“记忆力差、情绪低落 3 年”。患者为教师，35 岁时出现记忆力差，情绪低落，完成教学任务逐渐有困难。当地医院诊断为抑郁，考虑与长期患有妇科疾病所致心情差有关，给予氟哌噻吨美利曲辛片（黛力新）等药物治疗 1 年无明显效果，并且记忆力减退更加明显，遂来就诊。外院 CT 可见额叶、顶叶沟回较深。该患者测评显示 MMSE 14 分，中度抑郁。该患者记忆力障碍突出，抑郁很难单独解释患者的认知障碍，拟诊 AD。但作为三十多岁的患者，诊断 AD 必须十分慎重，为患者完成 ^{18}F-FDG PET 检查，结果如图 1-22 所示。

这例患者是我们痴呆门诊所诊断过的最年轻的 AD 患者。如此年轻的患者诊断变性病一定要慎重，能做的检查一定要穷尽。该患者的头部 CT 改变并不是典型的 AD 改变，^{18}F-FDG PET 的检查更显必要。给予患者多奈哌齐和美金刚的联合治疗，患者短期疗效良好，抑郁和记忆力差均有显著改善。这例患者后来又完善了基因检测，为早老素 1 基因突变所致 AD。

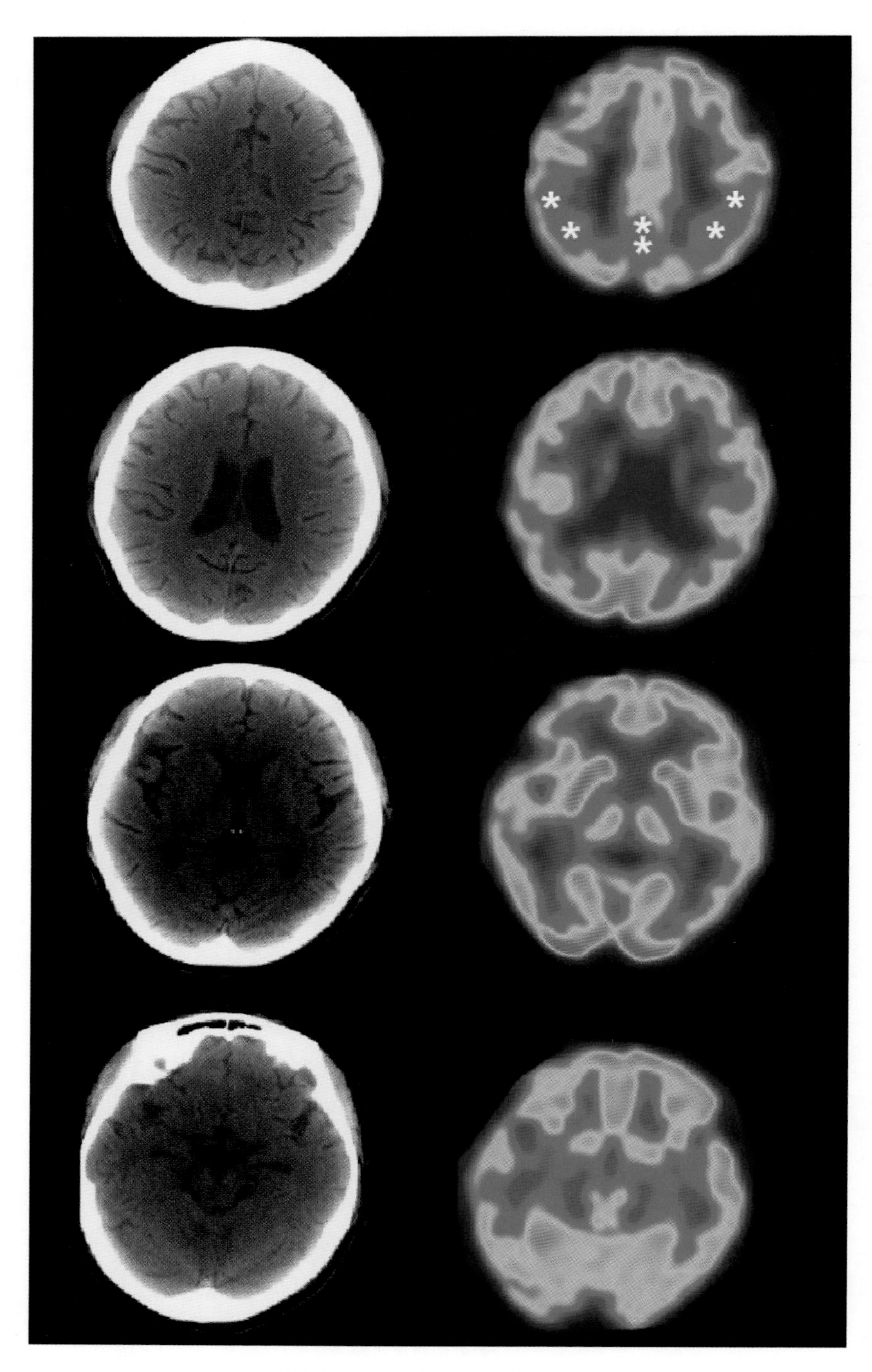

图 1-22 患者年仅 38 岁，CT 可见比较弥漫的脑萎缩，但颞叶内侧萎缩并不明显。^{18}F-FDG PET 则显示出典型的 AD 低代谢特点（如白色 * 所示），结合病史诊断为 AD

即便是老年疑诊 AD 的患者，当结构改变不明显时，^{18}F-FDG PET 的优势也很明显，可以在脑萎缩还不是很明显的阶段就显示出明显的葡萄糖代谢障碍，从而为尽可能的早期诊断提供依据。

病例 1–8 患者女性，76 岁，主诉“记忆力减退半年”。就诊时记忆力减退明显，反复问同样的问题，无明显精神行为异常。MMSE：24 分；MoCA：19 分。为该患者进行 ^{18}F-FDG PET-MRI 检查（图 1-23）。

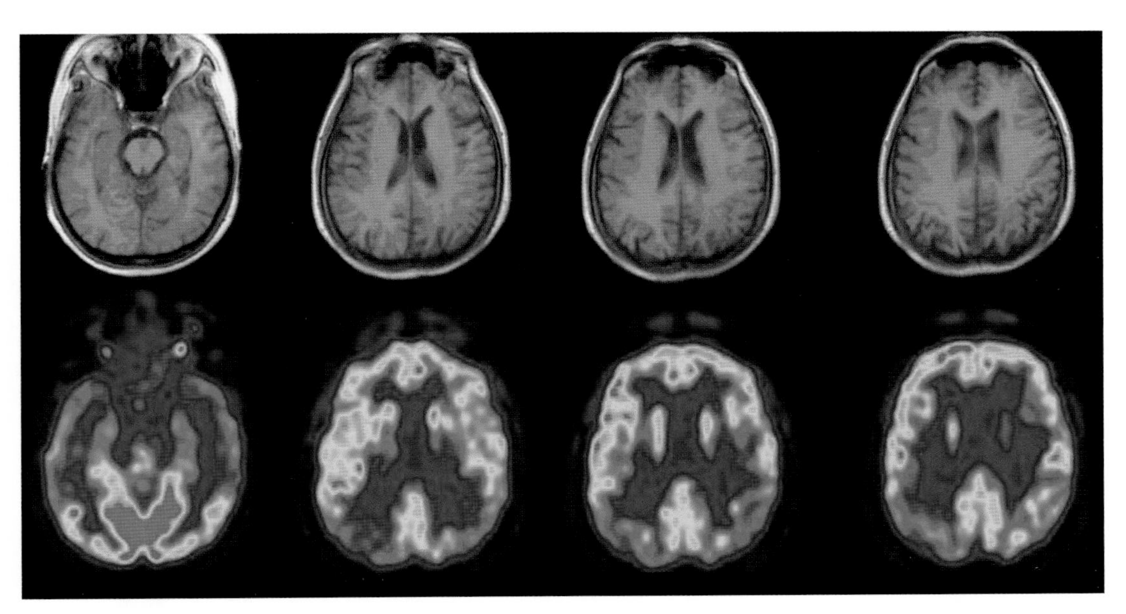

图 1-23 患者的 ^{18}F-FDG PET-MRI 检查结果。作为 76 岁老年人，皮质萎缩并不严重，海马萎缩也不明显，但是 ^{18}F-FDG PET 还是显示出颞顶叶低代谢的 AD 样改变，其顶叶内侧面的代谢已经低于前额叶，支持 AD 的定性诊断

关于 ^{18}F-FDG PET 对 MCI 转归的预测能力：^{18}F-FDG PET 改变符合 AD 的 MCI 患者，属于 AD 源性 MCI，将在未来较短的时间内发展为 AD 痴呆。请看下一例。

病例 1–9 患者女性，首次就诊时 51 岁，以“记忆力差 1 年”为主诉就诊。患者自觉记忆力差，影响工作效率，其他方面尚无改变。MMSE 28 分，MoCA 22 分，初中文化，丢分主要集中于延迟记忆方面。患者的 MRI（图 1-24）未见明显的萎缩，但 ^{18}F-FDG PET（图 1-25）显示出 AD 低代谢特点，诊断为 AD 源性 MCI。嘱患者调整生活方式，参与体育锻炼和文体娱乐活动，给予胞磷胆碱口服。患者 18 个月后复诊，记忆力减退已经十分明显，不能坚持工作而离职。复查 MMSE 24 分，MoCA 18 分，诊断为 AD 痴呆，改用胆碱酯酶抑制剂治疗。该患者的影像检查主要展示了 ^{18}F-FDG PET 在阿尔茨海默病早期诊断中的作用，如果能够与淀粉样蛋白 PET、Tau PET 相结合，则对 AD 的早期诊断更为理想。AD 如果发展到 MCI 阶段，^{18}F-FDG PET 应该能够显示出 AD 样低代谢改变，但人工读片不一定容易识别，大多需要辅助读片软件的配合才能清晰识别。

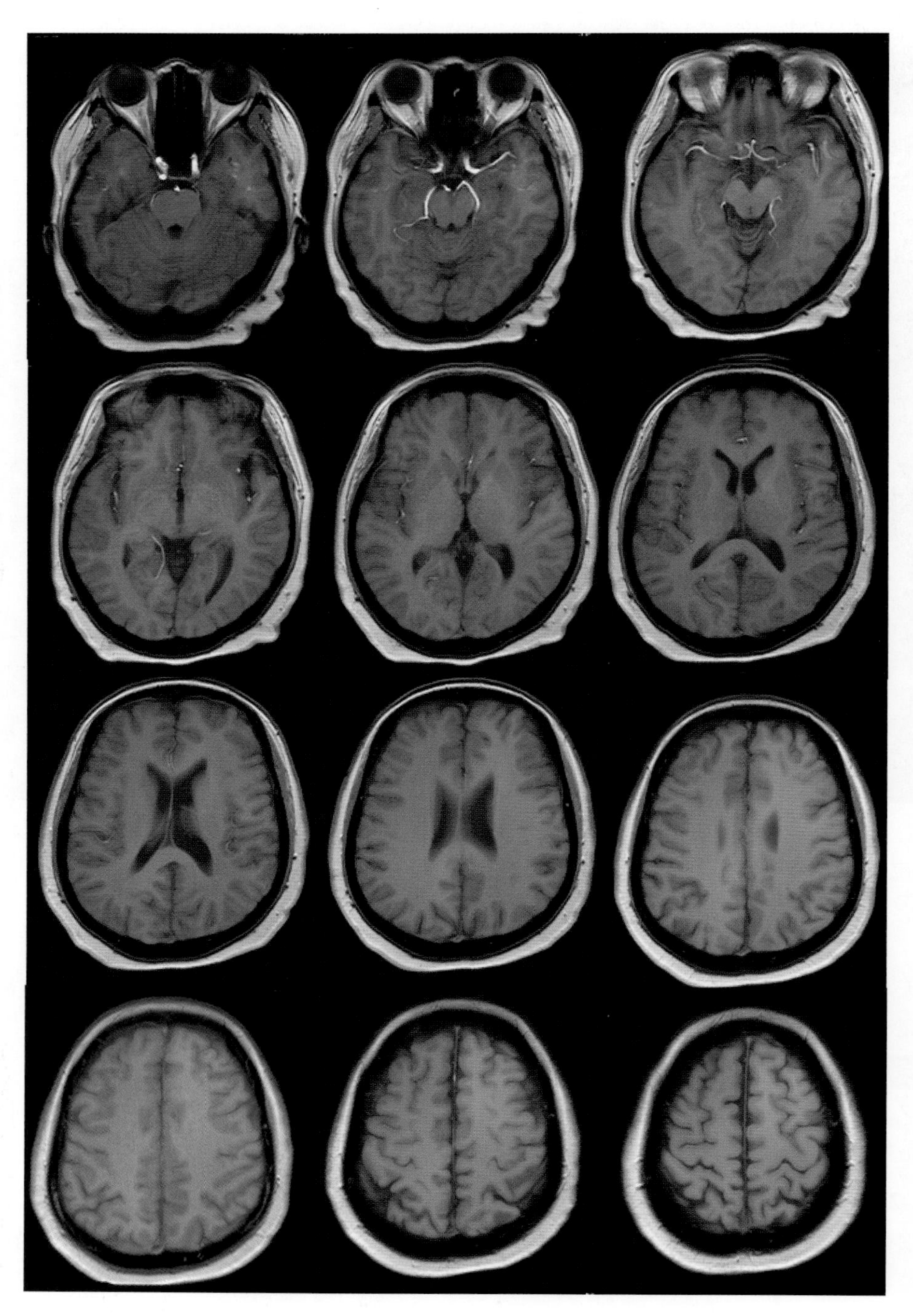

图 1-24 患者的头部 MRI T1 序列像，脑萎缩尤其是海马萎缩不明显

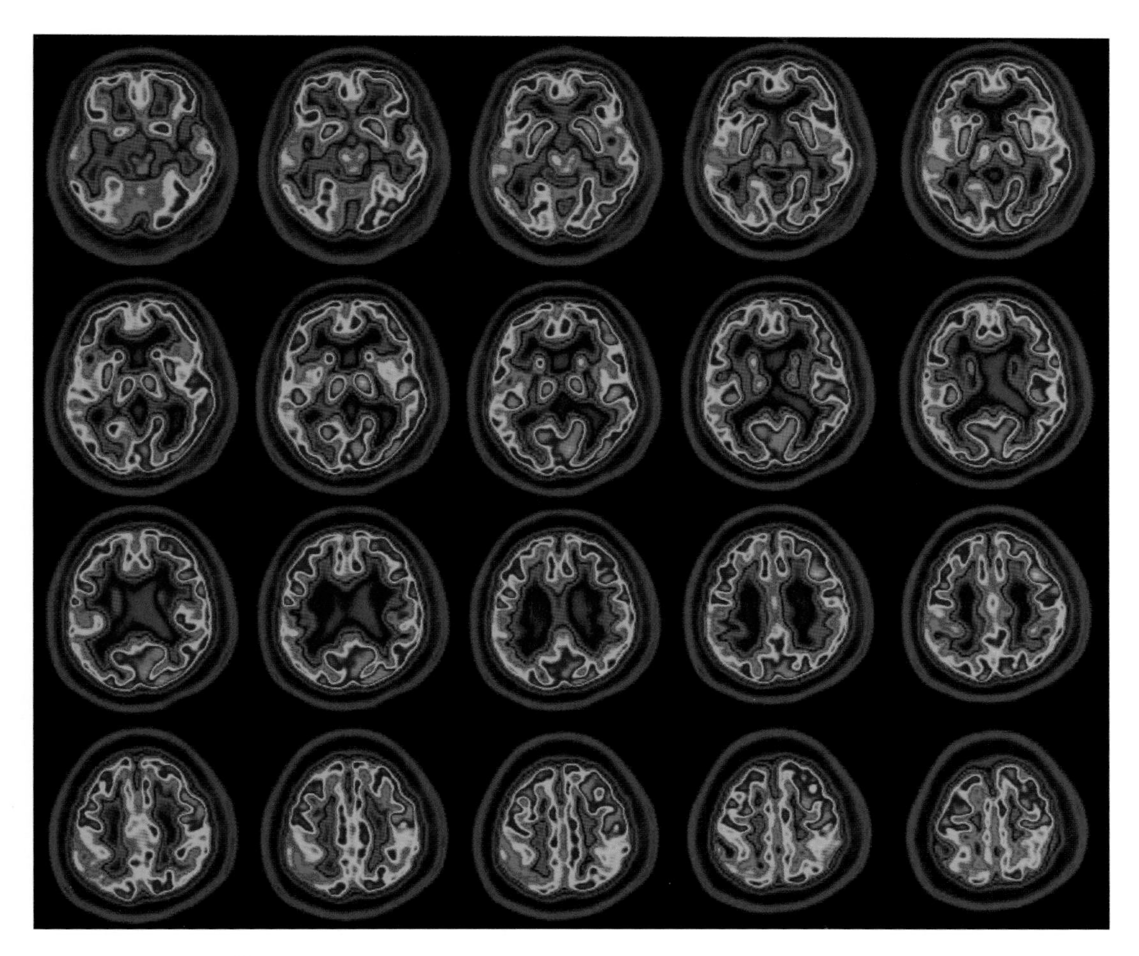

图 1-25 ^{18}F-FDG PET 可见患者双侧颞顶叶低代谢改变，支持 AD 源性 MCI 的诊断

小结

^{18}F-FDG PET 用于 AD 的诊断已经有二十余年的历史，经过了十分充分的临床验证，技术十分成熟，有 PET 设备的单位均可开展。其在 AD 患者中显示出的颞顶叶为主的低代谢模式，对于 AD 诊断和鉴别诊断有很高的参考价值。即便在淀粉样蛋白 PET 和 Tau PET 逐渐登上临床舞台的今天，^{18}F-FDG PET 仍有不可替代的临床价值。虽然不能直接揭示变性病的病理基础，但就诊断效力而言，并不逊色于淀粉样蛋白 PET 和 Tau PET。三者各有所长，能够共同使用更为理想。在我们的临床实践中，通常将 ^{18}F-FDG PET 使用于不典型病例（病史不典型或者 MRI 改变不典型）和年轻病例（65 岁以下的痴呆患者），以求最大限度地明确诊断。总之，^{18}F-FDG PET 的技术门槛已经不高，是神经变性病领域一种十分实用的诊断工具，得到了欧洲核医学学会和神经病学学会的联合推荐[6]，值得国内临床推广使用。

第六节　AD 患者的脑血管病共病评价

概述

由于 AD 患者以老年人为主，而脑血管病也是与年龄高度相关的疾病，所以 AD 患者同时患有一定程度的脑血管病是十分常见的临床现象。近二十年的研究已经充分显示，单纯只有 AD 病理改变的 AD 患者或者单纯只有脑血管病改变的血管性痴呆患者都只占各自痴呆总体的一小部分。换言之，大部分 AD 患者合并程度不等的脑血管病改变，大部分的血管性痴呆患者合并程度不等的 AD 病理改变。目前无论在病理还是在临床上，尚无法精确量化一位痴呆患者中 AD 和脑血管病两种病理对痴呆的贡献权重，但现行的 AD 和血管性痴呆的临床诊断标准还是可以基本准确地反映出符合诊断标准的患者痴呆的主因。由于医生对脑血管病的临床和影像的识别能力通常远远超过对 AD 的识别能力，所以临床上经常可以看到将有轻微血管病改变的 AD 患者误诊为血管性痴呆，或者单纯地诊断为脑梗死。

本节提到的 AD 患者的脑血管病共病指的是 AD 合并了传统意义上的各种类型脑梗死，并没有包括脑淀粉样血管病（cerebral amyloid angiopathy，CAA），CAA 本身就可以是 AD 病理的一个组成部分。关于 CAA，本书将在另外的章节单独阐述，不列入本节范围。

临床和影像特点

AD 合并脑血管病，大体可分为以下几种情形：

（1）无脑卒中病史，临床上有比较典型的 AD 表现，影像检查中发现一些脑血管病改变，往往是少许腔隙性脑梗死、轻度的脑白质疏松等改变（病例 1-10）。这种情况下，往往只需要反问自己一句“单纯这些脑血管病能否解释患者目前的痴呆表现？”就可以比较容易地判定出痴呆的主因。

（2）无脑卒中病史，临床上有 AD 的可能，但又不是很典型，例如疾病的早期既有记忆力减退，又有思维、反应的迟钝或者阳性的神经系统查体体征，MRI 显示出较多的脑血管病改变和脑萎缩（病例 1-11）。这种情况的确难以用单一疾病完全解释患者的临床表现，AD 和脑血管病都对患者的痴呆产生了不可忽视的影响，比较符合混合型痴呆的诊断。由于严重的脑血管病本身就可以造成脑萎缩（包括海马萎缩），所以此时的 MRI 改变只能支持脑血管病而缺乏了对 AD 的支持意义。此时，若想明确是否有 AD 的成分，需要完善 AD 的标志物检查，如 PET、脑脊液的 Aβ、Tau 检测等，才能明确是单纯的血管性痴呆，还是混合型痴呆。另一种手段就是长期随访，若患者在两三年内脑血管病发展得不多，但痴呆显著进展，也是合并 AD 的一个旁证。

（3）已经患有AD，在一次脑卒中后，即使是轻微的卒中，也可能会导致痴呆的显著加重。

（4）脑卒中在前、后期缓慢地出现了AD的表现。

后两种情形（3）和（4）的理解较为容易，已有许多研究显示AD在合并卒中的情况下，极大地降低了能够出现痴呆临床表现的所需AD病理程度的门槛。

典型病例

病例 1–10　患者女性，74岁，记忆力减退3年，加重半年。目前已经发展到告诉完的事情转身就忘，迷路走丢多次，间断哭闹，要找自己的妈妈。MMSE：10分，高中文化。MRI检查如图1-26所示。

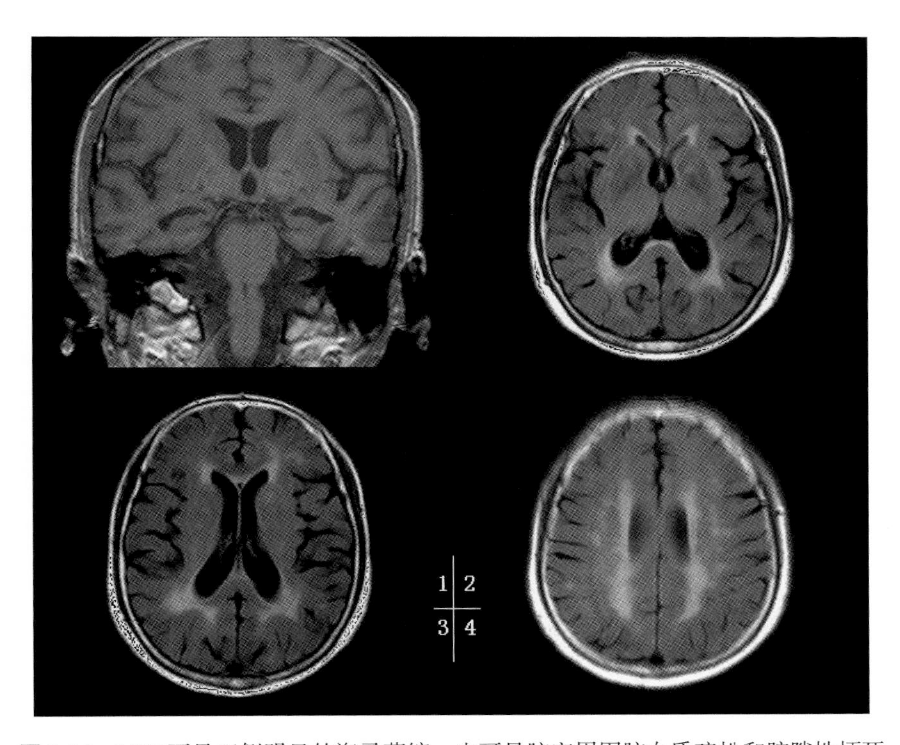

图 1-26　MRI可见双侧明显的海马萎缩，也可见脑室周围脑白质疏松和腔隙性梗死

病例1-10是病史较为典型的AD病例。但结合病史及患者目前的痴呆程度，患者的痴呆主因仍为AD，此类患者合并的脑小血管病变无论机制如何，与患者的主要临床症状不匹配，构不成该患者痴呆的主因，但的确可加重痴呆的程度和发展进程。

病例 1–11　患者男性，2016年2月在58岁时首次就诊，当时主诉为“记忆力差2年，易怒、工作能力下降1年”。患者记忆力明显减退，易怒、经常和工友吵架，不能完成工地上的建筑工作（搞错工序、干活漏洞多）。患者患有高血压和糖尿病（均未治疗），每日吸烟 2 包，曾经酗酒但已经戒酒 5 年。MMSE 22 分，MoCA 15 分（初中文化），记忆力、执行功能项目均丢分明显。图 1-27 为 2016 年 2 月所行头部 MRI 检查，图 1-28 为同时进行的 ^{99m}Tc-ECD 脑血流灌注成像。

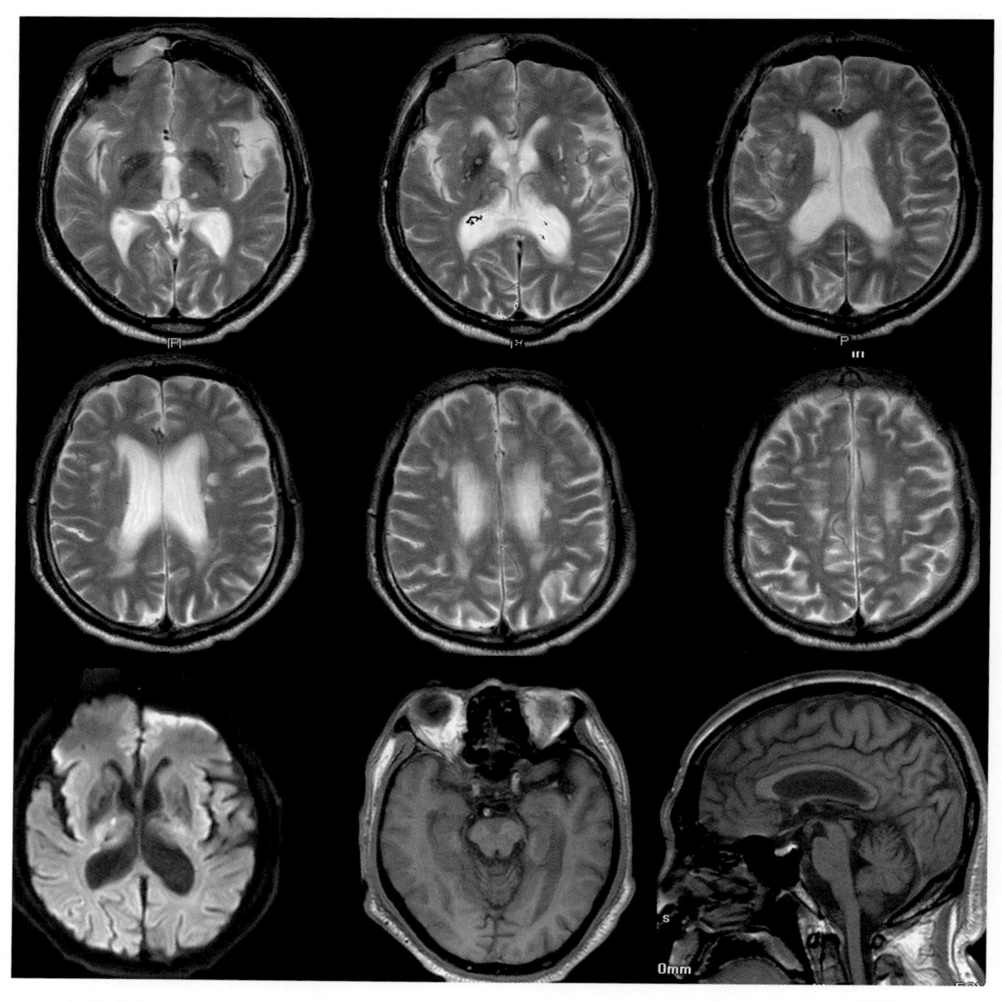

图 1-27 患者头部 MRI 可见众多腔隙性脑梗死，双侧丘脑均有陈旧性梗死灶，其中右侧丘脑有新发的腔隙性脑梗死（左下 DWI 序列所示）。患者各个脑叶普遍萎缩，沟回加深，海马也出现萎缩。该影像首先指向严重的脑小血管病变

从该患者首诊的资料来看，患者起病隐匿，记忆力、执行功能均出现受损，有众多脑血管病危险因素，头部 MRI 及 SPECT 均显示大量脑血管病改变证据，且有新发梗死，虽不能除外合并 AD，但应该首先考虑血管性痴呆为主。为该患者制订了以脑血管病为核心的治疗方案，认知障碍方面给予多奈哌齐口服，嘱患者回当地医院治疗。

治疗 3 个月后家属复诊，反映患者除了记忆力仍差外，情绪有显著改善，劳动能力也有显著提高。嘱患者继续坚持脑血管病的 2 级预防，防止卒中复发。

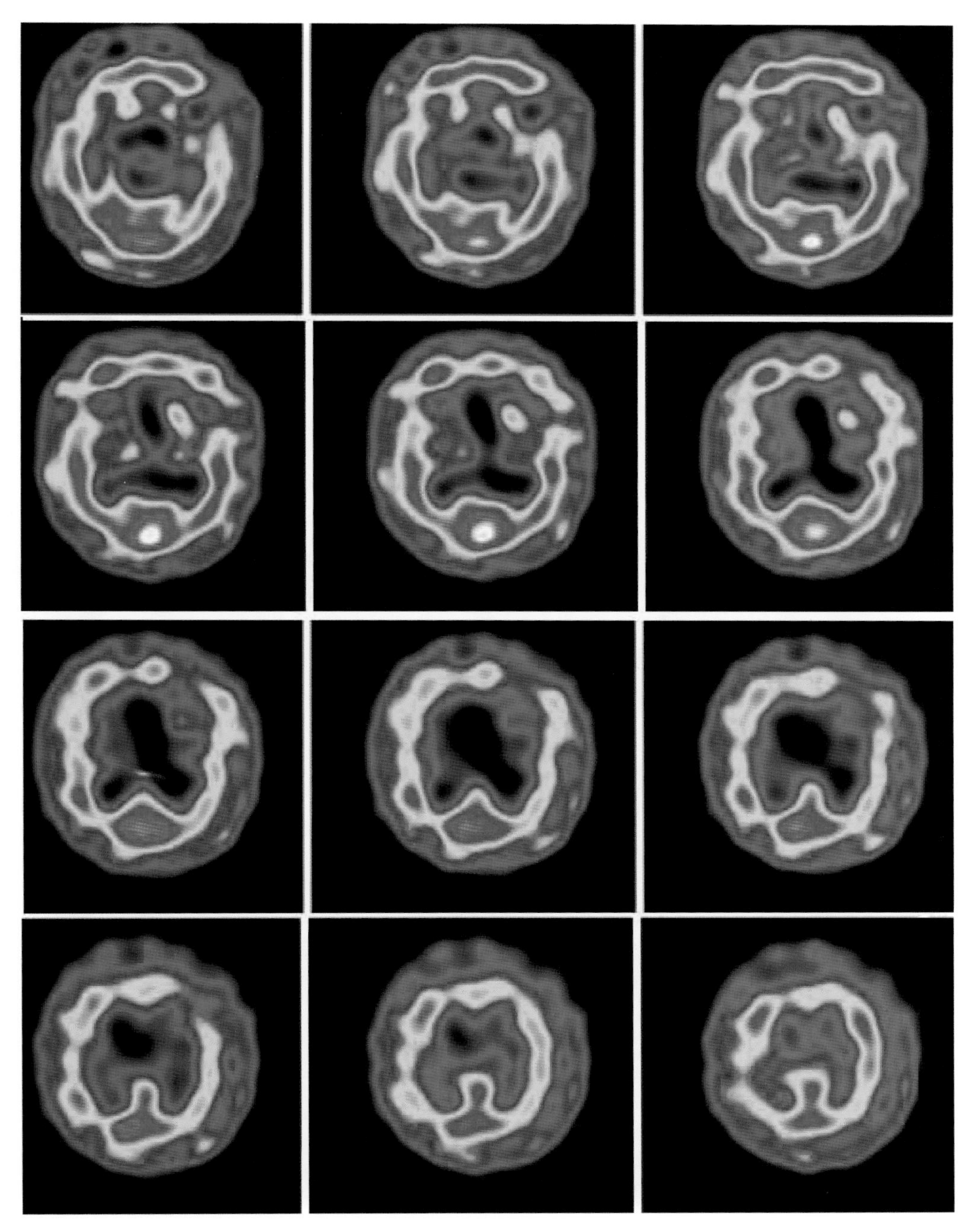

图 1-28　该脑血流灌注成像显示额叶、颞叶、顶叶不对称局灶性灌注降低，顶叶内侧面的后扣带回、楔前叶区域灌注似乎尚可。并未见典型 AD 的低灌注模式，而多发局灶性低灌注更容易见于脑血管病

2 年后患者于 2018 年 5 月复诊，家人述最近半年记忆力减退明显，妄想较多，觉得家人偷他钱财，到处游荡，走丢数次，经常无缘由打骂老伴。脑血管病 2 级预防的药物一直在坚持服用。复查头部 MRI 与 2 年前相比，脑血管病病灶并未见增加，但是复查

MMSE 15 分，比之前有明显降低，考虑该患者还是同时患有 AD，完善 ^{18}F-FDG PET 检查（图 1-29）。

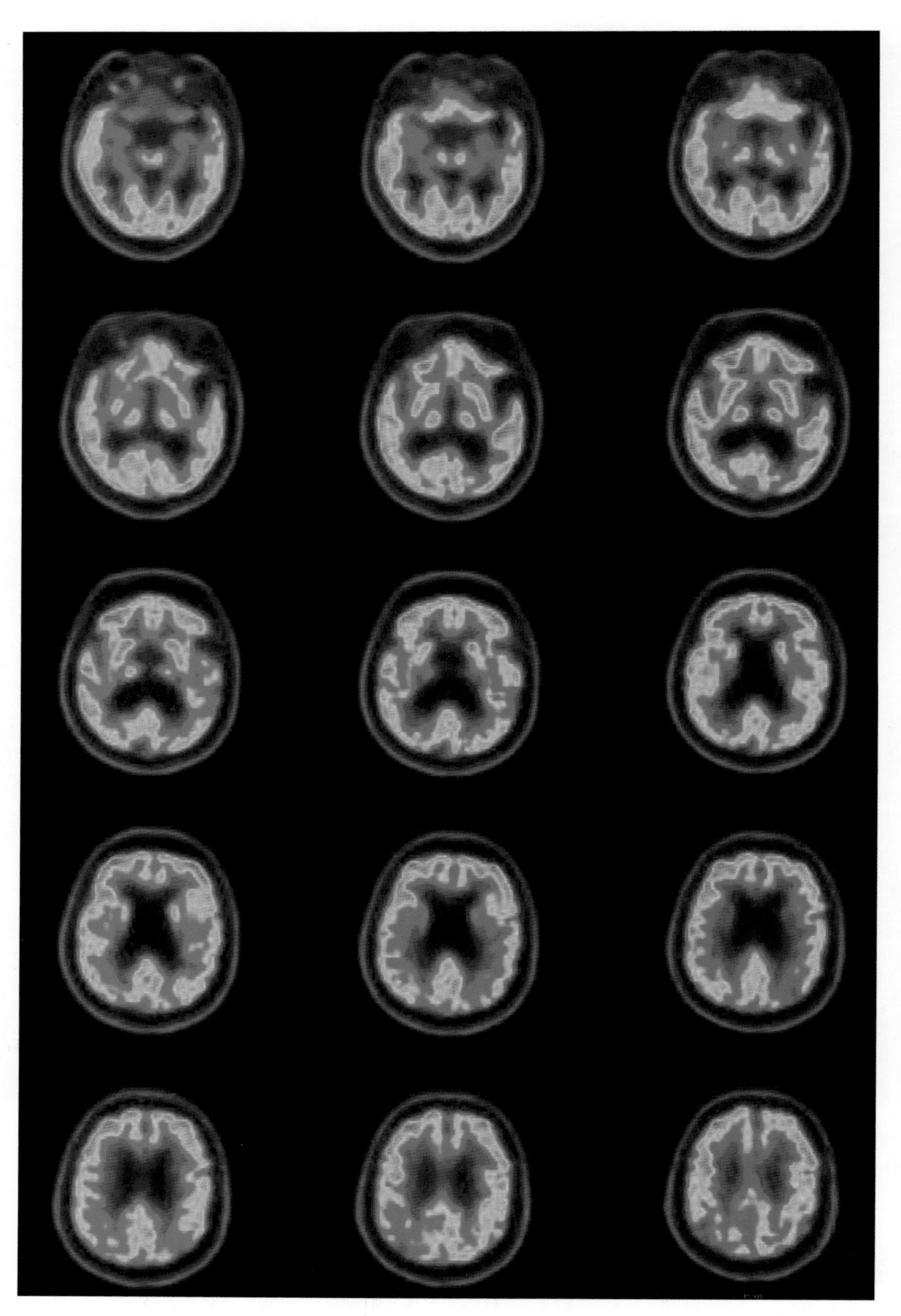

图 1-29 ^{18}F-FDG PET 还是比较明显地显示出了符合 AD 特点的低代谢模式。综合以上病史和检查，可以考虑该患者为比较典型的混合型痴呆，AD 和脑血管病均是造成痴呆的主要因素

在脑血管病 2 级预防的基础之上，给予该患者美金刚联合多奈哌齐治疗，患者激越症状明显减轻，最后随访至 2020 年 10 月，病情总体稳定。

小结

一般来讲，脑小血管病变如脑白质疏松、腔隙性梗死、脑微出血等，虽然会对认知能力产生影响，但是与 AD 对认知能力的损害程度相比，通常不在一个量级上。轻度的脑血管病改变很难单独造成中、重度的痴呆。是 AD 合并了脑血管病，还是 AD 与脑血管病都很严重的混合型痴呆，或者是脑血管病为主的痴呆，一定要结合病史、认知测评和影像的特点综合判定。各种 AD 的标志物检查对判定病因有很大帮助，通过随访动态判断也是一种有效的方法。在不远的将来，针对 AD 淀粉样蛋白和 Tau 蛋白的药物一定能够上市，到那个时候，准确评估痴呆中的 AD 和脑血管病权重将是临床工作中的重要内容。

第七节 AD 的变异型

概述

AD 有三个主要的变异型：后部皮质萎缩（posterior cortical atrophy，PCA）、Logopenic 失语和额叶变异型，分别以视觉障碍、言语功能障碍和失抑制、执行功能障碍为疾病早、中期突出的临床表现，临床少见且误诊率高。三个变异型在最后均会发展为全面痴呆。如果从临床综合征的角度出发，PCA 和 Logopenic 失语这两种临床综合征中大部分的病理类型为 AD，少部分也可以是其他性质的神经变性病。

临床特点

1. 后部皮质萎缩（PCA）

PCA 患病率约占 AD 全体的 5%，发病年龄可能比经典 AD 略年轻。PCA 的患者早期诊断十分困难，大多数就诊于眼科，有明显的视觉症状，如各种失认、失读、视野缺损、空间感知觉障碍造成的辨距不能、抓取物品能力下降等。患者和家属也往往无法准确描述是什么样的视力问题，大多笼统地表述为“眼神不好使”。

2. Logopenic 失语

Logopenic 失语是原发性进行性失语的一种，以单个词的提取障碍和复述能力显著下降为特点，语言的流畅度比流利性失语差，但要强于进行性非流利性失语。

3. AD 的额叶变异型

额叶变异型以早期出现的行为异常和执行功能障碍为突出特点，记忆受损较轻，大体上又可以分为以精神行为异常为主和以执行功能障碍为主的两个亚型。

影像特点

AD 变异型的诊断通常首先是建立在详细的病史采集和认知测评之上，若能提炼出提示 AD 变异型的临床特点，结构影像又不支持其他痴呆病因，临床即可拟诊。单从结构影像的角度看，一般也可以找到一些支持 AD 变异型的结构特点，但这些改变通常既不够显著，也不够特异，必须结合临床和其他检查结果。

1. MRI

PCA 可见顶、枕叶及颞叶后部的萎缩，对诊断的提示意义较大。额叶变异型 AD 可见额叶的明显萎缩，往往也伴有一定的颞顶叶萎缩，究竟是额颞叶痴呆还是 AD 的额叶变异型，从 MRI 图像上有时很难判断。Logopenic 失语理论上存在优势半球颞顶叶皮质的萎缩，一般在临床研究以病例组和对照组进行比较时特点显示较为明显，但在没有软件辅助阅片的具体患者 MRI 读片中不易识别，进行结构影像检查的作用主要是用来排他。三种变异型在发展到疾病的中、晚期时也都会进展到全脑萎缩的程度，使得原来略有些提示意义的脑萎缩特点趋于不明显，单独使用 MRI 无法准确鉴别变异型 AD 和经典的 AD。

2. PET

^{18}F-FDG PET、A β PET 和 Tau PET 对于 AD 变异型的定性可以起到很好的辅助作用，三者联合使用诊断的准确度尤佳，当然目前国内尚无法广泛开展。单独进行 F^{18}-FDG PET 检查对于 AD 变异型的诊断有一定帮助。超过半数的额叶变异型 AD 可以在额叶葡萄糖代谢降低的同时，出现经典 AD 颞顶叶代谢降低的改变，可以和额颞叶痴呆相鉴别。PCA 出现颞、顶、枕叶代谢降低，与经典 AD 相比，枕叶低代谢十分显著，可资鉴别。Logopenic 失语可见优势半球颞顶叶为主的葡萄糖低代谢，而主要需与之鉴别的进行性非流利性失语则是偏向优势半球的额叶后部为主的低代谢，两者间存在一定的差异。当然，还是有相当比例的 AD 变异型是无法通过 ^{18}F-FDG PET 和 MRI 来诊断的，结合其他的标志物检查十分必要。

典型病例

病例 1–12 患者男性，53 岁，出现工作能力下降、冲动易怒 1 年，言语粗鲁，记忆力差，偶有攻击行为。MMSE：15 分（初中文化），执行功能、记忆、定向、语言均明显受损。

患者相对年轻，CT 显示与其他脑区相比，双侧额叶的萎缩最为显著，海马萎缩并不明显，临床表现也提示额叶症状较重，完全可以是行为变异型额颞叶痴呆。但是，^{18}F-FDG PET 却清楚地显示萎缩并不显著的颞顶叶代谢减低最为明显，完全符合 AD 的特点，额叶也有一定的低代谢（图 1-30）。结合 CT 与 ^{18}F-FDG PET，诊断为 AD 的额叶变异型。

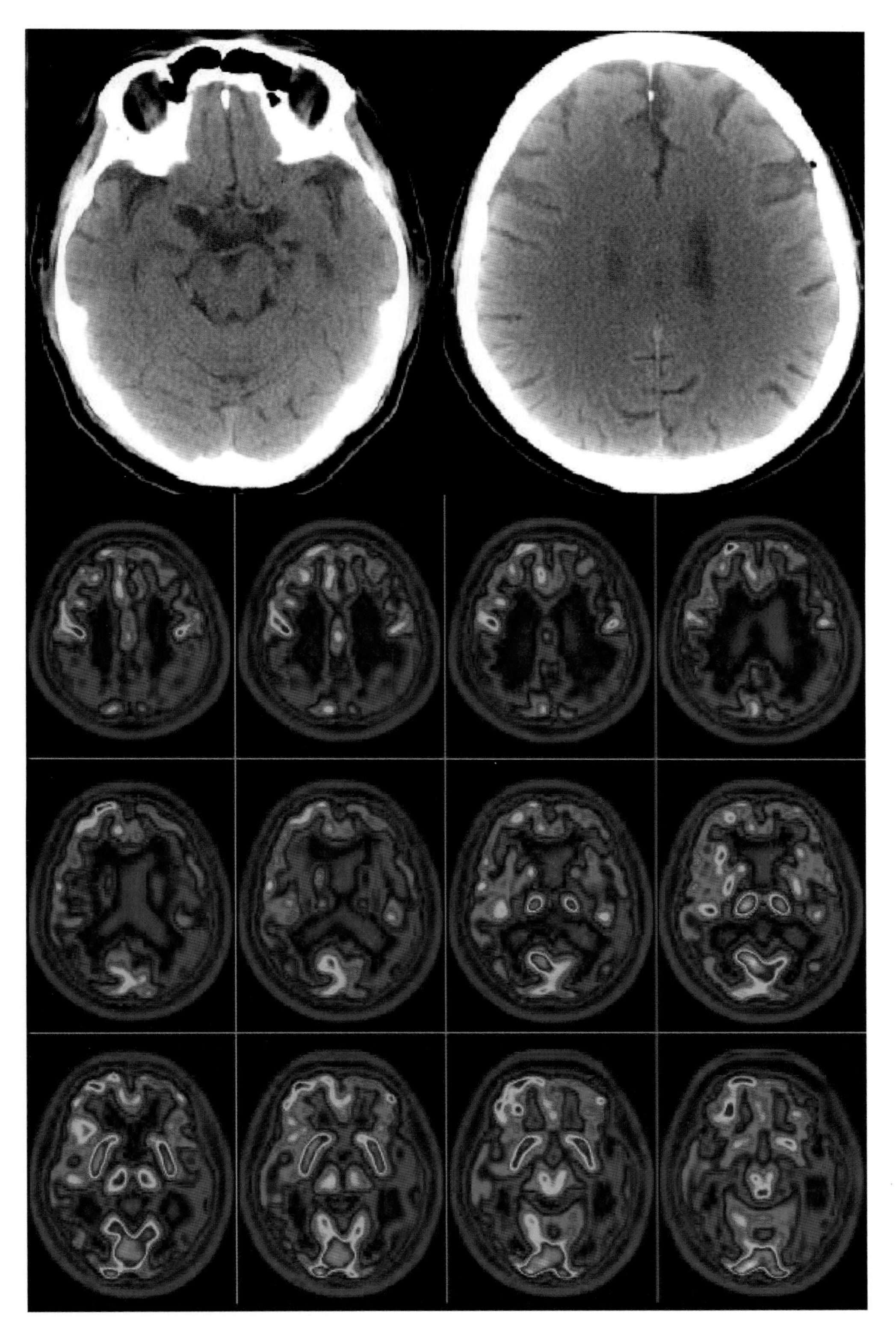

图 1-30 患者的 ^{18}F-FDG PET-CT 图像

病例 1-13 患者女性，60 岁，迷路、家务能力下降 1 年。经常迷路，不会叠衣物，找东西经常视而不见，例如炒菜时经常找不到就在身边的调料、厨具，伸脚穿鞋、伸手拿东西时经常偏离目标。阅读文字不能逐行阅读，经常串行、跳跃读，许多字不认识。患者自觉是眼神不好，多次主动到眼科检查，未见异常。高中文化，MMSE 22 分，画钟测试 1 分。头部 ^{18}F-FDG PET-MRI 检查如图 1-31 所示。

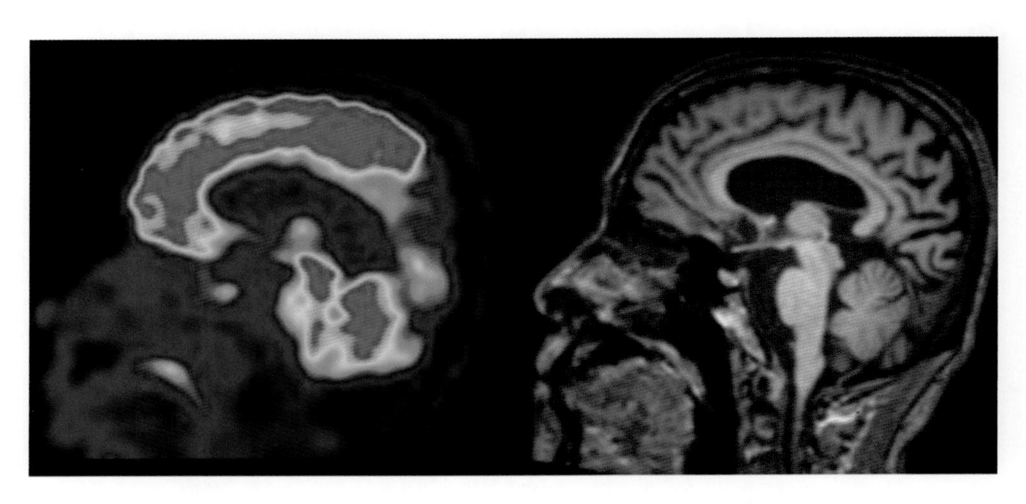

图 1-31 患者头部 ^{18}F-FDG PET-MRI 可见顶、枕叶葡萄糖代谢的显著降低和显著的皮质萎缩。结合患者的视觉障碍病史，诊断 PCA。此类图像需要与路易体痴呆鉴别，但两者的临床特点差异较大，不难鉴别

病例 1-14 患者男性，60 岁，近两年出现“读不懂字，眼睛看不见东西”。主要表现为经常对眼前的东西“视而不见”，打扫卫生时“能看到地上的碎纸片但找不到身边的拖鞋”，用电脑时“找不到”电脑桌面上一些软件的图标，电子文档打开后能读出一些字句，不能成句朗读。出门方向感差，去不熟悉的地方找不到出口。个人生活能力基本正常，但因为读写困难提前退休。四肢活动自如，无幻觉妄想，对疾病自知力完整。外院头部 MRI 显示全脑轻度皮质萎缩，顶叶和部分枕叶萎缩较多。MMSE：23 分（高中文化），涉及阅读、写、画图方面均丢分。读不出钟表指示的时间，画钟测试 1 分。本院 ^{18}F-FDG PET 如图 1-32 所示，最终患者诊断为 PCA。

该患者就诊后目前随访 3 年，记忆障碍逐渐加重，不认识同事、朋友，间断出现激越行为，生活能力明显受损。

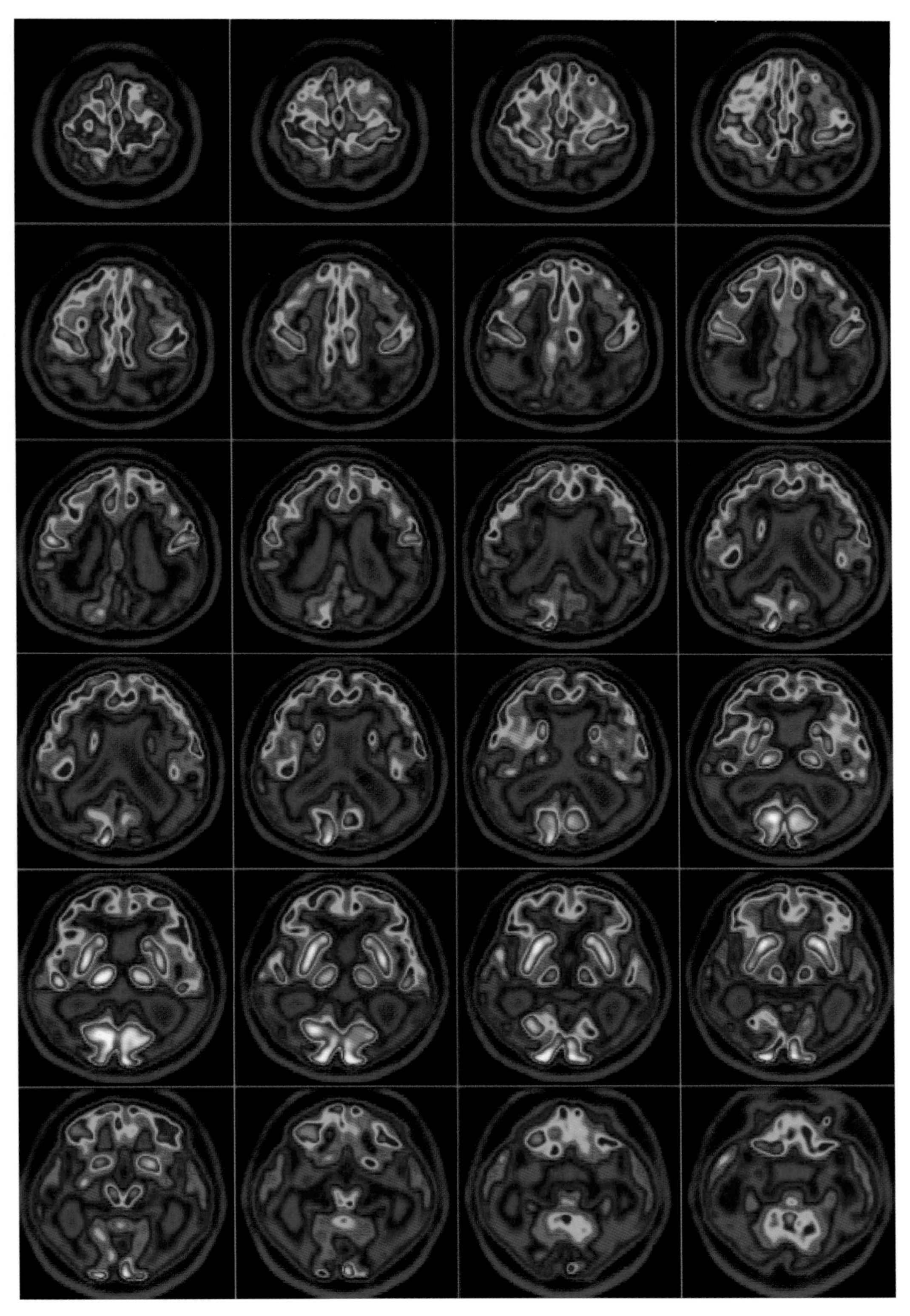

图 1-32　^{18}F-FDG PET 可见双侧顶叶、双侧枕叶外侧面代谢显著减低，与 AD 的经典型相比，枕叶严重低代谢是其特点

小结

在临床工作中，结构影像和 ^{18}F-FDG PET 对 AD 变异型中额叶变异型和 PCA 的诊断支持作用较大，对 Logopenic 失语的诊断帮助有限。变异型 AD 总体诊断难度较大，必须密切结合病史和认知测评的特点。疑难病例同时进行 ^{18}F-FDG PET、淀粉样蛋白 PET、Tau PET 以及脑脊液标志物检查最为理想。

参考文献

[1] Jack CR Jr，Bennett DA，Blennow K，et al. NIA-AA Research Framework：toward a biological definition of Alzheimer's disease. Alzheimers Dement，2018，14（4）：535-562.

[2] Scheltens P，Leys D，Barkhof F，et al. Atrophy of medial temporal lobes on MRI in "probable" Alzheimer's disease and normal ageing：diagnostic value and neuropsychological correlates. J Neurol Neurosurg Psychiatry，1992，55（10）：967-972.

[3] Koedam EL，Lehmann M，van der Flier WM，et al. Visual assessment of posterior atrophy development of a MRI rating scale. Eur Radiol，2011，21（12）：2618-2625.

[4] Iseki E，Murayama N，Yamamoto R，et al. Construction of a（18）F-FDG PET normative database of Japanese healthy elderly subjects and its application to demented and mild cognitive impairment patients. Int J Geriatr Psychiatry，2010，25（4）：352-361.

[5] Poulakis K，Pereira JB，Mecocci P，et al. Heterogeneous patterns of brain atrophy in Alzheimer's disease. Neurobiol Aging，2018，65（5）：98-108.

[6] Nestor PJ，Altomare D，Festari C，et al. EANM-EAN Task Force for the prescription of FDG-PET for dementing neurodegenerative disorders. Clinical utility of FDG-PET for the differential diagnosis among the main forms of dementia. Eur J Nucl Med Mol Imaging，2018，45（9）：1509-1525.

第二章　额颞叶变性

概述

额颞叶变性（frontotemporal lobe degeneration，FTLD）是一组以进行性额叶和（或）颞叶萎缩为共同特点的神经变性病，本身是一个病理学概念。FTLD目前涵盖了数种疾病，主要包括三大亚型：行为变异型额颞叶痴呆（behavior variant frontotemporal dementia，bvFTD）、语义性痴呆（semantic dementia，SD）和进行性非流利性失语（progressive non-fluent aphasia，PNFA）。而广义上的FTLD还包括进行性核上性麻痹（progressive supranuclear palsy，PSP）、皮质基底节变性（corticobasal degeneration，CBD）以及合并运动神经元病（motor neuron disease，MND）的FTLD谱系疾病等。大部分FTLD发病年龄在65岁以前，是早发性痴呆的第二常见病因，与这个年龄段AD的患病率接近。但是，由于认识不足，大部分FTLD的诊断都经历过曲折的过程，误诊率很高。神经科、精神心理科、影像科医生对该病的认识都有待提高。

病理特征

大体病理上主要表现为额叶和（或）前颞叶的显著萎缩。bvFTD的萎缩通常为不对称性，左侧半球较重者居多，灰质和白质均受累，脑室轻中度扩大。SD主要为极不对称的颞叶前部萎缩，通常左侧比右侧重，随着病情进展，后颞叶后部、额叶眶部和岛叶也萎缩，对侧颞叶也开始明显萎缩。PNFA主要是左侧额叶后部、岛叶的萎缩。萎缩脑叶皮质神经元数目显著减少，星形胶质细胞弥漫性增生伴海绵状改变，细胞内出现异常包涵体。根据细胞内异常沉积的蛋白不同，FTLD可分为三种主要的神经病理学亚型：FTLD-TAU、FTLD-TDP43和FTLD-FUS。bvFTD的病理学亚型可以是这三种中的任意一种，PSP和CBD的病理学亚型绝大部分为FTLD-TAU，PNFA和SD的病理学亚型可以是FTLD-TAU或者FTLD-TDP43，FTLD合并MND的病理学亚型通常为FTLD-TDP43或者FTLD-FUS。

第一节　行为变异型额颞叶痴呆

临床特点

行为变异型额颞叶痴呆（bvFTD）是FTLD最常见的亚型，至少占FTLD的一半以上。bvFTD起病隐匿，以人格、情感和行为异常为突出的临床表现。患者经常表现为固执、冲动、任性、易激惹、淡漠、粗鲁无礼，以及刻板行为、口欲亢进、执行功能障碍等，而在疾病的早期记忆力、定向力相对受累不明显。患者早期通常被家人当作是心情不好或者性格缺陷，患者本人也通常否认自己的疾病状态而拒绝就诊，直至出现严重的异常行为或者生活自理能力下降，才被怀疑病态而就诊。初诊时又容易被诊断为精神类疾病，很多患者长期在精神科按照精神疾患来治疗，部分患者因为大量使用抗精神病药物而病情恶化。随着病情发展，患者语言障碍也较为明显，言语空洞、刻板，词汇贫乏，晚期缄默少语。晚期易合并锥体系和锥体外系的体征。

影像特点

1. MRI

在结构影像上bvFTD主要是出现额叶和（或）颞叶的显著萎缩，而其他脑叶相对受累较轻。其中，额叶的内侧面、眶面和颞极的萎缩出现较早，也最具提示意义。

2. ^{18}F–FDG PET

^{18}F-FDG PET可见比萎缩更广范围的额叶和（或）颞叶葡萄糖代谢降低，而后半部脑区葡萄糖代谢通常正常。

阅片思路

1. 由于bvFTD患者很少能够早期就诊并进行头部CT或MRI检查，所以通常bvFTD患者就诊时影像上额颞叶的萎缩已经十分明显。萎缩不明显者应该着重与精神类疾病相鉴别，并且高度推荐进行^{18}F-FDG PET检查。

2. bvFTD的双侧额颞叶萎缩可对称也可以显著不对称，左右侧萎缩不对称的患者比例远超过阿尔茨海默病（AD）。bvFTD既可以额叶和颞叶同时萎缩，也可以仅有额叶或者仅有颞叶萎缩。是否对称以及额叶还是颞叶容易受累，都有其相关的基因突变基础。

3. 额叶的萎缩常伴有侧脑室前角的扩大，有时比额叶皮质萎缩更易识别。

4. bvFTD的颞叶萎缩与AD的颞叶萎缩不同。bvFTD的颞叶萎缩以颞叶前部为主，由前向后发展，颞叶的内外侧均受累，而AD的颞叶萎缩是以颞叶的内侧结构（海马、海马旁回、杏仁核、内嗅皮质）为主，颞极及颞叶外侧面萎缩相对较轻。AD 通常还会有顶叶的萎缩，而 bvFTD 后半部脑的皮质通常无明显萎缩。

5. 再次强调 bvFTD 患者的核心临床症状就是以额叶综合征为主的症状，本身并无特异性，任何以额叶为主要病变部位的疾病都可以出现 bvFTD 的类似临床表现，如长期酗酒、脑外伤、脑血管病、神经梅毒、自身免疫性脑炎、精神疾病等。MRI 和 ^{18}F-FDG PET 的客观证据对于 bvFTD 的定性十分重要[1]，两者的改变越不典型，越要积极排查其他病因，如完善包括 bvFTD 基因检测、自身免疫性脑炎抗体在内的进一步检查。bvFTD 检测出致病基因突变的概率在常见的变性病痴呆中最高，具有确诊价值，已经得到了临床指南的推荐[1]。

6. ^{18}F-FDG PET 在鉴别 AD 和 bvFTD 方面有很好的效力，在临床或者结构影像不够典型的情况下，要积极使用该检查，这一点得到了多国指南的一致推荐[2]。AD 以颞顶叶后半部脑区为主的代谢降低与 bvFTD 以前半部脑区为主的低代谢模式差异十分显著。

7. 早期 bvFTD 的情景记忆能力相对 AD 较好，这是 bvFTD 的特点，但不可绝对化。伴有一定情景记忆障碍的 bvFTD 患者也很常见，并且记忆障碍容易被患者和家属主动汇报，导致临床诊断 AD。影像改变符合 bvFTD 的患者，即便主诉是记忆力差，也要再次询问精神、行为、人格方面的变化，避免病史询问不全而被误导。

典型病例

病例 2-1　患者女性，首次就诊时 72 岁，以行为异常 3 年为主诉。患者行为变得幼稚、冲动，和小区里的小孩打闹、做鬼脸、吓唬人，与陌生人亲昵，过于热情地和人握手甚至拥抱，“偷拿”超市东西，引起多次冲突。对家中事情漠不关心，不做家务，对子女不闻不问，家人提意见患者就发火骂人。开始爱吃甜食和小食品，当时尚可自行坐公交车外出，在骂家人时能准确说出很多近期家中发生的事情。图 2-1 为首次就诊时头部 ^{18}F-FDG PET-CT 和 3 年后复查的头部 CT。3 年后生活已经基本不能自理，仅能用简单短句交流，经常大喊大叫。

病例 2-2　患者女性，59 岁，近 1 年家人发现其淡漠，整天呆坐，无所事事，不爱说话，对家里事情漠不关心。不修边幅，洗漱、刷牙、打扮等事情需人提醒才能进行，家人说多一点患者就喊叫、骂人，反复搓弄手中能拿到的物品。图 2-2 为其首次就诊时的头部 MRI，诊断为 bvFTD 可能性大。该患者在首次就诊后的第 4 年，生活已经完全不能自理，并出现双手无力、双手肌肉萎缩和肌束震颤，最终诊断为 bvFTD- 肌萎缩侧索硬化（amyotrophic lateral sclerosis，ALS）谱系疾病。

bvFTD 有两大核心症状：失抑制和淡漠。一般患者两个主症均存在，也可某一方面较重，另一方面较轻。像病例 2-1 以失抑制行为为突出表现的患者就诊率较高，但容易被误诊为精神疾病；而病例 2-2 以淡漠为突出表现的患者容易被家属认为是心情不好、抑郁等，就诊往往延迟。

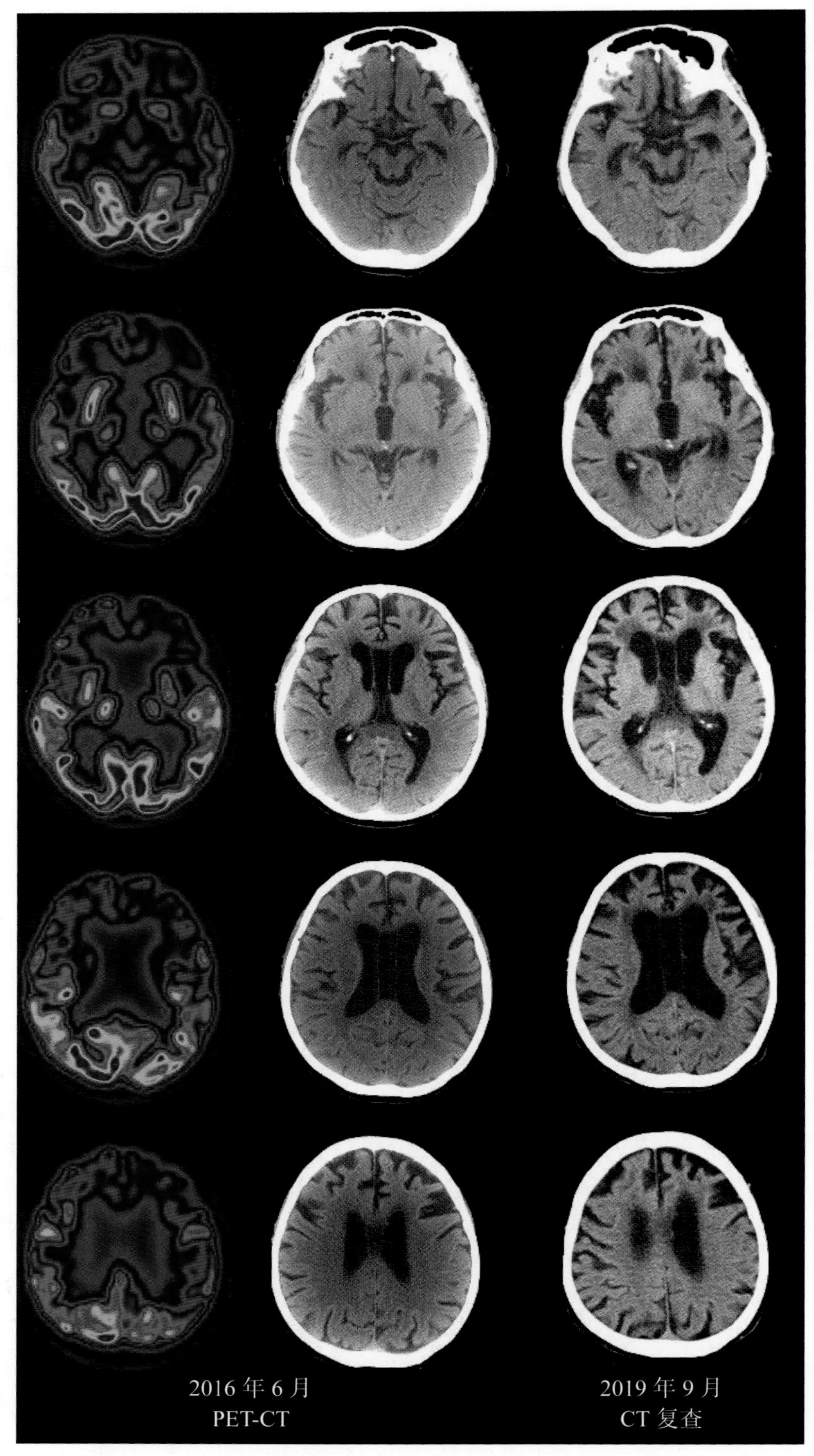

图 2-1 首次就诊时 PET-CT 可见双侧额叶的显著萎缩，颞叶、枕叶、顶叶萎缩尚不严重，形成鲜明对比。^{18}F-FDG PET 部分可见范围比脑萎缩更加广泛的额叶低代谢，颞叶也有受累。3 年后复查的头部 CT 可见额叶萎缩更加严重，完全符合西方文献中经常使用的“刀刃样萎缩（knife blade atrophy）”。颞叶前部也开始出现明显萎缩，顶叶也开始有轻度萎缩出现，但顶叶的内侧面楔前回、扣带回后部的形态仍保持尚好。脑室更加扩大，尤其侧脑室前角更加圆润

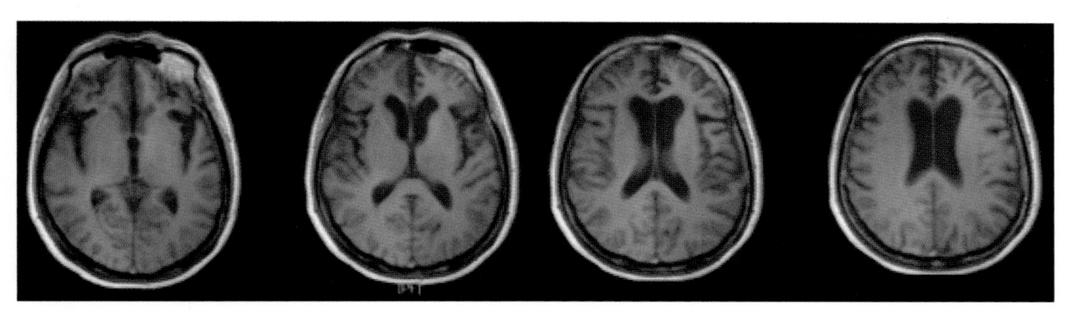

图 2-2 患者头部 MRI 可见双侧额叶已经出现萎缩，但程度比病例 2-1 轻很多，不易被察觉。相对额叶皮质萎缩而言，双侧侧脑室前角扩大、圆润更易识别

病例 2-3 患者男性，51 岁，以“行为异常、性格改变 4 年”为主诉就诊。表现为喜怒无常，说话很冲，经常冒犯同事，不能完成工作，被单位辞退。近 1 年逐渐沉默不语，谈话说不明白意思，爱大量吃糖，天天在小卖部买半斤冰糖吃，不认识部分家人。在小区内散步时经常怒瞪路人，和家人外出坐公交车时经常盯着某些乘客看，并小声骂人。为患者进行 MRI 检查如图 2-3 所示。

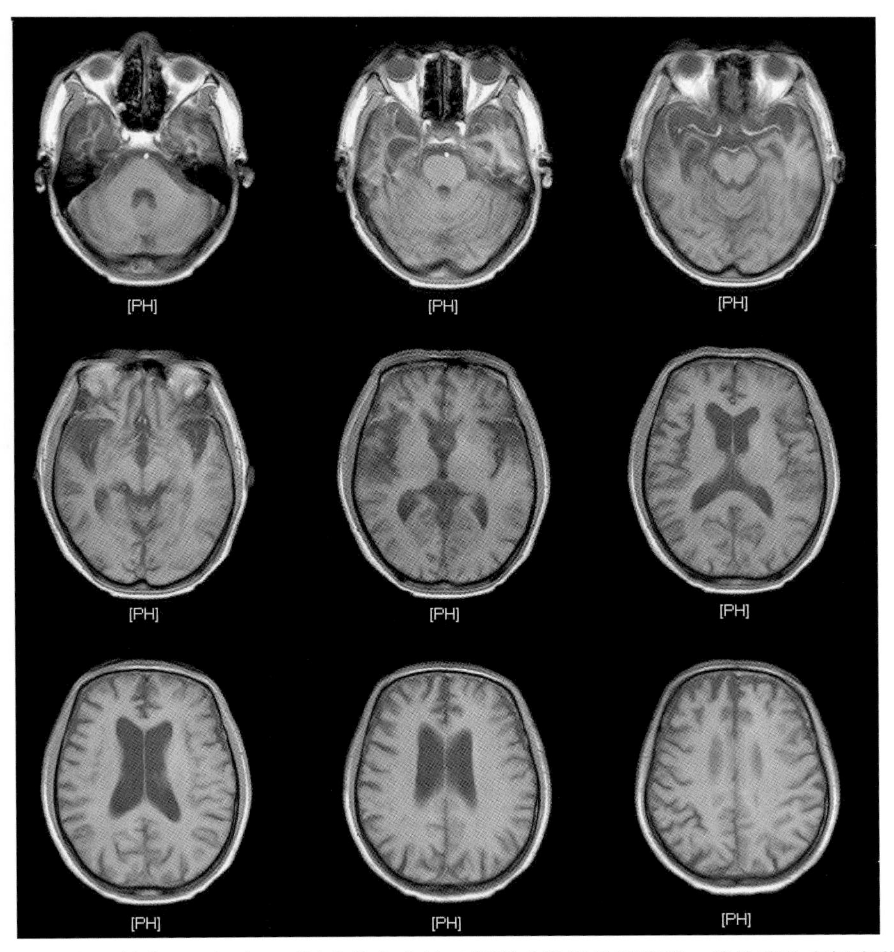

图 2-3 患者的轴位 T1 序列，可见十分突出的双侧颞叶前部显著萎缩，其他脑叶有轻度萎缩

与前两个病例以额叶萎缩为主不同，病例 2-3 的颞叶萎缩更为显著。注意 bvFTD 的颞叶萎缩是以颞极最重，向颞叶后部逐渐发展，海马最后也不可避免地受累萎缩，但与 AD 的首先海马萎缩不同。

病例 2-4 患者男性，60 岁，以“行为异常 3 年”为主诉就诊。易冲动，说话不知深浅，对家人和朋友经常说出无礼的话，淡漠，不关心家人，能自行外出而不迷路，每天执着于固定路线爬山，风雨无阻，家中发生什么事情也不中断爬山。患者否认自己有病，在外院诊断“老年性痴呆”给予多奈哌齐口服治疗。用药半个月后脾气暴躁加重，对家人拳脚相向。为患者进行基因检测，显示存在 *MAPT* 基因突变（Tau 蛋白的编码基因）。图 2-4 为其 ^{18}F-FDG PET，并与一例 AD 患者进行比较。

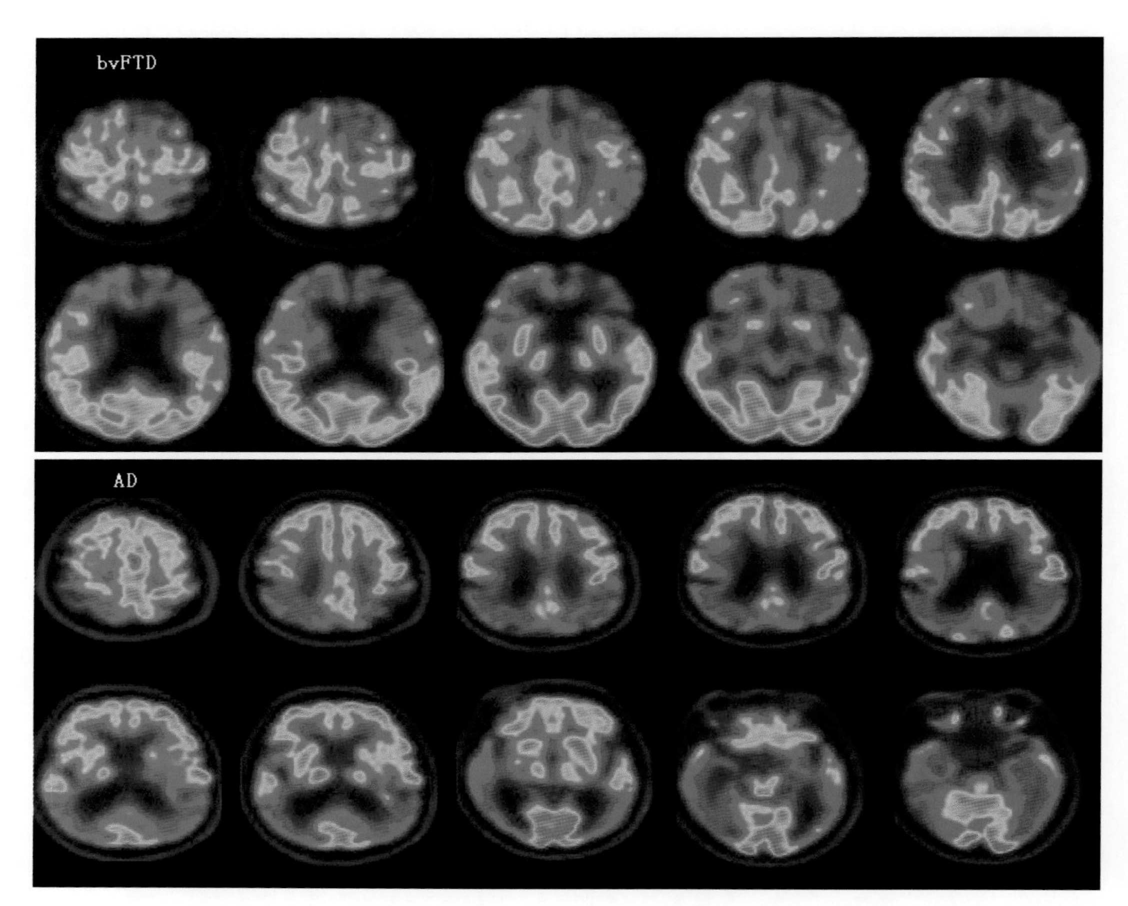

图 2-4 上、下两位患者所患疾病分别为 bvFTD 和 AD，伪彩图蓝色越深，代表葡萄糖代谢障碍越严重，可见两种疾病低代谢障碍的模式显著不同，差异一目了然。这种差异在脑表面投射显像上看更加显著（见图 2-5）

正因为差异如此显著，用 ^{18}F-FDG PET 来鉴别 AD 和 bvFTD 得到了各国指南的一致推荐[2]，也是神经系统领域中被欧美医疗体系第一个批准的可以由医疗保险支付报销的 ^{18}F-FDG PET 使用适应证。

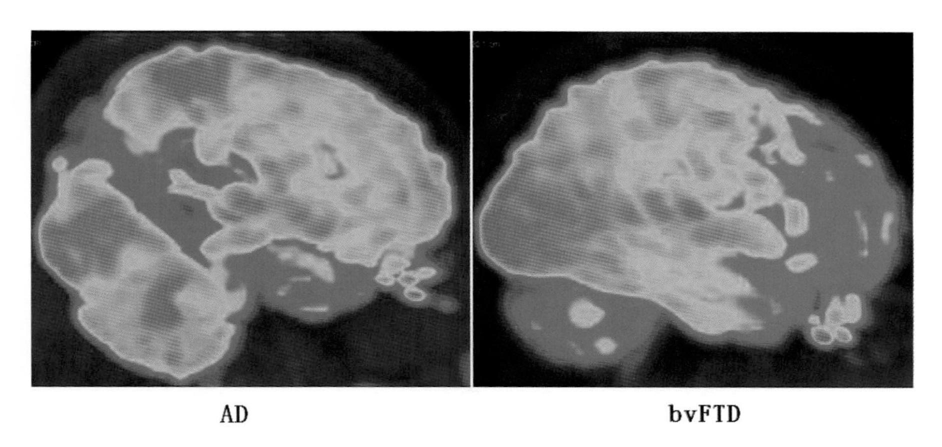

图 2-5 可以看到 bvFTD 的额叶和前颞叶低代谢与 AD 的颞顶叶低代谢对比十分强烈。bvFTD 的小脑代谢也显著下降，与额叶低代谢相关的小脑交叉失联络有关

病例 2-5 患者女性，69 岁，以“淡漠 2 年”为主诉就诊。近 2 年家人觉得其心情差、淡漠少语，不管家中事务。懒动，锻炼、唱歌等既往爱好均不参加。在外院反复就诊，考虑抑郁症，先后用 4 种选择性 5- 羟色胺再摄取抑制剂（selective serotonin reuptake inhibitor，SSRI）类药物效果不佳。近半年不修边幅，易激惹，摔东西，在当地精神病院住院治疗，给予利培酮等药物，激越的精神症状有一定好转，但 2 个月后出现躯干向左偏斜扭转，走路困难（比萨综合征）。图 2-6 为该患者的 MRI 图像。

很多精神科医生没有对患者进行头部影像学检查的习惯。此类患者如果进行过头部的影像学检查，可能会避免诊断精神类疾病和大量使用精神类药物。痴呆患者按照精神科常用剂量使用抗精神病药物时，出现不良反应的概率很高，而且难以处理，尤以利培酮为甚。

本节最后为大家提供一例比较“极端”的 bvFTD 病例，起病年龄仅 20 岁，且表现为快速进展性痴呆。

病例 2-6 患者男性，20 岁，大学生，以“情绪低落、记忆减退 10 个月”在我院住院。患者于 10 个月前因失恋后出现少言寡语，情绪低落，曾在当地大医院诊治，诊断为焦虑症，并给予药物治疗，无效。后来逐渐出现记忆力下降、性格改变、不能完成学习课程，与同学、老师无法正常交流，被学校劝退。入院前 4 个月去外地大医院求医，诊断为“认知障碍、自身免疫性脑炎不除外”，但血液和脑脊液自身免疫性脑炎、副肿瘤抗体检测未见异常。给予激素冲击及丙种球蛋白治疗，症状似乎一过性略好转，但出院后症状又持续加重。入我院时患者淡漠，有反复玩弄手边物品的行为，与人接触缺少礼貌，每天除看手机外无其他活动，但玩手机时文字输入、玩游戏水平均显著下降。该患者本次头部 MRI 检查如图 2-7 所示。

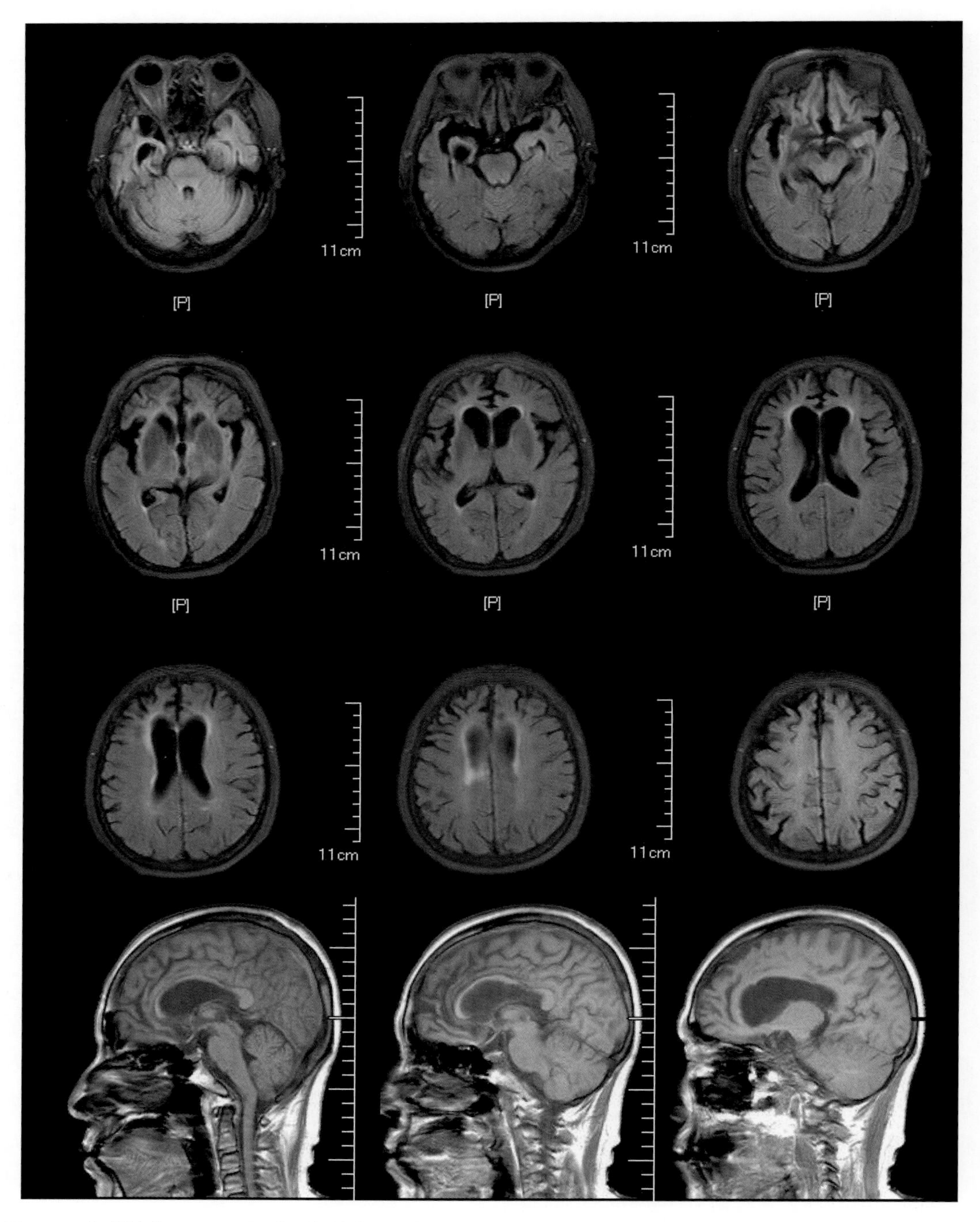

图 2-6 患者轴位 FLAIR 序列和矢状位 T1 序列。可见前额叶和颞叶前部的显著萎缩，以右侧为重，与饱满的顶枕叶和颞叶后部形成鲜明的对比。侧脑室的前角也显著开大、圆润。凭借此 MRI 表现可以彻底否定老年抑郁症、精神分裂症等精神心理疾病

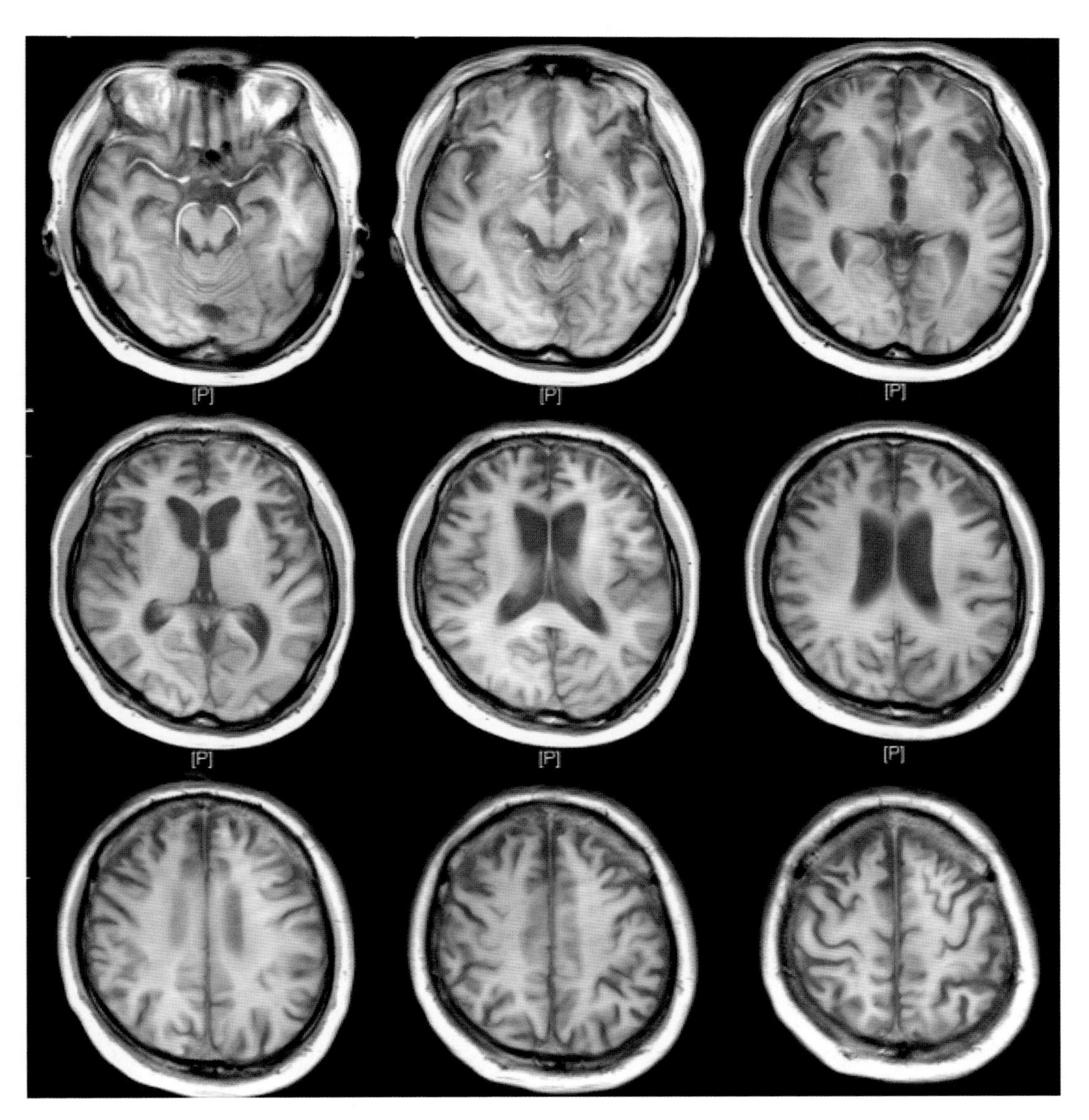

图 2-7　患者本次入院时头部 MRI T1 序列。可见以双侧额叶和颞叶萎缩为主的脑萎缩特点，与半年前外院就诊中进行的 MRI 检查相比，略有加重

图 2-8 为头部 ^{18}F-FDG PET-CT 图像，可见比较完好的顶、枕叶代谢，显著下降的额颞叶代谢，支持 bvFTD，不支持早发 AD。

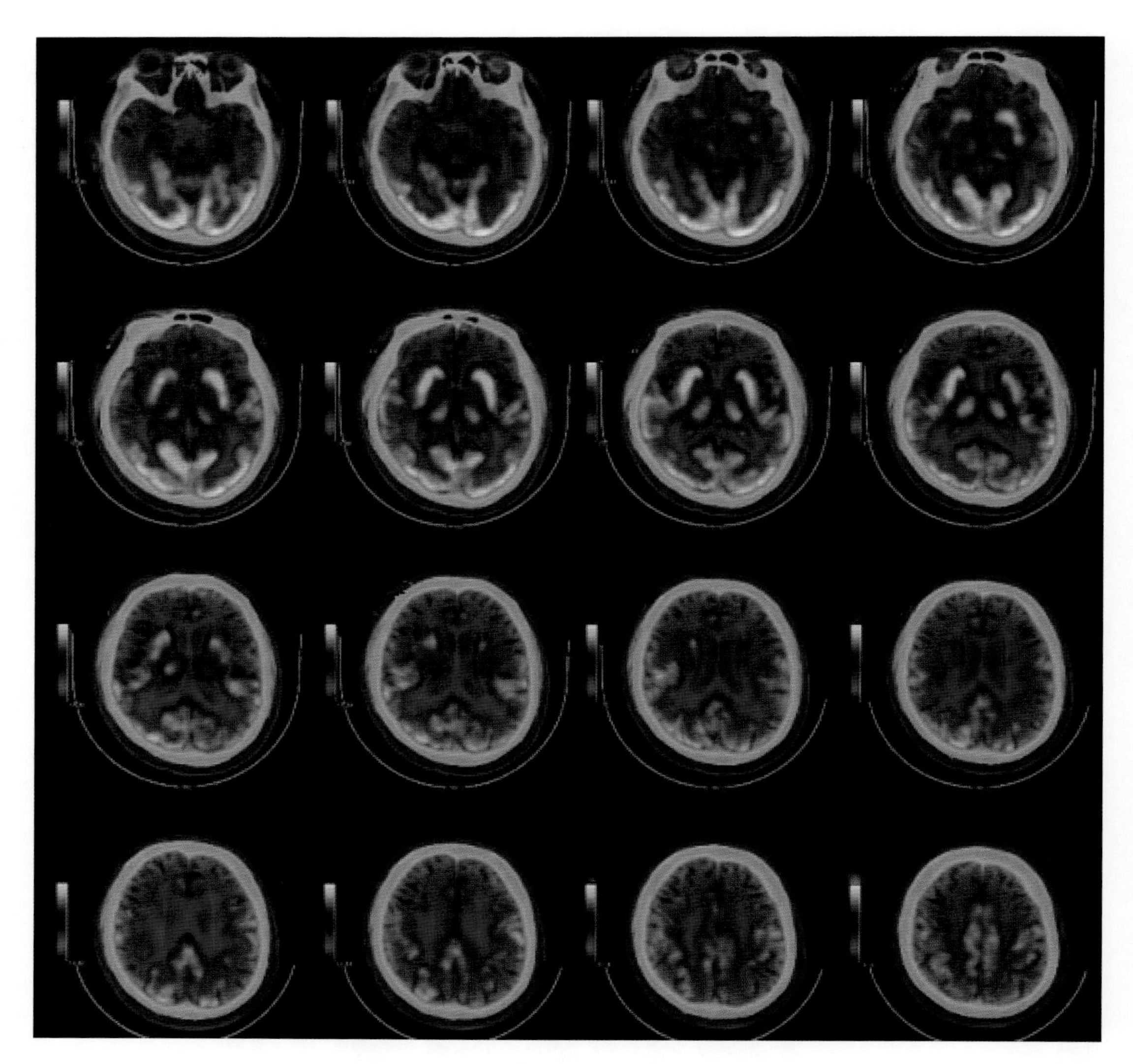

图 2-8 患者的 ^{18}F-FDG PET-CT 融合图像

即便 MRI 和 ^{18}F-FDG PET 均提示有 bvFTD 的可能，其他常见的快速进展性痴呆筛查结果均为阴性，但是对如此年轻的患者诊断 bvFTD，仍然让人没有把握。为该患者进行了基因检测，最后显示为 *MAPT* 基因 G389R 致病性突变，可以临床确诊 bvFTD。经文献检索，国内外有关该突变的报告已有数例，大多表现为青少年的快速进展性额颞叶痴呆。

小结

bvFTD 的临床表现以行为异常、人格改变为主，极易被误诊为精神疾病。在我们痴呆门诊诊断的 bvFTD，超过 60% 有在精神病院或者心理科诊治的历史。其中不乏有大量使用抗精神病药物引发痴呆加重、出现锥体外系或者肌张力改变的病例，处理起来更加棘手。误诊为 AD 者，使用胆碱酯酶抑制剂治疗也容易造成病情的加重。bvFTD 诊断标准的临床特征部分，有很高的诊断敏感性，但是特异性极差，必须结合结构影像或者 PET 的证据之后，才能将诊断的特异性提高到可以接受的水平。bvFTD 患者年龄普遍偏年轻，临床表现的特异性差，误诊广泛存在，强烈建议怀疑 bvFTD 的患者均尽可能完善全面的影像学检查，如 MRI 和 ^{18}F-FDG PET。

第二节　语义性痴呆

临床特点

语义性痴呆（SD）以严重的命名障碍、词语和物体知识的进行性丧失为核心临床表现，与进行性非流利性失语（PNFA）、Logopenic 失语构成了原发性进行性失语（primary progressive aphasia，PPA）的三大亚型。SD 属于流利性失语，其表达言语基本流畅，语法基本正常，但是命名不能，语言显得空洞，经常用“东西”“这、那”代替物品名称，用“这儿”“那儿”代替地点名称。随着病情的进展，患者可出现命名之外的语义知识障碍，如不知道物品的用途、忘记常识性知识。可伴有一定的听理解障碍、表层失读、失写，但复述能力尚好。在很长的时间内，患者情景记忆和视空间能力相对保留，可伴有逐渐加重的执行功能障碍、行为异常（食欲亢进、失抑制）、性格改变。少部分 SD 患者（约占 10%）以面孔失认和视空间功能障碍为突出表现，行为异常和人格障碍出现得也比较早，属于 SD 的变异型。

影像特点

SD 有十分特征性的结构影像改变：双侧颞叶前部不对称性萎缩，绝大部分为左侧颞叶严重萎缩，随病情进展可逐渐向颞叶后部、额叶发展。SD 变异型则为右侧颞叶的严重萎缩，故也称为右侧颞叶变异型 SD。^{18}F-FDG PET 可显示萎缩的颞叶代谢降低。

阅片思路

1. SD 的影像特异性很强，若看到了严重不对称的左侧颞叶萎缩，临床上又有命名障碍，诊断 SD 的准确性极高，也比较容易与 PNFA 和 Logopenic 失语相鉴别。右侧颞叶变异型 SD 临床较为罕见，若看到极度不对称的右侧颞叶萎缩，注意询问患者的定向能力、面孔识别能力。

2. 相比于轴位像，SD 的不对称颞叶萎缩在冠状位上更容易识别。

3. 许多 SD 患者和家属把命名能力差称为记忆力差，认为是自己“忘记了名字”，能够主动明确说出问题是叫不出物品名称的患者和家属仅占少数。当主诉和影像不符合时，注意反复询问、深挖病史。

4. 部分 AD 患者也可以有比较明显的命名障碍，也可以有不对称的海马萎缩。但往往命名障碍不是患者的核心症状，颞叶的不对称性萎缩也是以颞叶内侧为重，颞叶的外侧和颞极较轻，可与 SD 区分。

典型病例

病例 2-7 患者男性，60 岁，以“记忆力差 3 年”为主诉就诊。其所谓的“记忆力差”是指叫不出生活用品的名称，尚知道物品用途，说到物品名称时爱用“那个”代替，或者用描述性的表达来代替，如把院子里种的芸豆叫为“短的”、把豇豆叫为“长的”，知道怎么用“短的”和“长的”做菜。近 1 年性情变得急躁，爱发火，不知道一些家用电器是干什么的以及怎么使用。日常生活可自理，可完成简单的农活，可外出赶集，独立出门不能走丢。图 2-9 为该患者的 MRI 图像。

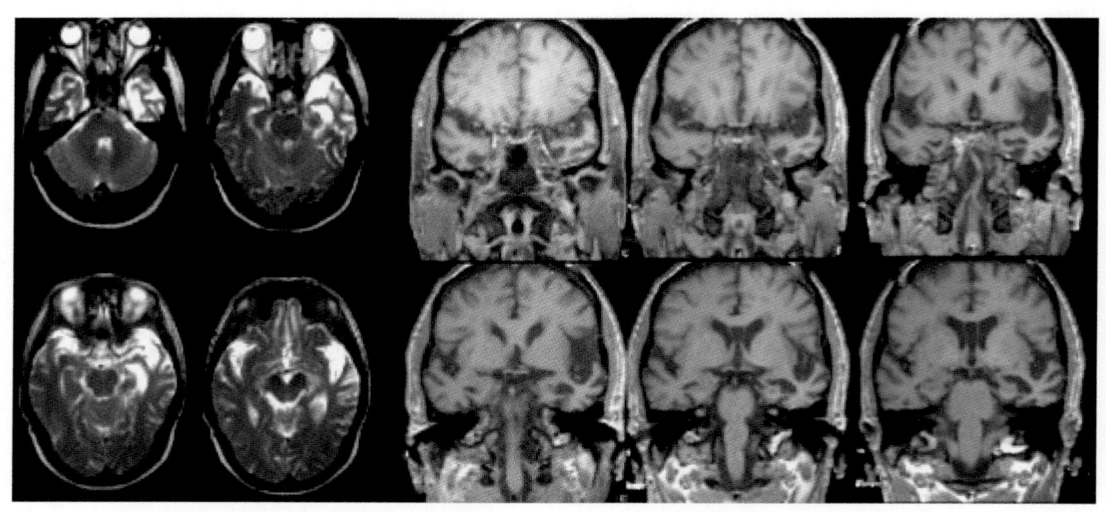

图 2-9 患者的 T2 序列轴位像和海马冠状位 T1 序列。可见双侧颞叶萎缩，左侧颞叶的萎缩程度远超右侧颞叶，颞叶的萎缩以颞叶前部为重，内外侧均显著受累

该患者目前已经随访到病后第 8 年，目前仅能偶尔说出几个字，听不懂别人问话，基本不与人交流。每日村中闲逛，晒太阳，看别人跳广场舞，能自己吃饭、穿衣、简单洗脸、上厕所，天黑了或者到吃饭的时候能够回家。与同样病程的 AD 患者相比，自理能力保留较好。

病例 2-8 患者男性，59 岁，2018 年首次就诊时主诉为“记忆力差半年”，主要表现为工作中想不起零件、工具的名称和同事姓名，有时忘记要干的活，经常读错字。当时 MMSE 26 分，MoCA 21 分（初中文化），记忆、执行、命名有丢分。头部 MRI 未见显著海马萎缩，左侧颞叶外侧略有萎缩表现。初步诊断：SD？ AD？患者 2 年后因病情加重复诊，有严重的命名障碍，生活中常用物品大部分都叫不出名字，脾气急躁、固执，爱与家人发火，生活能够自理，能乘车外出钓鱼、购物。复测 MMSE 20 分，MoCA 12 分，波士顿命名仅得 3 分。该患者命名障碍程度十分突出，执行功能、记忆力也有下降，定向力、计算力、视空间能力保留良好，查体中表现出以命名障碍为主的流利性失语的特点，并有把“眼睛”读成“眼青”，把“闭上”读成“才上”，即表层失读现象。复查 MRI 显示出显著的左侧颞叶萎缩，诊断为 SD。图 2-10 为该患者两次 MRI 的对比。

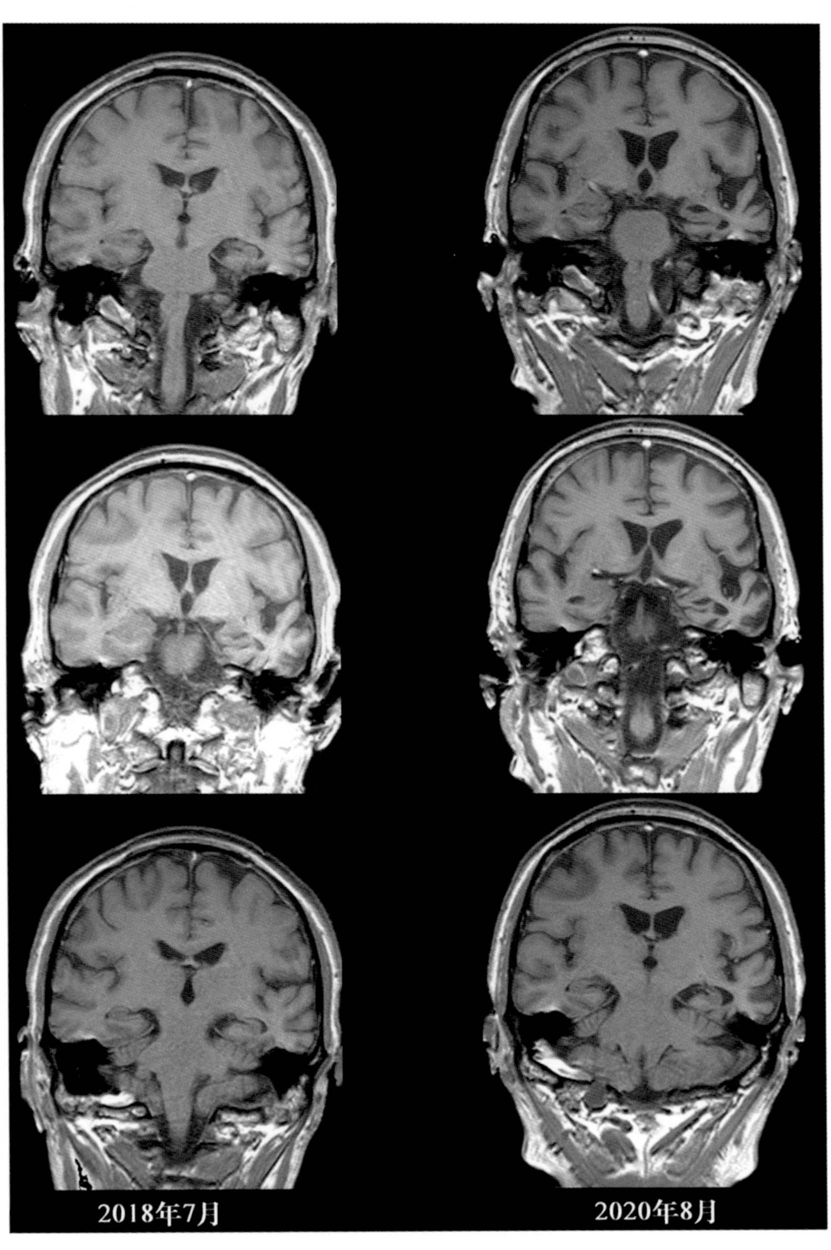

图 2-10 两年间患者左侧颞叶的萎缩发展十分显著，同时右颞、双侧额叶的沟回也有所加深。无论是左侧颞叶的萎缩还是额叶的萎缩，都呈现出越靠近大脑前部萎缩越明显的特点

冠状位在显示 SD 的不对称颞叶萎缩方面比轴位像更有优势，差异更加一目了然（图 2-11）。

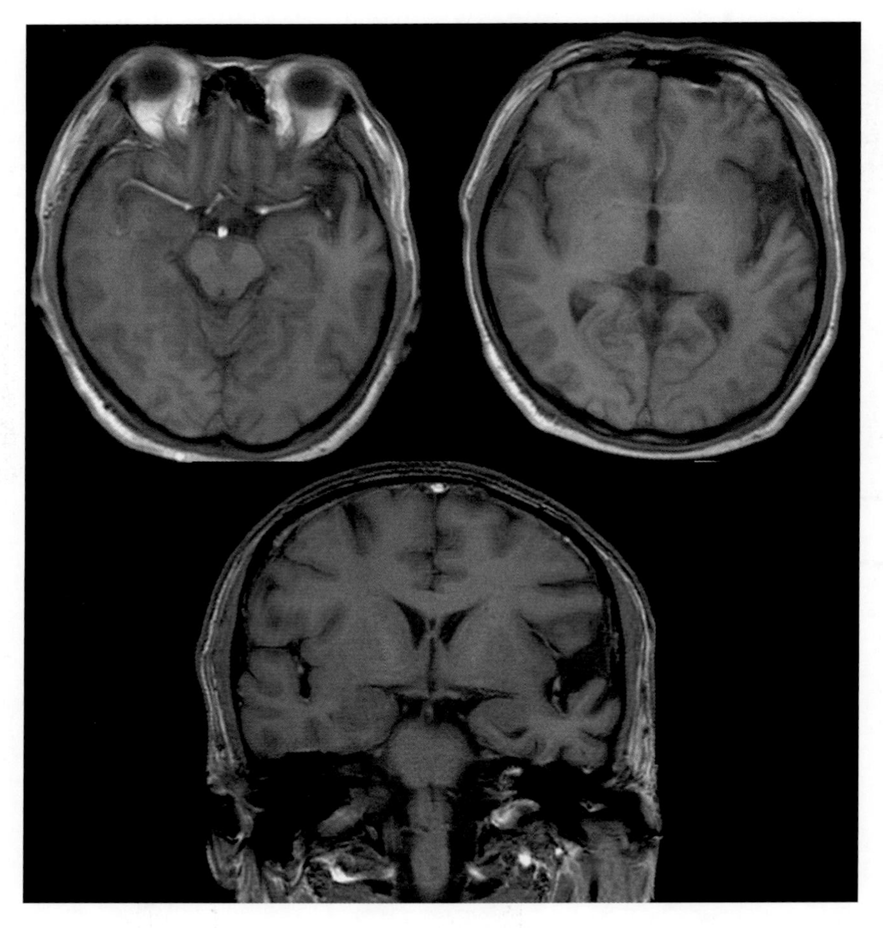

图 2-11 另一位 66 岁男性 SD 患者的部分 T1 序列图像。轴位像左侧颞叶前部萎缩，左侧外侧裂开大，但作为老年人的图像十分容易被忽视，在当地医院放射科和神经内科均未引起关注。冠状位扫描，不对称的左侧颞叶显著萎缩更加容易识别，其体积比右侧颞叶明显减小，左侧颞叶外侧面的萎缩显著重于内侧

下面介绍的是以右侧颞叶萎缩为特点的 SD 变异型，临床极为少见。将此类型称为 SD 的变异型尚有争议，但目前还维持这样的分类。

病例 2-9 患者男性，69 岁，以“方向感差 2 年”为主诉就诊。2 年前开始出现开车方向感差，经常走错路，目前发展到仅认识家附近的道路，走远一点就迷路。认人困难，老同志、老朋友、部分亲属见面都不认识。脾气变得固执，做事“一根筋”。MMSE 26 分，初中文化。该患者的 MRI 检查图像如图 2-12 所示。

最后，呈现一张 SD 患者的冠状位代表性图像（图 2-13），继续加深读者印象，此类图像基本比较特异性地指向 SD，是少有的可以凭图即可诊断的神经变性病。如果见到如此典型的 MRI 改变，即便在接诊时并没有注意 SD 的可能，可以再次有针

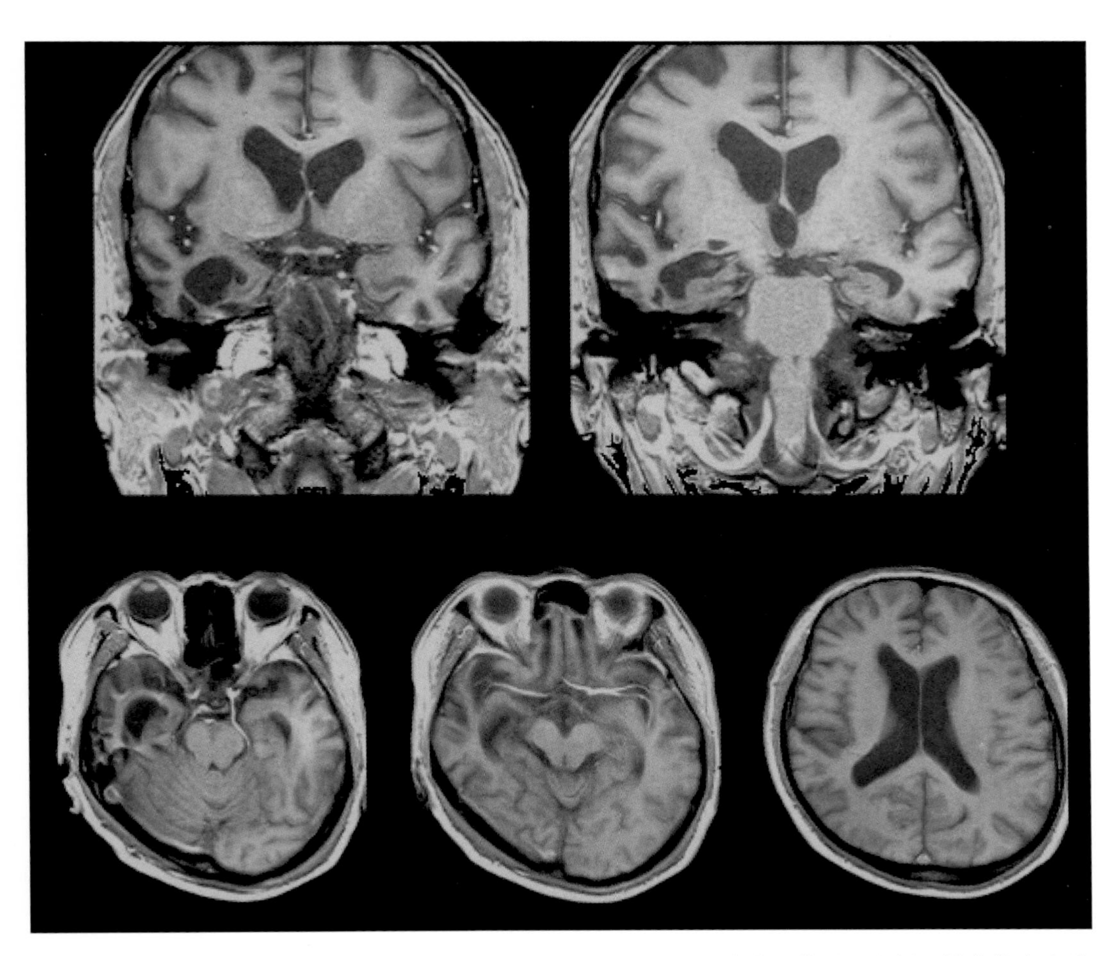

图 2-12 患者头部 MRI 的主要改变为双侧颞叶前部的萎缩，右侧萎缩显著重于左侧，结合临床表现，符合右侧颞叶变异型 SD

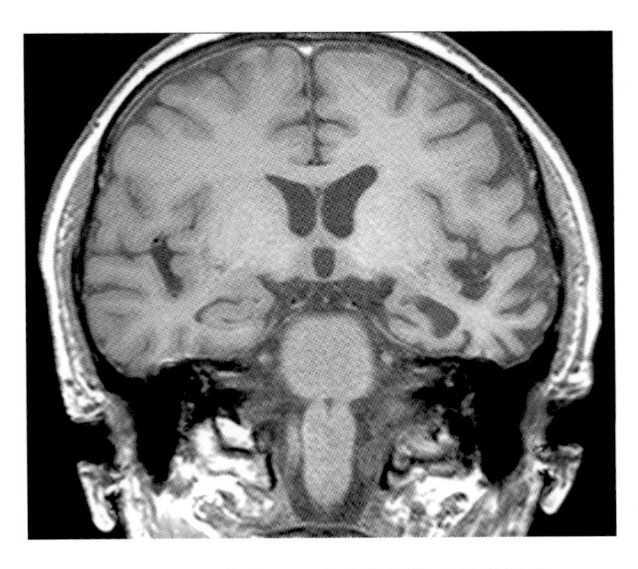

图 2-13 经典的 SD 不对称性颞叶萎缩模式

对性地询问患者的命名能力，往往能够明确患者所说的所谓“记忆力差”，其实就是命名障碍。

小结

SD无论是在FTLD范围内，还是在原发性进行性失语所涵盖的疾病种类中，都是临床和影像特征十分突出的疾病，且病例间异质性较小。只要对其特点有所了解，比较容易识别。SD在痴呆门诊并不少见，在FTLD的三个主要亚型中比bvFTD略少见，预后相比FTLD其他亚型为好。目前虽无特异性治疗措施，但及时诊断可以避免过度药物治疗，可以让家属理解疾病性质，加强语言交流和训练，改善照料模式，减轻家庭负担。

第三节　进行性非流利性失语

临床特点

进行性非流利性失语（PNFA）属于典型的非流利性失语，说话费力、断断续续，有明显的语法错误让人难以理解，有不一致的语音错误，可有语言理解障碍，词汇理解尚可，晚期多发展为缄默状态，并出现精神行为异常的症状。

影像特点

影像学检查,MRI可显示左侧额叶后部和岛叶萎缩，萎缩常可致左侧外侧裂的异常开大。^{18}F-FDG PET可显示左侧额叶后部和岛叶代谢低下。

阅片思路

尽管采用组间比较的临床影像研究比较一致地显示了PNFA的左侧额叶后部及岛叶的萎缩，但对于具体患者的影像读片时，这一点并不易准确识别。PNFA萎缩的部位正好位于左侧大脑外侧裂附近，直接导致外侧裂开大。但轻度的外侧裂开大和额叶的萎缩在老年人影像中十分常见，这一点在第一章有关“健康”老化的影像特点中进行过专门阐述。所以PNFA的影像改变难说具有特异性，必须高度结合临床表现，其对诊断的帮助主要是用于排他。^{18}F-FDG PET的异常对于原发性失语的定性有所帮助，PNFA和Logopenic失语都会出现优势半球的低代谢，PNFA偏向额叶，Logopenic失语偏向于颞顶叶的低代谢，但有时不会这样泾渭分明而有部分重合，鉴别意义有限，最好结合影像软件进行分析。

典型病例

病例 2-10 患者男性，58 岁，曾为物业公司工人，以“言语笨拙 3 年”为主诉就诊。3 年前开始出现说话费劲、笨、慢，表达不清楚意思，能修理东西，但经常与业主沟通不明白，被单位辞退。后言语笨拙逐渐加重，目前别人完全听不懂其说话的意思。近 3 个月很少主动说话，看见亲属点头示意，能听懂简单的问话，对长句子理解有困难。爱生气，有时乱扔东西表示愤怒。目前个人生活能力正常，能独立外出，能去超市购物。图 2-14 为该患者的头部 MRI 检查图像。

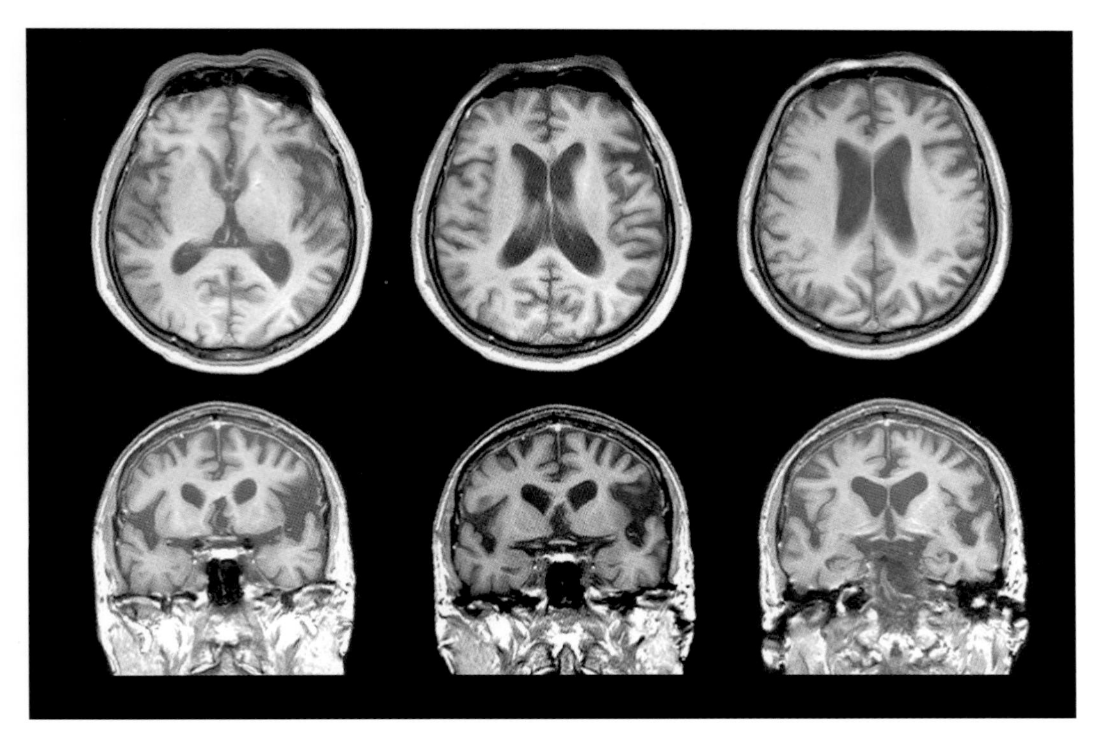

图 2-14 患者的头部 MRI 可见双侧额叶尤其是左侧额叶萎缩较多，左侧外侧裂开大明显超过右侧，结合患者失语的表现，影像符合 PNFA 改变

病例 2-11 患者男性，66 岁，农民，以“言语笨拙 1 年”为主诉就诊。1 年前自觉在一次生气后出现言语笨拙，“结巴”样，说话费力，但能听懂别人说话。言语笨拙缓慢加重，找词困难，仅能用简单的短语和词来表达意思。生活能力和参与农活的劳动能力完全正常。MMSE 24 分，计算丢分为主，小学文化。问诊中患者说话句首启动费力，句中停顿多、有找词困难，多用几个词来回答问题，说不出完整的话，听理解、命名、朗读、复述保持尚好。患者的 MRI 检查图像如图 2-15 所示。

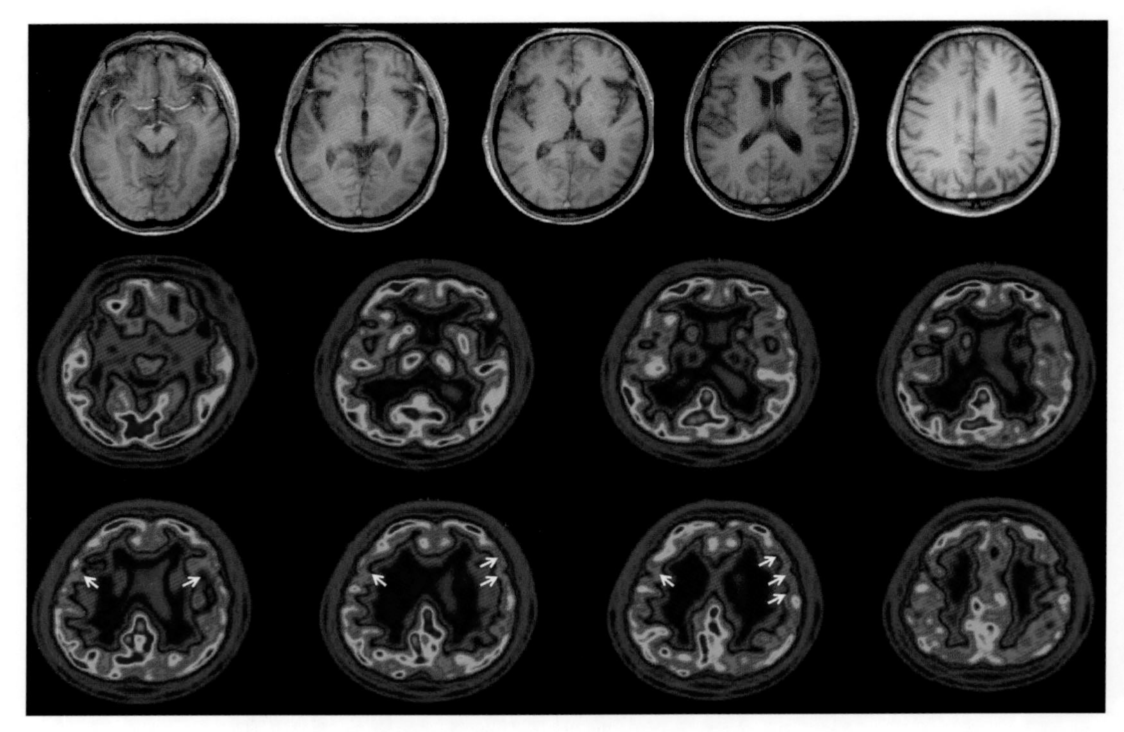

图 2-15 患者头部 MRI 几乎没有对疾病有提示意义的萎缩存在。^{18}F-FDG PET 可见双侧额叶后部代谢减低，左侧更为明显（白色箭头），符合 PNFA 改变

该患者就诊后的第 2 年出现延髓麻痹的症状，基因检测显示 *SQSTM1* 基因突变。该基因已被报道与 FTLD 和 ALS 相关，最终诊断为 PNFA- 进行性延髓麻痹（progressive bulbar palsy，PBP）。由于突变位点既往没有报告并且表型特殊，该研究已在国际期刊上发表[3]。

小结

结构影像和 ^{18}F-FDG PET 在 PNFA 和 Logopenic 失语的诊断上起到的辅助作用相对有限，但也有一定的参考意义。没有典型阳性发现时，并不能用来排除这两类 PPA。必须在有临床倾向并且熟知这些疾病的结构和功能影像特点的基础上，这些检查才能在具体患者的诊断上发挥最大的作用。

第四节　FTLD-MND 谱系疾病

概述

FTLD 与运动神经元病（MND）有部分相同的基因突变和病理基础，关系较为密切。FTLD 合并 MND 的概率远远超过其他变性病痴呆。目前此类疾病诊断命名较为混乱，本书暂笼统称为 FTLD-MND 谱系疾病。该谱系疾病可表现为 FTLD 的三大亚型与 MND 的各种亚型之间多种类型的两两组合，其中临床最常见的是行为变异型额颞叶痴呆和肌萎缩侧索硬化（ALS）的组合，即 bvFTD-ALS[4]。FTLD-MND 谱系疾病既可以 FTLD 和 MND 两者的临床表现都很充分，也可以以某一方为主要临床表现，另一方表现很轻甚至只是亚临床状态（如认知症状处于 MCI 水平、ALS 仅表现为肌电图改变等）。影像方面，FTLD 的特点可见前文，不再赘述；MND 的影像可以出现一些有提示意义的改变，如双侧前额叶 ^{18}F-FDG 代谢降低，或者 MRI 上锥体束出现 T2 信号增高，但临床出现率并不高，本身也不构成 MND 的诊断依据。

典型病例

FTLD-MND 谱系疾病中的罕见类型如 PNFA-PBP 可见病例 2-11。下面主要展示相对常见的类型。首先是一个以 MND 临床表现为主，合并轻度 FTLD 表现的病例，其影像同时显示出 MND 和 FTLD 的特点。

病例 2–12　患者女性，65 岁，出现走路慢、右侧肢体僵硬 1 年，左侧肢体僵硬伴脾气暴躁、行为幼稚、强哭强笑 3 个月。查体的阳性体征有舌肌肌束震颤，四肢肌力 4 级，四肢折刀样肌张力增高，四肢肌肉无萎缩，四肢腱反射亢进，双侧巴宾斯基征阳性，双侧霍夫曼征阳性，掌颏反射和下颏反射阳性。肌电图提示四肢肌肉、胸锁乳突肌神经源性损害。患者临床诊断考虑为锥体束型 ALS。MMSE 25 分，MoCA 18 分（高中文化），以记忆和执行功能丢分为主，属于轻度痴呆水平。该患者的影像学检查如图 2-16 所示。

下面的病例首先表现为不典型的 FTLD，半年后出现 ALS 的表现，FTLD 表现也趋于充分。

病例 2–13　患者男性，60 岁，首次就诊时的主诉为“记忆力差 2 年，加重半年”。工作中经常忘记工作安排，经人提醒还能想起并完成工作。家属觉得其交谈时经常说不到点子上，有时说不出物品的名字。生活中表现淡漠，对家人关心减少，家中事务不爱参与。无幻觉、妄想。MMSE：22 分（初中文化），记忆、计算、命名丢分多，画钟 2 分（指针指错位置）。患者半年前轴位 MRI 如图 2-17 所示。

该患者病史和 MRI 改变不够典型，AD 和 bvFTD 均有可能。与患者接触过程中发现患者虽然痴呆程度不重，但对自己患病这件事无动于衷，似乎与己无关。而大部分 AD 患者在疾病早期自知力完整，对疾病的担心、羞耻感是存在的。为该患者完善了 ^{18}F-FDG PET 和 CT（图 2-18 和图 2-19）。

该患者此时的影像改变支持 bvFTD，不符合 AD，尽管临床上除了淡漠、执行功能下降明显外，其他的 bvFTD 表现还不显著。该患者 6 个月后再次就诊，出现双手精细活动笨拙，不能自如夹菜、写字、拧瓶盖，双手、上臂、肩胛肌肉萎缩，可见明显肌束震颤。肌电图示胸锁乳突肌、上肢肌肉广泛神经源性损害，符合脊髓前角运动神经元受累。

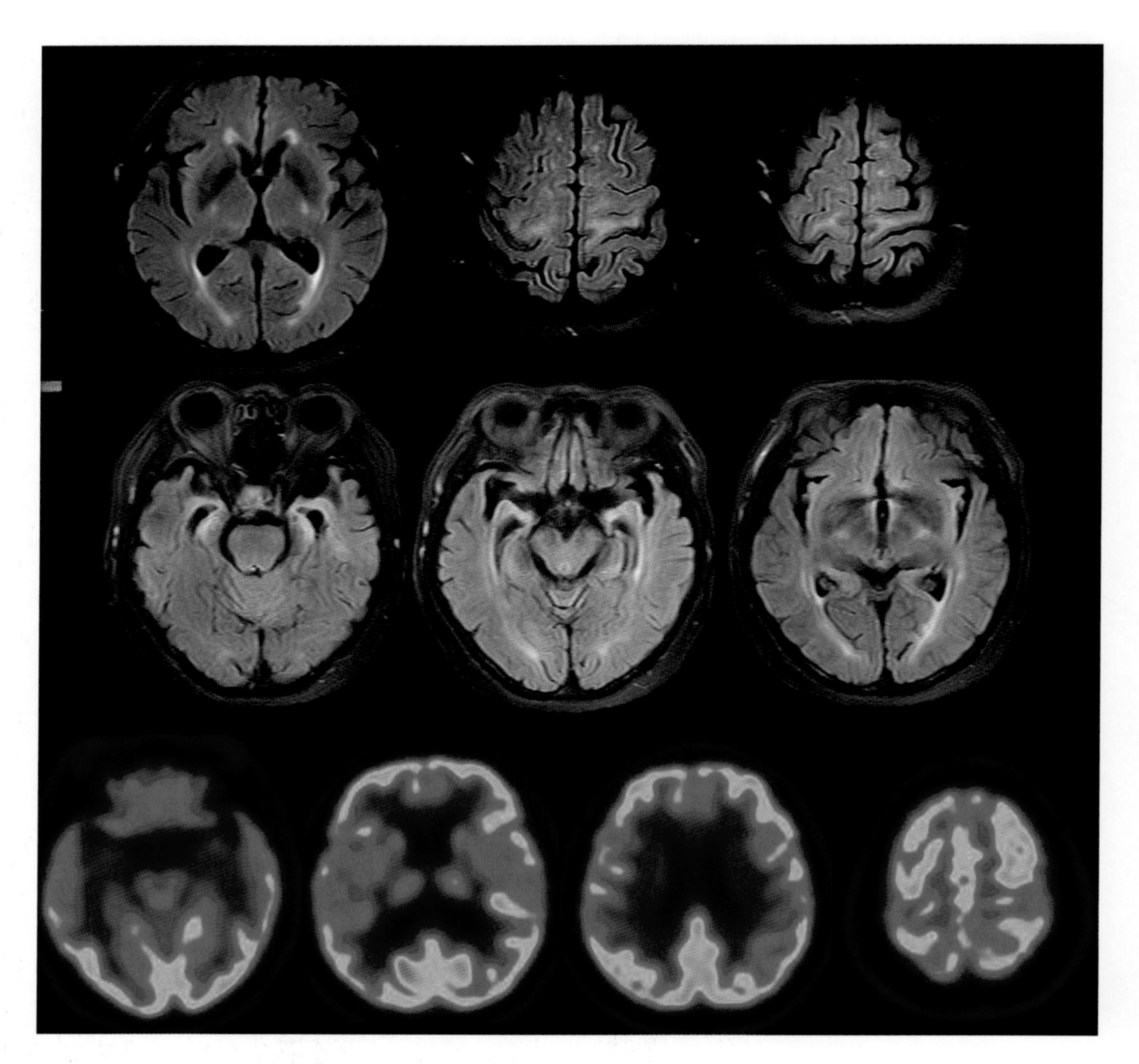

图 2-16 患者 MRI 的 FLAIR 序列可见双侧中央前回、内囊后肢皮质脊髓束呈现高信号，提示从中央前回运动区开始沿着皮质脊髓束产生的变性改变，是少部分 ALS 患者在临床常规 MRI 扫描序列中就可出现的影像学改变。该患者的头部 ^{18}F-FDG PET 显示双侧中央前回皮质的低代谢（支持 ALS），相邻的背外侧前额叶、内侧前额叶也出现低代谢改变（bvFTD 和 ALS 均可）。该患者 MRI 同时显示双侧颞叶前部的萎缩以及 FLAIR 信号的显著升高，提示存在海马硬化的可能。海马硬化是额颞叶变性的主要病理改变之一，往往与 TDP43 蛋白包涵体有关。该患者最终诊断为 bvFTD-ALS，1 年后出现延髓麻痹，留置鼻饲

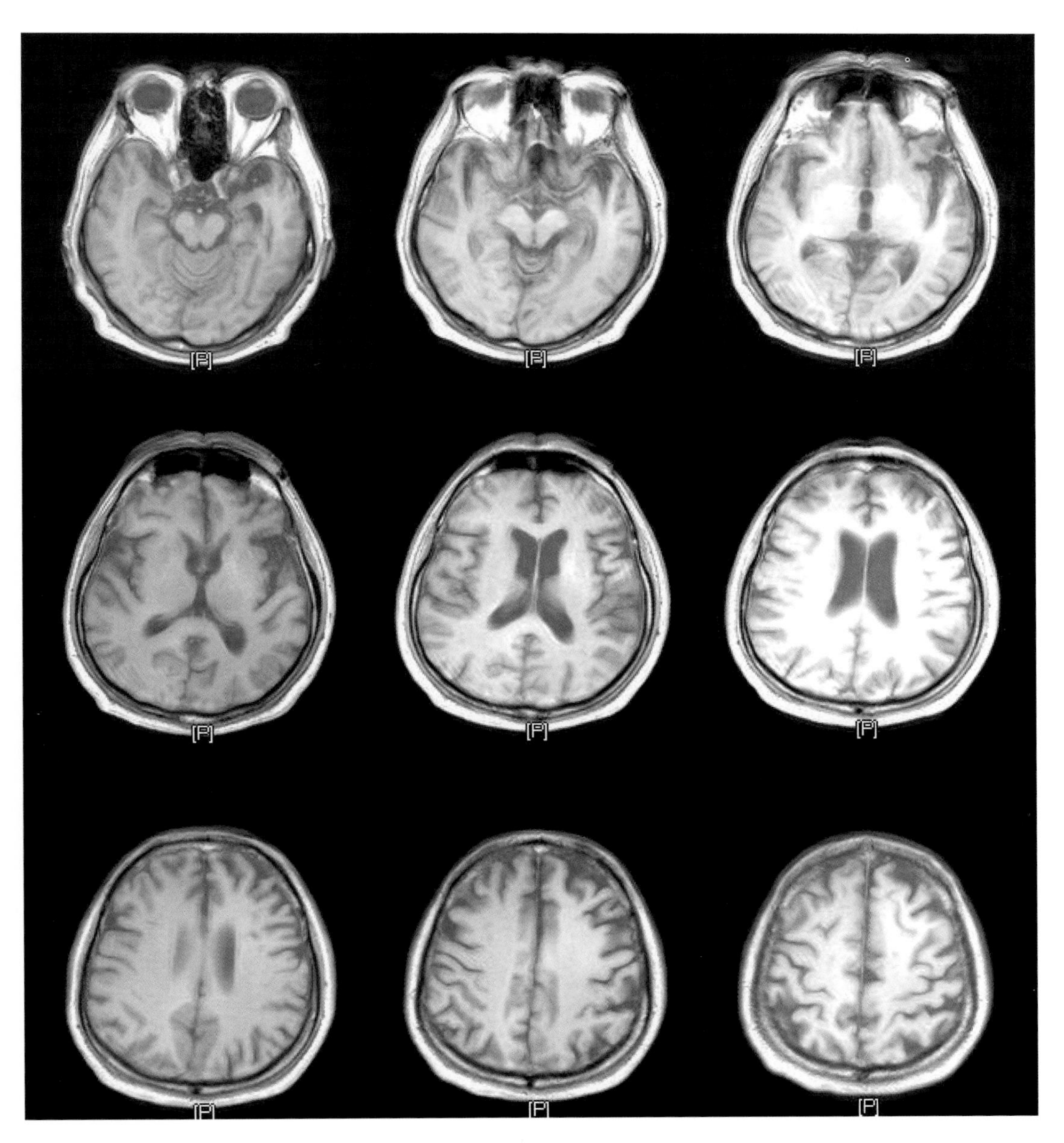

图 2-17 患者 MRI 显示双侧海马、双侧前额叶萎缩较多，左侧颞叶前部萎缩较多

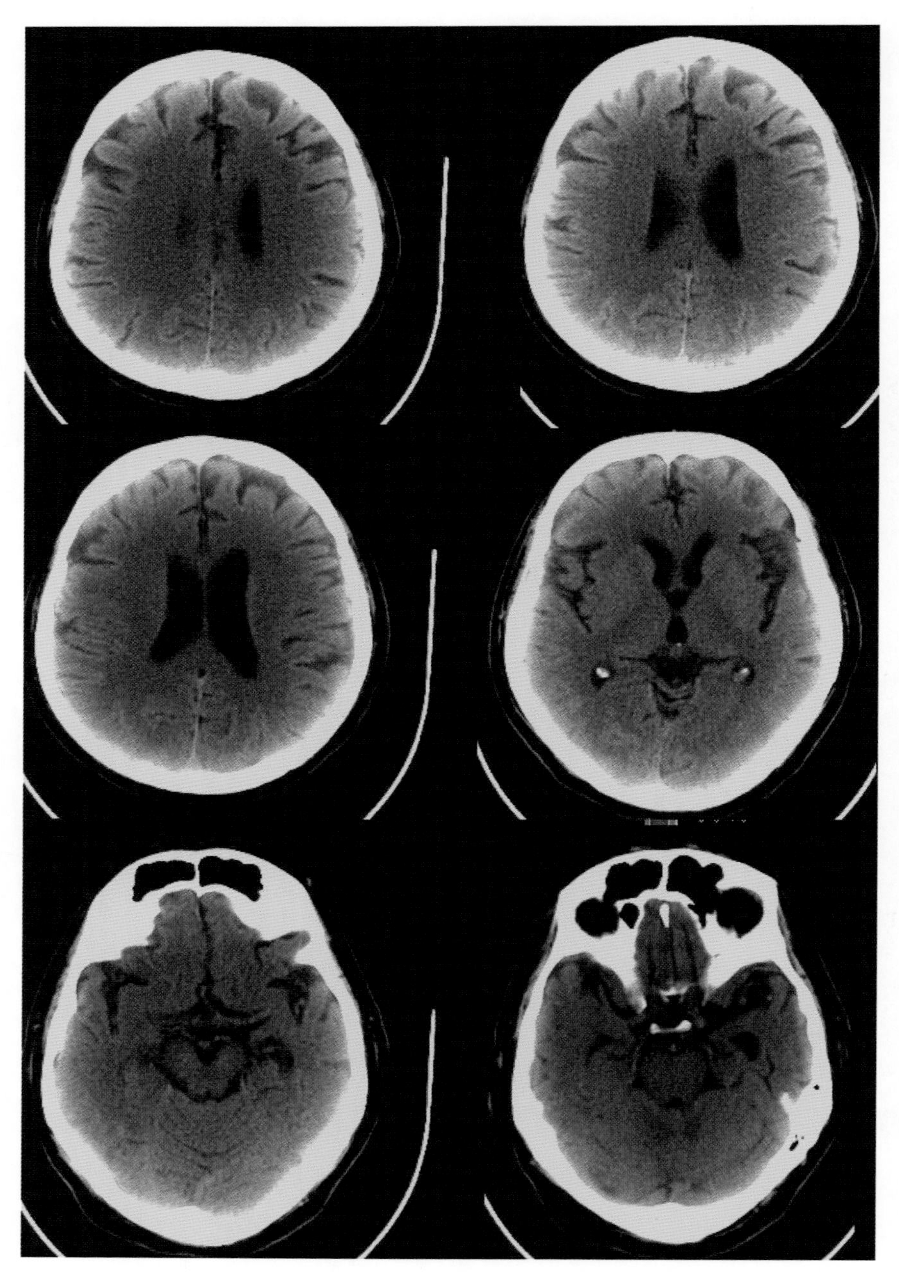

图 2-18 CT 可见额叶的萎缩程度与半年前相比更加突出，而后半部脑体积保持相对较好

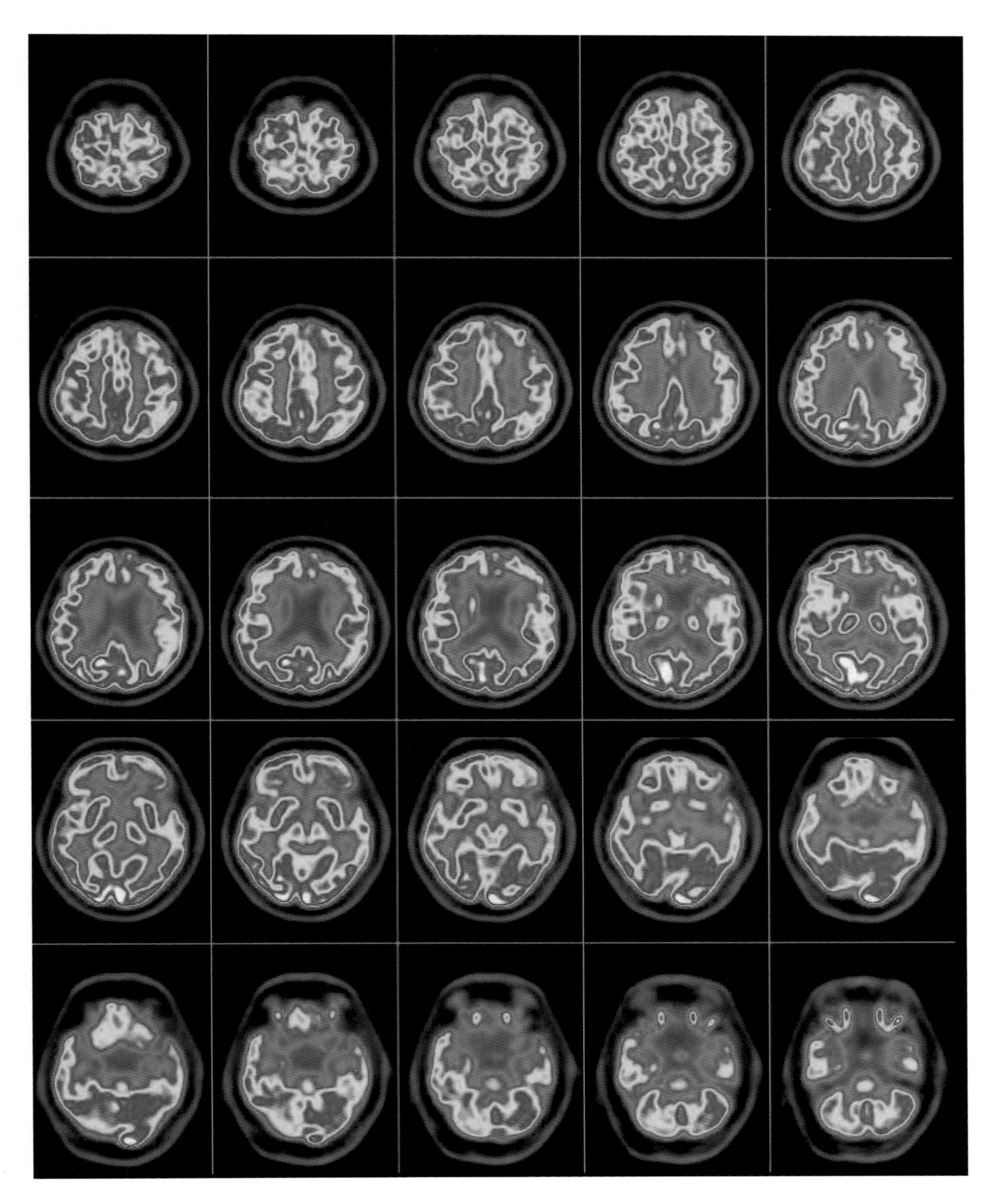

图 2-19　患者 ^{18}F-FDG PET 显示双侧额叶、颞叶低代谢，左侧为重，顶叶代谢尚好，支持 bvFTD

同时患者出现性格改变，变得自私、固执，只关心自己，毫不顾及家人感受，不懂礼貌，行为粗鲁，食欲亢进，bvFTD 特征完全显现。综合病史和检查材料，考虑诊断为 bvFTD-ALS。

病例 2-14 该病例为延髓起病的 ALS 患者。患者 70 岁，病史 1 年，发展较快，已经丧失吞咽能力，留置鼻饲管。双上肢肌肉萎缩，肌力下降不能平举。患者伴有轻度淡漠、反应迟钝、记忆力差的表现。头部 CT 可见轻度脑萎缩。其头部 ^{18}F-FDG PET 可见显著的前额叶低代谢（图 2-20）。

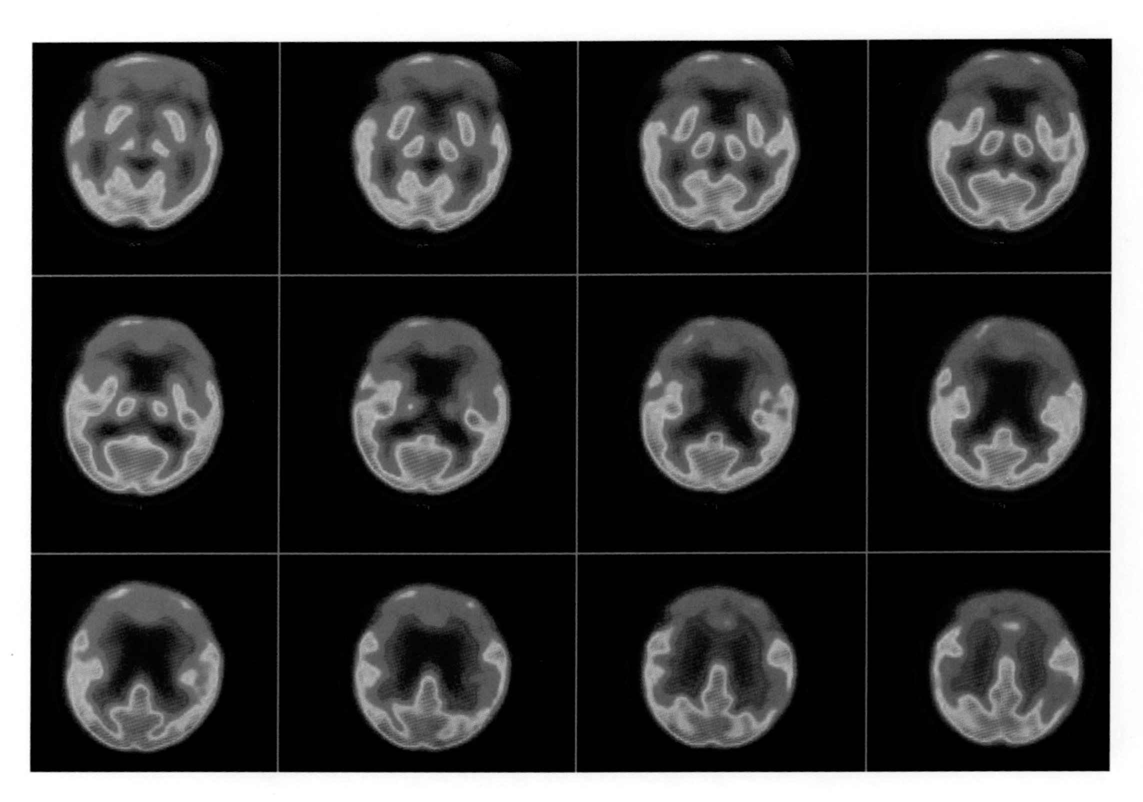

图 2-20 患者的 ^{18}F-FDG PET 显示极为显著的双侧前额叶低代谢。有这种改变的 ALS 患者，预示着近期出现痴呆的可能性极大

由于 ALS 的生存期较短，目前并不推荐对 ALS 患者常规进行头部 ^{18}F-FDG PET 检查，但若以排查肿瘤为目的进行全身 ^{18}F-FDG PET 检查，不妨同时加做头部的 ^{18}F-FDG PET 扫描和图像后处理。出现前额叶低代谢的 ALS 患者，意味着其认知功能也将迅速减退。

小结

MND 与 FTLD 有千丝万缕的联系，遇到 MND 患者要注意其认知功能的评价，同样，对 FTLD 患者也要注意其延髓功能和四肢的运动功能。MND 在结构影像和 ^{18}F-FDG

PET 有一些特殊改变，具有一定的诊断参考价值，应注意识别。

参考文献

[1] Rascovsky K，Hodges JR，Knopman D，et al. Sensitivity of revised diagnostic criteria for the behavioural variant of frontotemporal dementia. Brain，2011，134（Pt 9）：2456-2477.

[2] Nestor PJ，Altomare D，Festari C，et al. Clinical utility of FDG-PET for the differential diagnosis among the main forms of dementia. Eur J Nucl Med Mol Imaging，2018，45（9）：1509-1525.

[3] Li W，Gao H，Dong X，et al. SQSTM1 variant in disorders of the frontotemporal dementia-amyotrophic lateral sclerosis spectrum：identification of a novel heterozygous variant and a review of the literature. J Neurol，2021，268（4）：1351-1357.

[4] Strong MJ，Abrahams S，Goldstein LH，et al. Amyotrophic lateral sclerosis-frontotemporal spectrum disorder（ALS-FTSD）：revised diagnostic criteria. Amyotroph Lateral Scler Frontotemporal Degener，2017，18（3-4）：153-174.

第三章　路易体痴呆和帕金森病痴呆

概述

以认知障碍和帕金森综合征为主要临床表现的神经变性病有很多种，鉴别诊断有时十分困难。其中，帕金森病（Parkinson's disease，PD）和与帕金森病有千丝万缕联系的路易体病是最具代表性的疾病，所以本章将首先介绍这两种病，在以后的章节中，再扩展到其他疾病。

尽管缺乏可靠的流行病学调查数据，目前通常认为路易体痴呆（dementia with Lewy body，DLB）是患病率仅次于阿尔茨海默病（AD）的老年期痴呆，国外的数据显示 DLB 可占老年期痴呆的 15% ～ 20%。然而，对于国内绝大多数医院而言，临床工作中诊断的 DLB 的患者比例很难达到这么高的水平，我们参与的国内多中心 DLB 调查显示 DLB 占全体痴呆的 7.3%[1]，不排除存在广泛的误诊和漏诊。

长期存活的 PD 患者大部分都会发展成为帕金森病痴呆（Parkinson's disease dementia，PDD）。PDD 在老年期痴呆中所占的比例也缺乏可靠的数据，现有数据显示 PDD 通常比 DLB 低。由于大部分 PD 识别较为容易，PDD 主要的临床问题是医生可能只关注了 PD 患者的运动症状，而忽视了其认知障碍的存在。少部分不典型 PD 与其他帕金森综合征的鉴别诊断难度较大，需要完善更多检查和长期随访观察。DLB 与 PDD 的复杂关系目前仍是学界的争论热点，个人比较赞同两者是同一疾病谱系下的两种不同亚型。

病理特征

DLB 和 PDD 的病理特征一直是研究热点，两者既有很多病理上的共同点，也有许多细节上的不同。以 α - 突触核蛋白和泛素为主要成分的路易小体在皮质、边缘系统及脑干的沉积是 DLB 和 PDD 的共同病理改变。两者均容易合并 AD 的病理改变，如淀粉样蛋白的沉积和神经原纤维缠结，DLB 合并的程度更为显著。DLB 颞顶叶皮质和海马的路易小体沉积也比 PDD 更为严重，还有更多的皮质微出血，而 PDD 黑质细胞的丢失和脑桥脚胆碱能细胞的丢失更为显著。

第一节　路易体痴呆

临床特点

路易体痴呆（DLB）有四大经典的临床症状[2]：①波动性认知功能障碍。其波动性表现为注意力和警觉性的显著变化，如 1 日内或者数日内反复出现的意识模糊和清醒的交替，意识模糊可表现为白天过度睡眠、长时间发呆、反应迟钝等。②反复出现的、生动的视幻觉。③快速眼动睡眠行为障碍（rapid-eye-movement sleep behavior disorder，RBD），可能在认知功能之前就已经出现多年。④帕金森综合征表现，以强直为主，震颤少见。除此之外，患者还容易有抑郁、直立性低血压、反复跌倒、对神经安定剂高度敏感等特点。与同等痴呆程度的 AD 患者相比，DLB 患者的记忆能力比 AD 要好，执行功能和视空间能力要比 AD 差。DLB 的认知症状可以早于帕金森综合征出现，也可紧随帕金森综合征而出现。

影像特点

1. MRI

在临床阅片层面 DLB 并没有特征性的 MRI 改变。DLB 影像研究显示 DLB 有一定程度的顶、枕、颞叶以及纹状体的萎缩，但程度不是很严重，很难在具体患者的 MRI 影像上准确读片识别。与同等痴呆程度的 AD 相比，DLB 的海马萎缩不明显，成为 DLB 的影像学特征之一[2-3]。

2. ^{18}F–FDG PET

DLB 的 ^{18}F-FDG PET 改变对诊断有很大帮助，其影像有两大特点[2-3]：①出现以枕叶为主的、可累及顶叶和颞叶的低代谢模式；②扣带回后部的代谢相对正常，在附近低代谢脑区如楔叶、楔前叶低代谢的对比下显得较为突出，即所谓的扣带回岛征。

此外，心肌的 ^{123}I-MIBG 扫描出现摄取降低，多巴胺转运体的 SPECT 或 PET 显示基底节多巴胺转运体摄取下降，这些都是 DLB 的支持证据，有助于鉴别 DLB 和 AD，但无助于 DLB 与 PDD 的鉴别。

阅片思路

1. 与 AD、额颞叶痴呆（FTD）相比，同等痴呆程度的 DLB 患者脑萎缩较轻且无突出受累的脑区。进行 MRI 检查的主要作用是鉴别诊断，排除一些有帕金森综合征表现的痴呆类疾病，如血管性痴呆、正常颅压脑积水、进行性核上性麻痹等。

2. DLB 海马无显著的萎缩有助于与 AD 的鉴别，被视为 DLB 的影像支持证据之一。尤其是在帕金森综合征不明显的情况下，DLB 的主要鉴别诊断就是 AD，海马萎缩程度有一定的参考意义。在同等痴呆程度下，DLB 海马萎缩通常比 AD 轻一些。当然也不能过于绝对化，病理和影像研究显示部分 DLB 容易合并 AD 的病理改变，此类患者也可存在比较明显的海马萎缩。

3. DLB 的 ^{18}F-FDG PET 改变中枕叶的低代谢出现率明显高于扣带回岛征出现率，应作为最主要的 ^{18}F-FDG PET 特点。两者均出现则诊断 DLB 的可靠性很高，两者均不存在则 DLB 的可能性不大，只有枕叶低代谢也支持 DLB。同时，少部分 AD 有时也可以出现扣带回岛征，但往往没有枕叶低代谢。

4. DLB 的 ^{18}F-FDG PET 改变与 AD 变异型后部皮质萎缩（PCA）的低代谢最为相似，有时图像上不好区分。但 DLB 和 PCA 的临床症状差异较大，总体上并不难鉴别。

5. 无论是 MRI 还是 ^{18}F-FDG PET，都无法有效鉴别 DLB 和 PDD，这将在 PDD 一节中阐述。相对而言，DLB 的 ^{18}F-FDG PET 改变程度较重，范围较大。

6. ^{18}F-FDG PET 可有效鉴别 DLB 和各种帕金森综合征，在各种临床研究中鉴别能力优于多巴胺转运体的 SPECT/PET。

典型病例

病例 3-1 患者女性，69 岁，以“反复出现视幻觉伴有记忆力减退 6 个月”为主诉就诊。患者近半年反复出现视幻觉，看见屋子里有许多人在走动，每次可持续数十分钟。记忆力差，反应迟钝，情绪低落。在外院进行头部 MRI 和腰椎穿刺（简称腰穿）检查自身免疫性脑炎等均未见异常。给予艾地苯醌、美金刚口服，未见效果。近期走路慢，摆臂少，起床、穿衣、洗漱动作均慢。无明显震颤。近半年爱尿裤子，便秘近 20 年。患者近 2 ～ 3 年经常夜间反复噩梦，多为打斗和追逐，梦中大喊大叫，上肢乱摆，蹬人，坠床 2 次。MMSE：17 分，定向力、记忆、计算、视空间、复述均差。查体的阳性体征主要是面具脸，四肢肌张力增高，左侧肢体更为明显，走路速度慢，步幅小，无摆臂，身体前倾不明显。进行 MRI 影像检查如图 3-1 所示。

该患者病史相对典型，反复视幻觉、认知障碍、帕金森综合征、RBD 均有，尽管认知障碍的波动性还不明显。患者还有一定的自主神经功能障碍，如便秘、尿失禁。结构影像改变并无太多提示，可以排除帕金森综合征中的血管性帕金森综合征、正常颅压脑积水、多系统萎缩等，同时结合病史和查体，也基本可以排除 AD、PDD，也不支持进行性核上性麻痹以及皮质基底节变性等。临床特点和 MRI 结果支持 DLB 诊断。给予该患者足量的胆碱酯酶抑制剂和小剂量多巴丝肼分散片（美多芭）治疗，用药后 1 个月复诊效果明显，RBD 和视幻觉均显著缓解，反应迟钝也有明显改善。

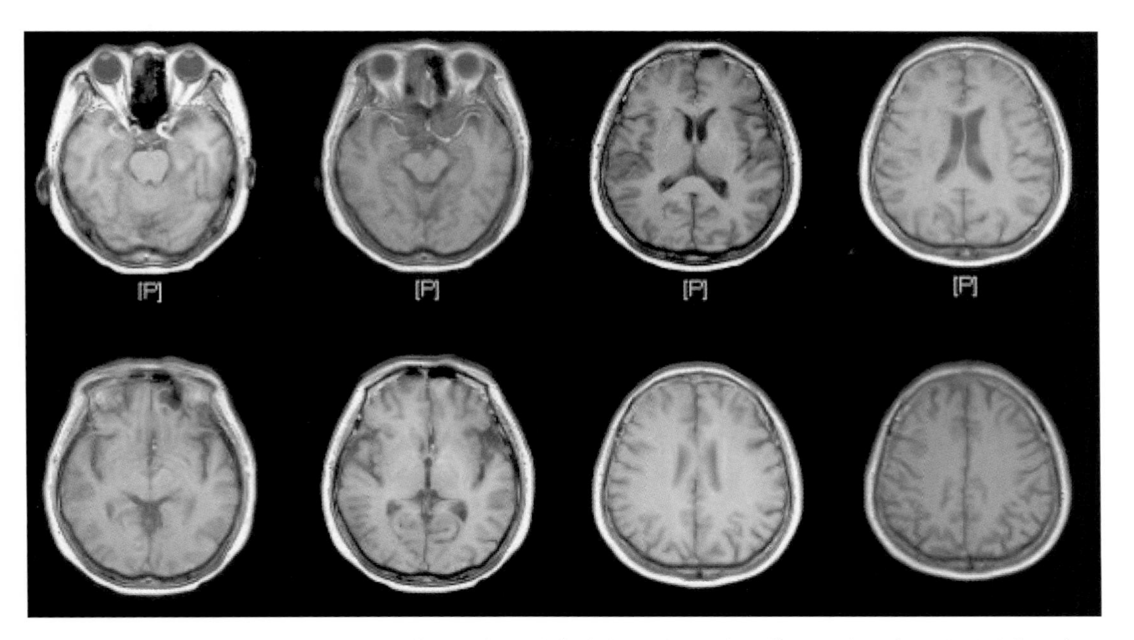

图 3-1 患者 69 岁，其 T1 序列图像显示各脑叶萎缩均不明显，海马体积基本正常，脑干形态正常

病例 3-2 患者男性，72 岁，2017 年 9 月首诊，主诉为“睡眠中大喊大叫、肢体乱动 2 年”。患者在睡眠中经常出现大喊大叫，甩动胳膊，踢腿，打伤老伴多次。后分床睡时又坠床 1 次。追问患者和家属反映近半年记忆力差，方向感差，到儿子家找不到卫生间，收纳物品时把物品乱放地方。淡漠，不爱说话。有过 3 次视幻觉，看见屋子里小孩儿到处跑，每次持续近半日。步态尚正常。神经系统查体无明显异常体征。MMSE 22 分，MoCA 17 分，小学文化。入院诊断考虑患者存在快速眼动睡眠行为障碍（RBD），DLB 不除外。该患者主要以 RBD 症状就诊，存在视幻觉，问诊中询问出来认知障碍的表现，但认知障碍的波动性特点不明显，还没有帕金森综合征的运动症状，虽然基本符合 2017 版 DLB 联盟关于 DLB 诊断和管理共识报告中很可能的 DLB 标准（具有 2 条核心症状）[2]，但客观证据尚不足。为该患者完善了 CT 和 ^{18}F-FDG PET 检查（图 3-2 至图 3-4）。

该患者的 CT 显示颞叶内侧结构体积保留，^{18}F-FDG PET 显示枕顶叶代谢下降伴有扣带回岛征，均属于 2017 版 DLB 联盟关于 DLB 诊断和管理共识报告中的支持性生物标志物。给予该患者胆碱酯酶抑制剂治疗，1 个月后复诊时其 RBD 症状显著缓解，视幻觉未再出现，家务能力显著提高。1 年后复诊，效果仍很满意，MMSE 复查 21 分。1 年半时复诊，出现走路慢、行为迟缓，有轻微姿势性和静止性震颤，家属觉得每一两周会出现 2 ～ 3 日的“糊涂”加重，反应迟钝，整天嗜睡，问话不答，脑子像“凝住了”一样，日常生活需人照料，过了这段时间又能好转。至此，整个 DLB 的临床特点均充分显示。给予小剂量多巴丝肼分散片和美金刚联合胆碱酯酶抑制剂使用，随访中病情较为稳定。

应当注意的是，尽管通常认为 DLB 的脑萎缩尤其是海马萎缩比同等程度痴呆的 AD 患者为轻，但不是说没有萎缩。在高龄的、特别是还有一定脑血管病基础的患者中，也

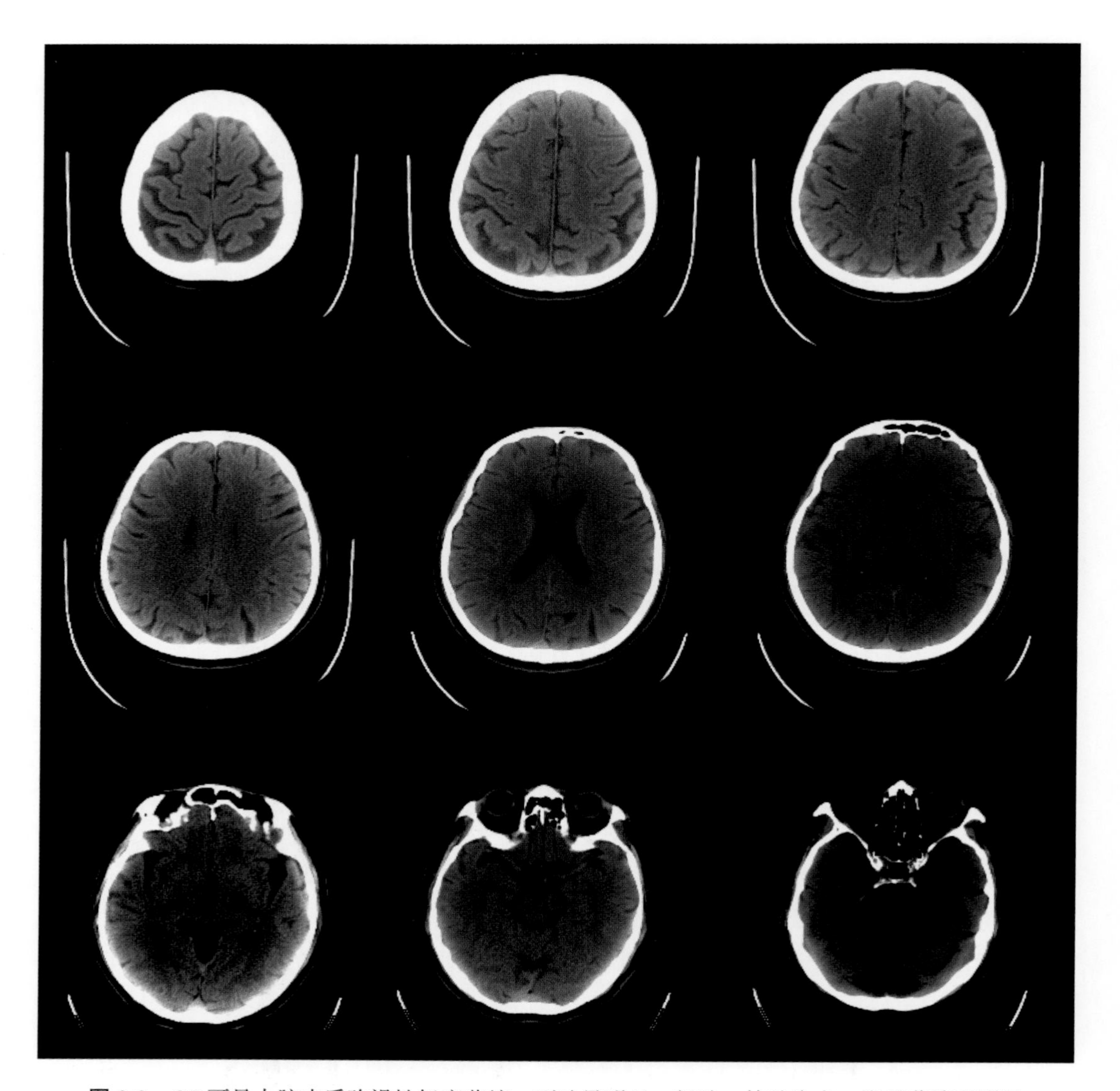

图 3-2 CT 可见大脑皮质弥漫性轻度萎缩，顶叶最明显，额叶、枕叶次之，海马萎缩不明显

可以看到比较明显的脑萎缩和海马萎缩，与 DLB 的诊断并不矛盾，如病例 3-3 所示。

病例 3–3 患者男性，77 岁，以“走路慢 1 年半，反应慢、胡言乱语 1 年”就诊。该患者病前有近 10 年的便秘病史。1 年前开始走路慢，小步，无摆臂，躯体无前倾，四肢僵硬，穿衣、起床、转身等均缓慢，服用多巴丝肼分散片最多时到每日 4 粒，略有疗效，总体缓解不明显。近 1 年交流反应迟钝，记忆力差，固执、脾气暴躁，经常说屋内墙上有虫子爬、有蜘蛛网，并因此经常吵闹。家属曾给予地西泮 5 mg 口服，患者服用后昏睡三十几个小时。近 3 个月间断出现多睡，不思茶饭，不认识家人，每次持续 1 ～ 2 日后又可缓解。平时有高血压，控制水平可。MMSE：12 分。该患者 DLB 表现较为典型，其头部 MRI 图像如图 3-5 所示。

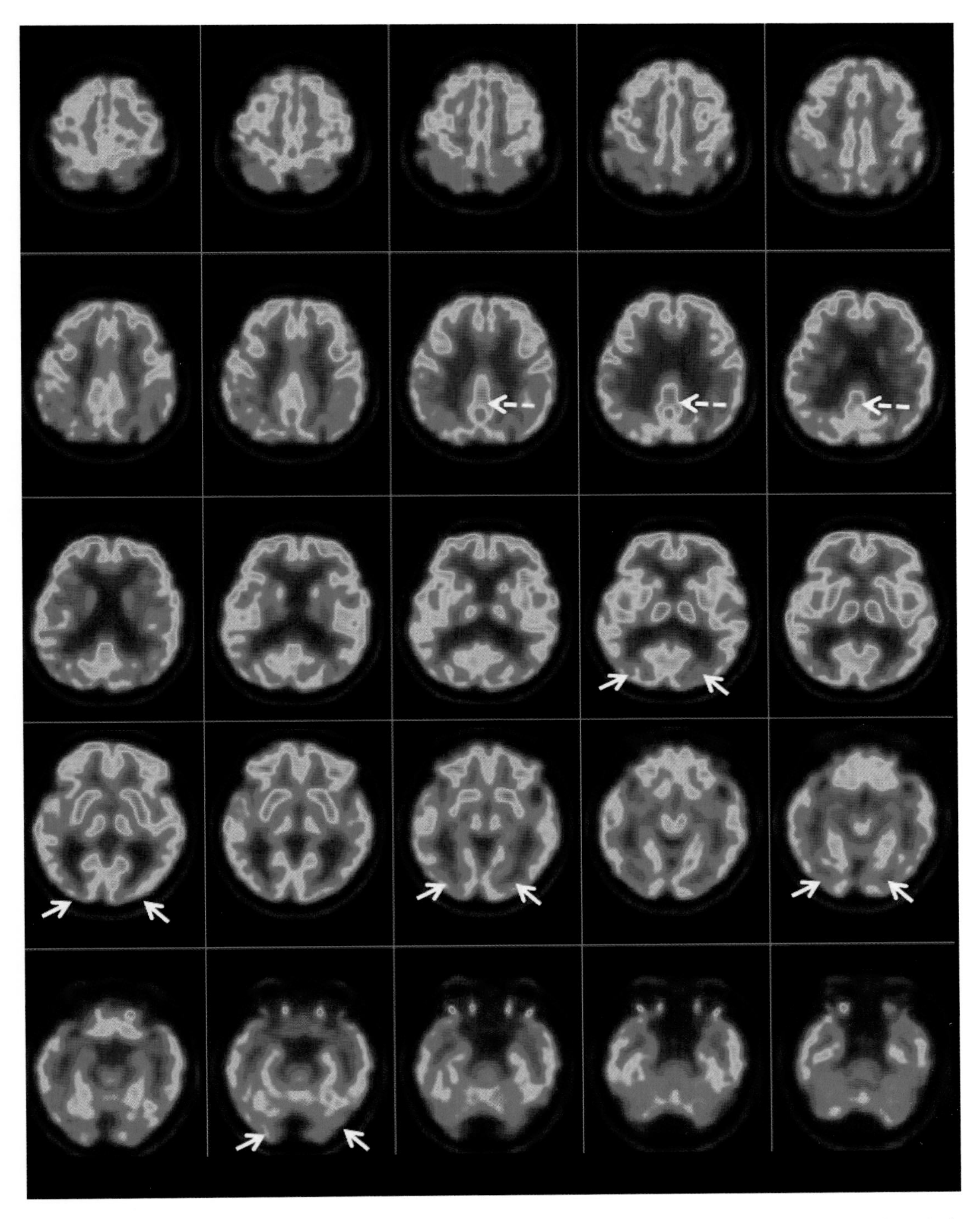

图 3-3 患者的 ^{18}F-FDG PET 轴位像显示双侧枕叶、顶叶及颞叶后部代谢降低，尤其枕叶低代谢（实线箭头示）的范围和程度明显超过枕叶萎缩的范围和程度。顶叶外侧面低代谢很明显，类似于 AD，但是扣带回后部（虚线箭头示）正常代谢受影响不大，即扣带回岛征

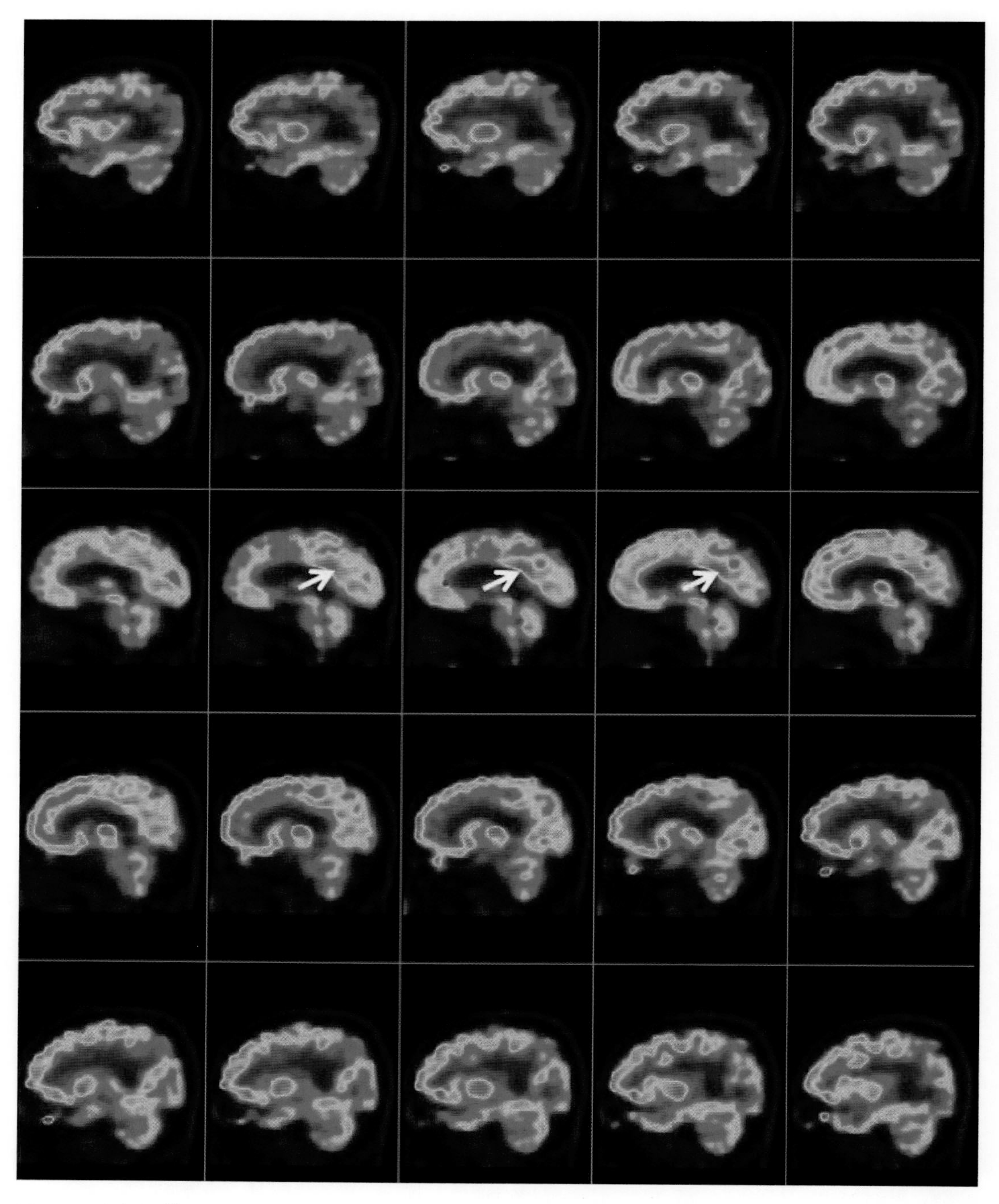

图 3-4 患者的 ^{18}F-FDG PET 矢状位图像。注意双侧枕叶的低代谢、正中几个层面的扣带回岛征（箭头示）

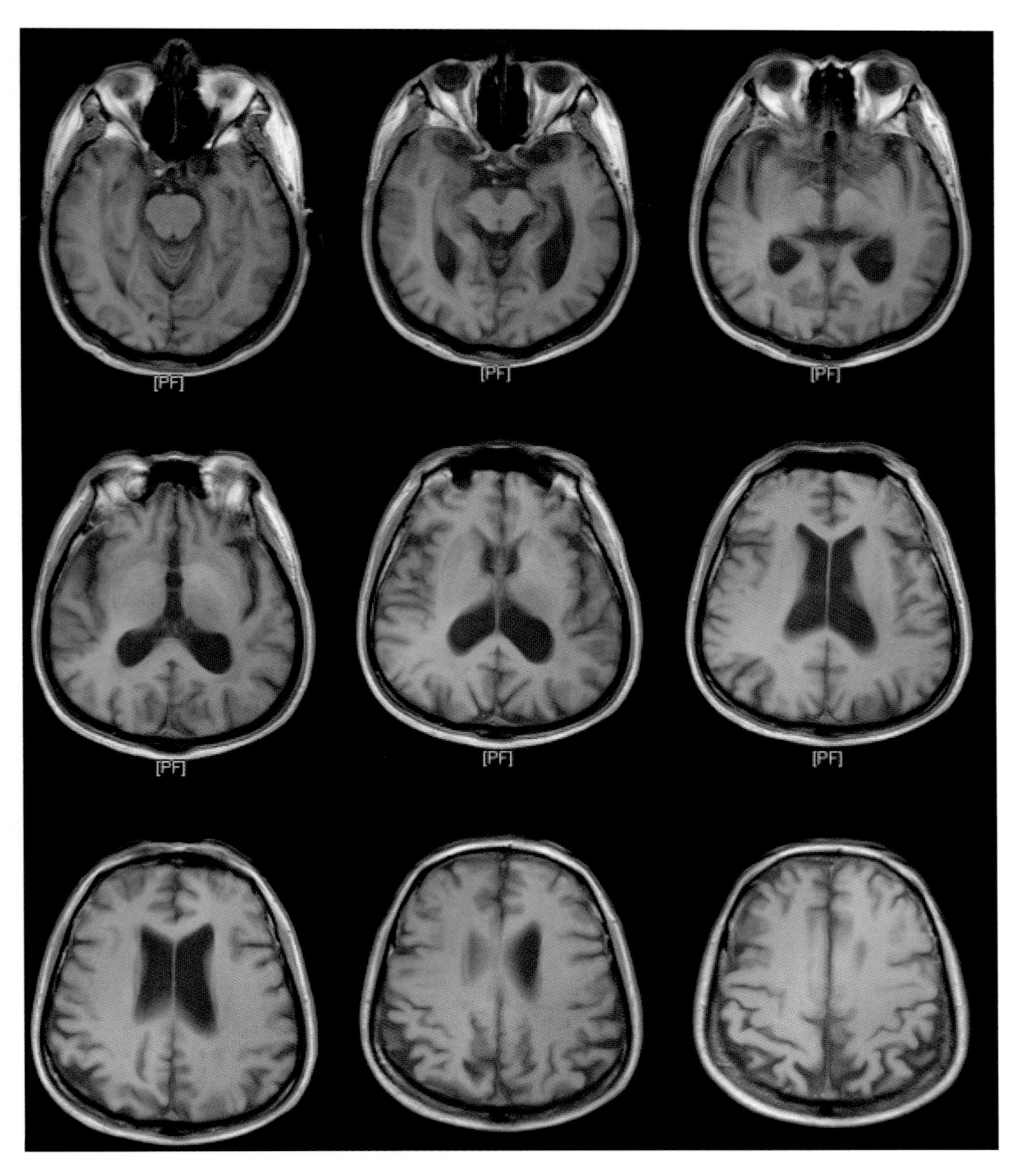

图 3-5 头部 MRI 图像，可见全脑弥漫性萎缩，顶叶较重，左侧海马中度萎缩，理论上该影像并不能排除 AD，需要结合患者的年龄、痴呆程度和临床表现来综合判定。该图有助于排除进行性核上性麻痹、多系统萎缩、正常颅压脑积水等帕金森综合征，也是 DLB 患者进行 MRI 检查的重要目的

小结

DLB 的脑萎缩特点就是“没有特点”。如果 DLB 患者有帕金森综合征，与 AD 的鉴别并不难，MRI 检查的主要目的是与其他帕金森综合征进行鉴别。如果 DLB 患者没有帕金森综合征，则鉴别的主要疾病就是 AD，海马萎缩相对较轻有一定的与 AD 鉴别的作用，但特异性不是很高，因为如前文所讲，部分 AD 也可以海马萎缩不明显。高度萎缩的海马当然指向 AD，但轻度萎缩的海马则无法用于鉴别 DLB 和 AD。这种情况下，^{18}F-FDG PET 可以提供更有价值的证据。DLB 的治疗短期疗效不错，但无论是抗 PD 药、抗痴呆药还是精神类药物，在 DLB 治疗中的使用都与其他疾病不尽相同，强烈推荐疑诊 DLB 的患者都完善 ^{18}F-FDG PET 检查，因为更确切的诊断对指导未来数年的用药意义很大。

第二节 帕金森病痴呆

临床特点

帕金森病痴呆（PDD）患者在出现认知障碍之前往往都有数年的帕金森病（PD）病史，诊断并不困难。PDD 认知障碍的特点是注意力、执行力和视空间功能下降明显，其次为记忆力下降，通常还伴有淡漠、抑郁、焦虑等精神行为症状。自主神经功能障碍如便秘、尿失禁、直立性低血压和睡眠障碍［如白天过度睡眠和快速眼动睡眠行为障碍（RBD）］也十分普遍。PDD 与 DLB 的临床表现十分类似，不易区分，尽管充满了争议，“1 年原则”仍有很大的参考价值[4]，即帕金森综合征起病 1 年后出现痴呆考虑 PDD，1 年内痴呆和帕金森综合征相继出现考虑 DLB。

影像特点

1. MRI

与 DLB 类似，PDD 的结构影像也没有特征性的改变，海马体积也相对保留，进行 MRI 检查的主要目的是为了鉴别诊断。

2. ^{18}F–FDG PET

PDD 可有与 DLB 类似的 ^{18}F-FDG PET 改变：以颞、顶、枕叶大脑后部皮质为主的低代谢[5]。同时，部分 PDD 患者仍存在与 PD 相关的相对高代谢区域，如纹状体、丘脑[5]。多巴胺转运体的 SPECT 或 PET 存在基底节多巴胺转运体摄取下降。

阅片思路

1. DLB 和 PDD 的结构影像和 ^{18}F-FDG PET 影像均十分类似，进行这两类检查的主要目的是为了与其他的帕金森综合征相鉴别，如皮质基底节变性、进行性核上性麻痹、多系统萎缩等。这部分的鉴别诊断详见下一章。总体而言，DLB 的萎缩和低代谢程度可能会比 PDD 严重一些，但在临床阅片上不会有十分显著的差别。如果磁敏感序列（SWI）显示以皮质为主的微出血分布模式，也就是提示有一定程度的脑淀粉样血管病，DLB 的概率更高一些。DLB 进行淀粉样蛋白 PET 扫描时阳性率也明显高于 PDD，这些检查对两者的鉴别有一定的参考意义。

2. 未见到 PDD 典型 ^{18}F-FDG PET 改变的疑诊 PDD 患者，要重新审视 PDD 的诊断，包括其他帕金森综合征和抑郁引发假性痴呆的可能。

3. PD 的 ^{18}F-FDG PET 特点目前仍有一定争议，主要的原因可能受到疾病阶段、抗 PD 药物以及扫描条件等诸多因素的影响。我们的经验支持一些主流的观点，即总体来讲 PD 的 ^{18}F-FDG PET 既可以无明显改变，也可以出现一些低代谢脑区和高代谢脑区。其低代谢脑区若程度明显，也就呈现出 PDD 的特点。我们赞同帕金森综合征患者若基底节区（尤其是纹状体）出现高代谢则更加支持 PD 诊断的观点，此类高代谢在其他帕金森综合征中少见。当然，PD 的纹状体代谢完全可以正常甚至是降低的，此类图像并不能否定 PD 的诊断。

4. 若 PD 或者 PD-MCI 患者出现典型的后部脑低代谢表现，强烈提示该患者近期进展为 PDD 的可能性很大，可尽早启动胆碱酯酶抑制治疗。

典型病例

病例 3-4　患者男性，70 岁，退休干部，大学文化，因行动迟缓诊断为 PD 已经 6 年，服用多巴丝肼分散片和普拉克索，前几年疗效满意，近一年疗效显著减退。近一年来家人发现与其交流时反应慢，不再能张罗家中事务，不会使用电话和电脑，下象棋水平明显减退，在商场走丢一次。间断烦躁、易怒，十分固执，不听劝阻。夜间出现数次看到屋子里有人，大声喊人走，有时整夜无眠。MMSE：20 分。该患者完成了 ^{18}F-FDG PET 检查（图 3-6）。后来给予该患者多奈哌齐口服，短期随访观察反应能力、幻觉、情绪均有明显好转。

病例 3-5　患者男性，71 岁时因为步态改变 1 年被诊断为帕金森病，当时头部 MRI 如图 3-7 所示。陆续服用过各种抗帕金森病药物，但由于药物疗效一直不佳，并且在病后第 4 年出现显著的步态冻结，第 6 年开始出现反应迟钝、记忆力差、生活能力下降，被怀疑是不典型帕金森综合征。病后第 7 年进行的 ^{18}F-FDG PET 见图 3-8，此时其 MMSE 为 10 分。

通过检查确定患者为 PDD 后，继续反复调整抗帕金森病药物及抗痴呆药物，尽管又出现了异动症，但总体维持尚好。

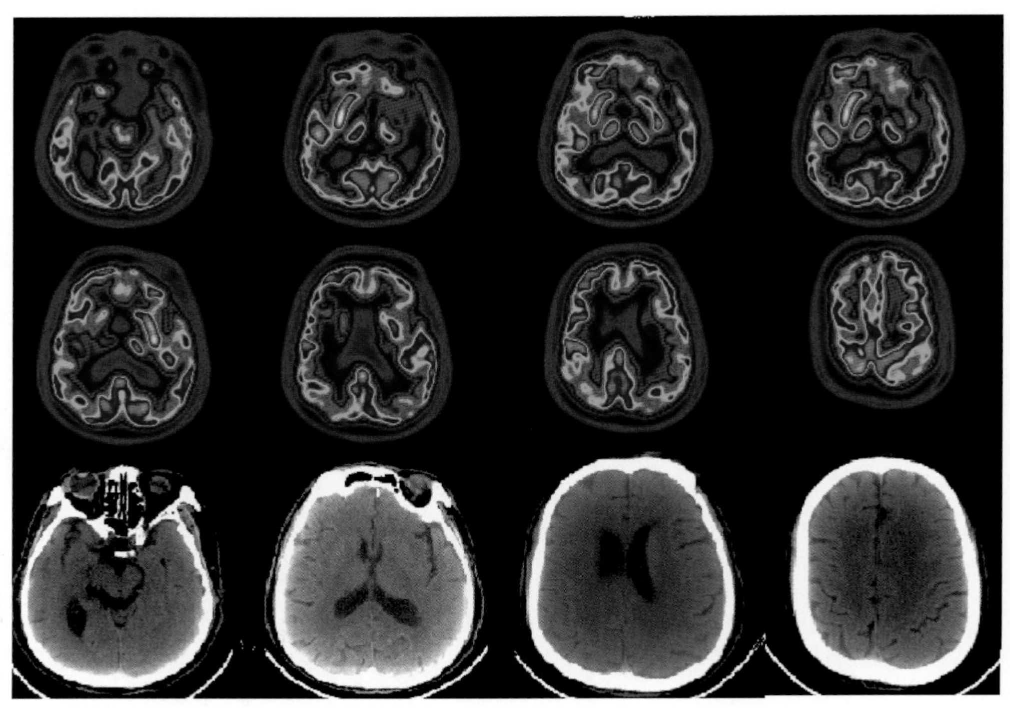

图 3-6 患者的 CT 可见弥漫性脑沟加深，但结构萎缩并不严重，海马无明显萎缩。[18]F-FDG PET 可见双侧颞、枕、顶叶皮质以及部分前额叶代谢降低，顶叶内侧面代谢尚好。注意在全脑代谢均有所受累的情况下，双侧壳核代谢仍很强，这是 PD 的特点

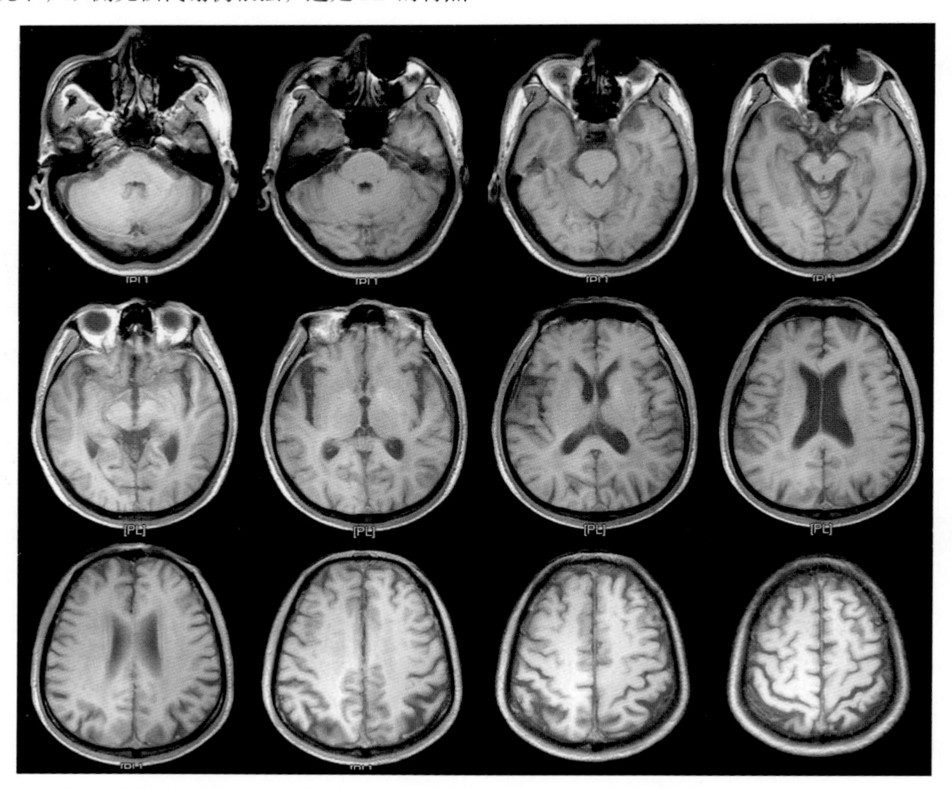

图 3-7 患者 71 岁被诊断为 PD 时的头部 MRI 图像，可见顶叶萎缩略多，脑干、小脑、其他脑叶变化不大，未见提示非典型帕金森综合征的特征性脑萎缩表现

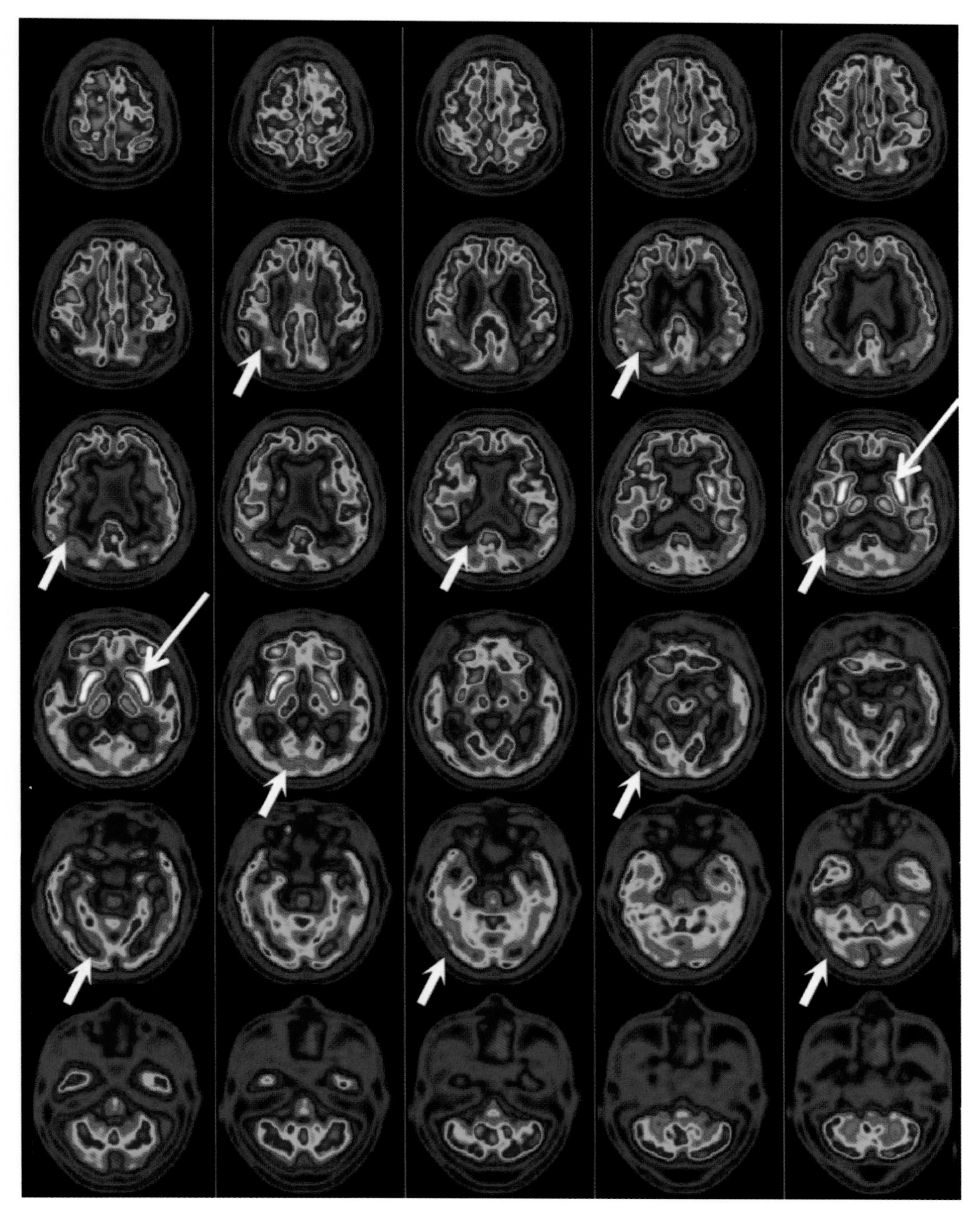

图 3-8　患者的 ^{18}F-FDG PET 充分显示了 PDD 的特点：颞、顶、枕叶的广泛低代谢（短箭头）、双侧壳核十分突出的高代谢（长箭头）。这种图像结合病史，可排除各种非典型帕金森综合征

小结

对于 PD 诊断明确的患者，PDD 诊断并不困难。而不典型帕金森综合征患者的具体疾病定性一直是十分困难的，MRI 和 ^{18}F-FDG PET 对于鉴别诊断有很大意义，应该尽可能使用。PDD 患者同 DLB 患者一样，对胆碱酯酶抑制剂有一定的良好反应，不应错过用药的机会。

参考文献

[1] Gan J，Liu S，Wang X，et al. Clinical characteristics of Lewy body dementia in Chinese memory clinics. BMC Neurol，2021，21（1）：144.

[2] McKeith IG，Boeve BF，Dickson DW，et al. Diagnosis and management of dementia with Lewy bodies：Fourth consensus report of the DLB Consortium. Neurology，2017，89（1）：88-100.

[3] Yousaf T，Dervenoulas G，Valkimadi PE，et al. Neuroimaging in Lewy body dementia. J Neurol，2019，266（1）：1-26.

[4] Jellinger KA. Dementia with Lewy bodies and Parkinson's disease-dementia：current concepts and controversies. J Neural Transm（Vienna），2018，125（4）：615-650.

[5] Meyer PT，Frings L，Rücker G，et al. ^{18}F-FDG PET in Parkinsonism：differential diagnosis and evaluation of cognitive impairment. J Nucl Med，2017，58（12）：1888-1898.

第四章　帕金森叠加综合征

概述

非典型帕金森综合征（atypical parkinsonian syndrome，APS）是指临床表现和 PD 有类似之处、但又有很多独特临床表现、病理也与 PD 有明显不同的多种疾病。尽管 APS 还包括血管性帕金森综合征、药物性帕金森综合征等类型，但其主要类型就是帕金森叠加综合征（Parkinsonism-plus syndrome，PPS），包括多系统萎缩（multisystem atrophy，MSA）、进行性核上性麻痹（PSP）、皮质基底节变性（CBD）、路易体痴呆（DLB）等。本章将主要介绍 MSA、PSP 和 CBD，其中 PSP 和 CBD 的认知障碍比较突出，MSA 在疾病晚期才出现认知障碍。在 APS 中，临床上我们诊断的往往是患者的表型，而患者的表型和病理可能完全不同，同一种表型的病理可能多种多样，这一点在 PSP 和 CBD 中尤为突出。临床越典型、影像越典型的患者，临床诊断与病理诊断的符合率越高。当然，由于变性病所致的 APS 目前都没有针对病因的特异性治疗，临床诊断与病理诊断不一致对患者并无实质性影响，只要不错过 PD 以及可治疗病因导致的 APS 即可。

第一节　多系统萎缩

多系统萎缩（MSA）是 APS 当中的最常见类型，以程度不同的自主神经功能障碍、帕金森综合征、小脑和锥体束征的组合为临床特征。MSA 病后平均生存 6 ～ 10 年，在疾病的早、中期认知障碍并不明显，但作为神经变性病的一个重要类型，本书仍将其列入重点阐述病种。

病理特征

MSA 大体病理可见橄榄、脑桥、小脑的显著萎缩，镜下纹状体、黑质、下丘脑、疑核、迷走神经背核、Onuf 核出现神经元缺失、神经胶质细胞增生，少突胶质细胞出现 α 突触核蛋白包涵体是其特征性的病理改变。

临床特点

MSA 目前可以分为以帕金森综合征为突出表现的 MSA-P 型和以小脑症状为突出表现的 MSA-C 型。在出现运动症状之前数年，就可以有**快速**眼动**睡眠行为障碍**（RBD）、性功能障碍、尿频、尿急、排尿困难、直立性低血压、吸气喘鸣等非运动症状，具有重要的诊断提示意义。MSA-P 的帕金森综合征以强直、少动为特点，双侧肢体对称受累者多，不对称受累也可见，静止性震颤少见，可见姿势性和动作性震颤。对多巴可有一过性反应，但总体疗效不明显。MSA-C 通常表现为躯干和肢体的小脑性共济失调、动作性震颤、眼震等，近半数患者可有腱反射亢进、巴宾斯基征阳性。病情严重患者可有反复跌倒、发音和吞咽困难。

MSA 可有认知功能障碍和情绪问题，多在疾病晚期表现明显，主要表现为注意力和执行功能障碍、抑郁、焦虑、惊恐、强哭、强笑等。而疾病早期就出现痴呆，不支持 MSA 诊断，应考虑其他可能。

影像特点

1. MRI

MRI 可见壳核、脑桥、小脑中脚、小脑、延髓的萎缩。部分患者可以出现 T2 序列的脑桥“十字征”（多见于 MSA-C）、小脑中脚高信号、壳核的裂隙征（多见于 MSA-P）。以上改变中，以小脑、脑干的萎缩出现率最高。

2. ^{18}F–FDG PET

^{18}F-FDG PET 显示的壳核、脑干、小脑区域的低代谢改变可早于 MRI。其壳核的低代谢从头部至尾部逐渐加重，壳核的明显低代谢是鉴别 MSA-P 和 PD 的重要证据之一。

阅片思路

1. 许多临床研究显示 0.5 T 和 1.5 T MRI 图像上见到壳核裂隙征提示 MSA 的意义比较大，3.0 T MRI 上出现的壳核裂隙征提示 MSA 的参考意义十分有限。

2. “十字征”提示 MSA 的特异性很高，敏感性不足，没有“十字征”不能否定 MSA 的诊断。“十字征”的早期也可以先表现为纵向的“1 字征”，以后再转变为“十字征”。有“十字征”的患者一般小脑、脑干萎缩已经十分明显，而不少小脑、脑干显著萎缩的患者不一定有“十字征”。

3. 早期就诊的 MSA 患者可以没有异常的 MRI 改变，即使其已经出现明显的小脑或者帕金森综合征的症状和体征。对于以自主神经功能障碍和 RBD 为主要症状的患者，MRI 出现 MSA 改变的时间可能较晚。对于疑诊 MSA 而首次 MRI 检查改变不明显者，动态复查十分重要，间隔一年的 MRI 复查通常可以观察到明显的小脑、脑桥的动态变化，对于诊断有很大意义。

4. ^{18}F-FDG PET 可以在 MRI 未出现 MSA 特征性改变的时候就显示出典型的 MSA 异常代谢，在早期诊断方面有很大的优势。

5. MSA-P 和 MSA-C 的临床分型最终结局大多殊途同归，大部分患者都是不同程度的 P 型和 C 型症状的结合，影像改变同样如此，没必要割裂开来。

典型病例

病例 4–1 患者男性，48 岁（2011 年）时以“头晕、走路不稳 2 年”就诊，病情逐渐加重，50 岁发展到走路像喝醉酒一样晃而需要拄拐，51 岁出现四肢僵硬，52 岁坐轮椅，54 岁卧床，饮水呛咳，留置鼻饲。图 4-1 和图 4-2 为其 6 年内三次复诊的 MRI 图像，可清楚地反映出 MSA 的动态演变过程。

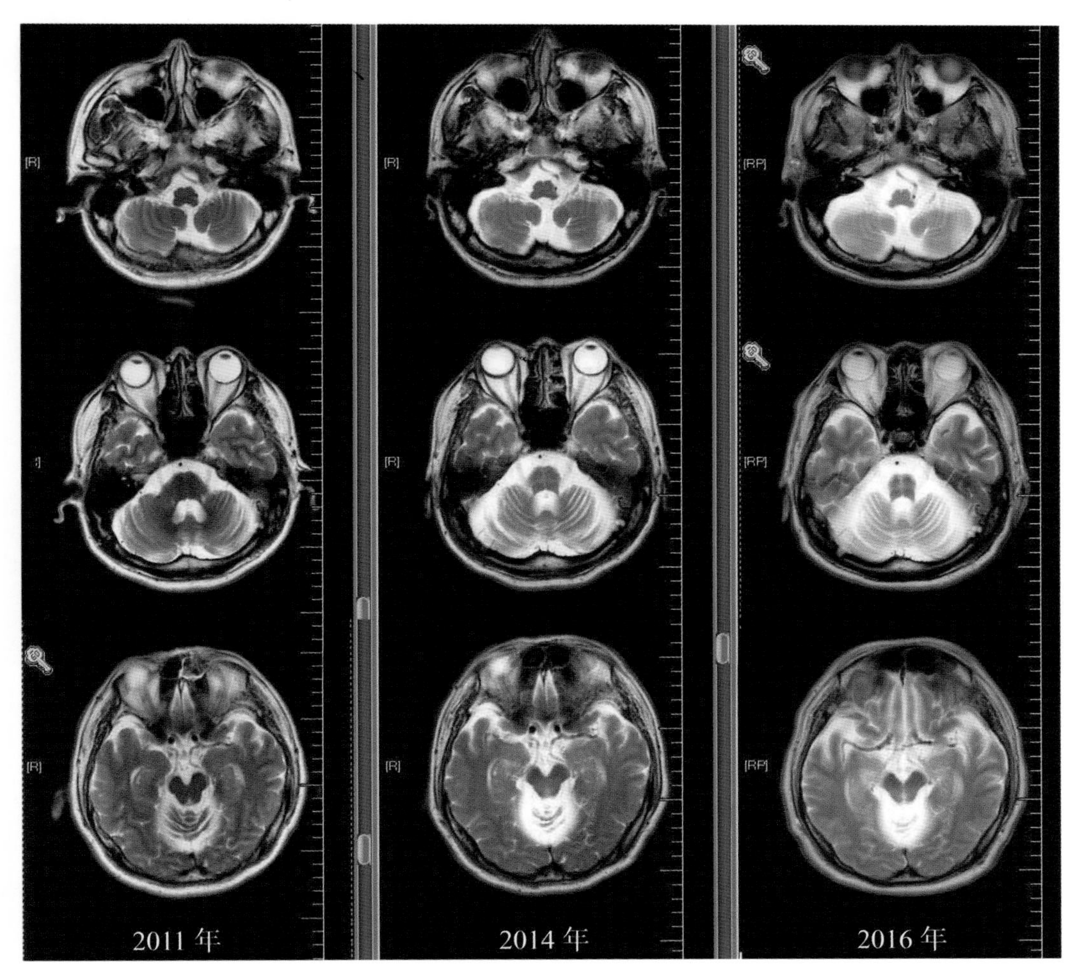

图 4-1 MRI 可以看出随着时间进展，小脑和脑干的萎缩进行性加重，萎缩的速度超过大脑半球的萎缩速度。2011 年虽然小脑、脑干已经显著萎缩，但并没有看到脑干的“十字征”，2014 年和 2016 年“十字征”则越来越清晰

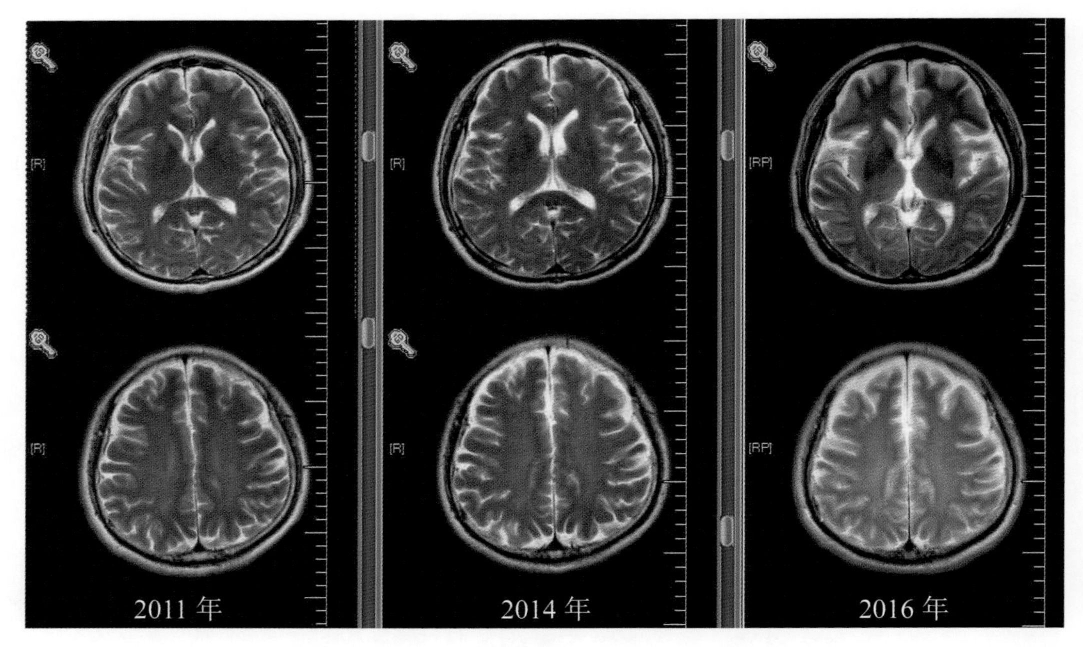

图 4-1（续）

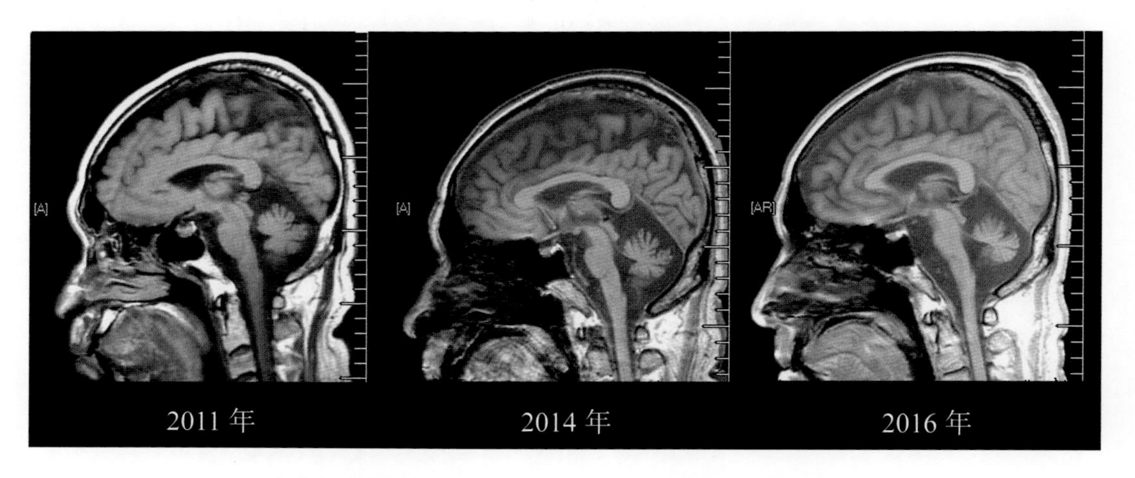

图 4-2 患者的头部 MRI 矢状位，脑干和小脑的进行性萎缩趋势十分明显

这里再重点强化一下“十字征”的印象（图 4-3 和图 4-4）。

当就诊相对较早时，小脑、脑干的轻度萎缩并不明显，^{18}F-FDG PET 在这个时候就显示出重要的作用。我们来看下面几个病例。

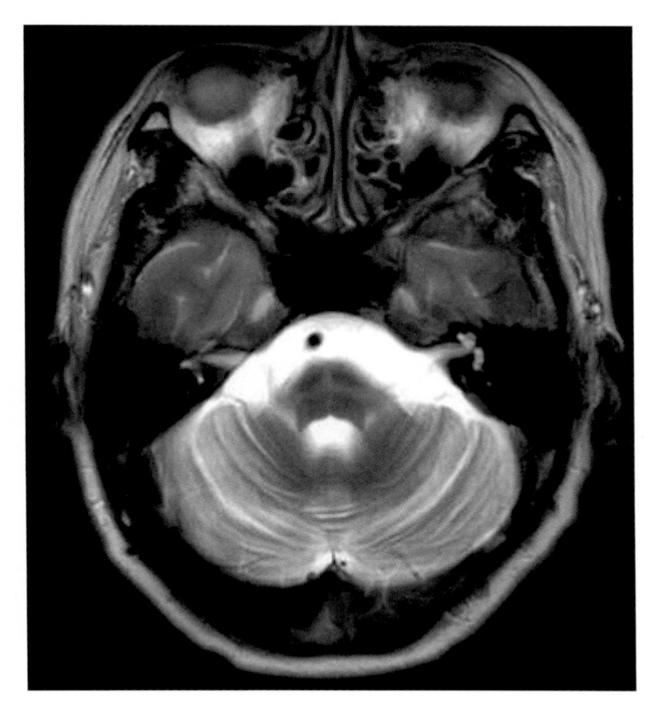

图 4-3　另一例 MSA-C 患者脑桥清晰可见的“十字征”，也称为“十字面包征”。桥臂的高信号也十分常见

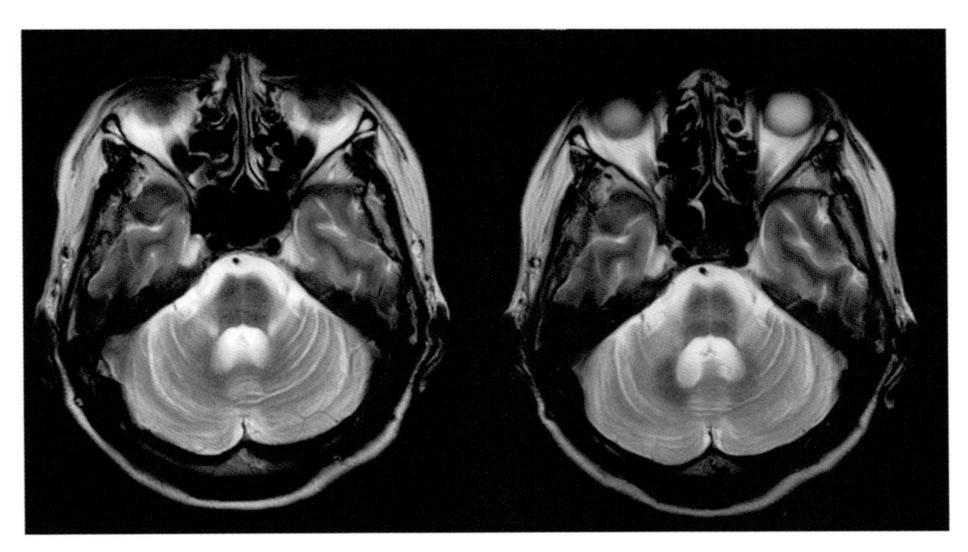

图 4-4　一位 MSA 患者间隔半年的脑桥层面 T2 序列轴位像，左侧为第一次检查，右侧为半年后的第二次检查。左侧图像可见双侧桥臂 T2 高信号，当时的“十字征”刚刚隐约可见，而右侧图像“十字征”已经很清晰

病例 4-2 患者男性，53 岁，以“乏力、走路慢 2 年”为主诉就诊。患者自觉因为乏力而走路、转身迟缓，症状逐渐加重。患者有夜间睡眠呼吸暂停及睡眠时喘鸣。患者 10 年前出现排尿无力，诊断逼尿肌无力，服用多种药物无效，目前小便时需要用手用力按压小腹。近 5 年夜间睡眠中大喊大叫、噩梦十分频繁。查体可见四肢肌张力增高，轮替运动笨拙，不能直线行走，双侧巴宾斯基征阳性。外院 1 年前 MRI 未见明显异常。图 4-5 为该患者本次就诊的头部 CT。

但是，患者的 ^{18}F-FDG PET 图像出现了显著异常（图 4-6）。

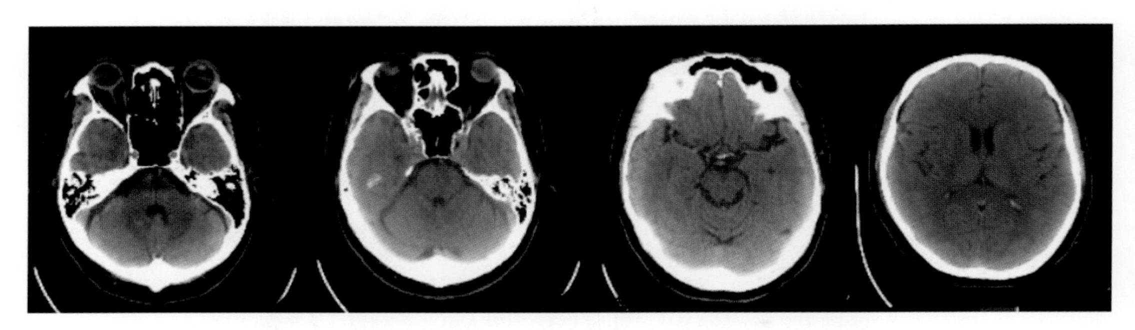

图 4-5 仔细观察 CT 图像，可以发现患者小脑有轻度萎缩的迹象，小脑沟裂略深，小脑外间隙扩大。总体程度不明显，诊断意义有限，且本身就不易引起重视

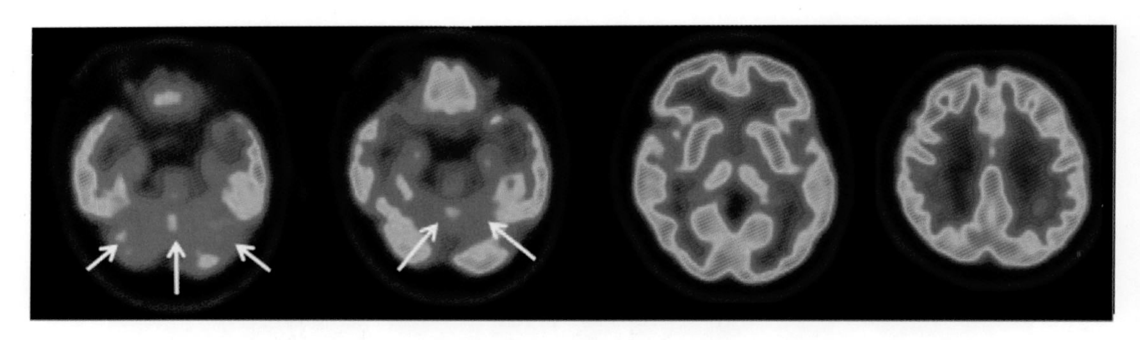

图 4-6 患者虽然以自主神经功能障碍、RBD 和帕金森综合征为主要表现，但其 ^{18}F-FDG PET 显示出小脑广泛、显著的低代谢（箭头示），基底节区代谢尚好，同样有诊断意义

该患者病情进展较快，1 年后复诊时小脑体征已经十分明显，不能独立行走，坐着也向左、右两侧倾倒。^{18}F-FDG PET 的改变显著早于 CT 和 MRI，对于早期诊断、少走弯路十分必要。

病例 4-3 患者女性，54 岁，病史 2 年，临床表现为对称性、肢体僵硬为主的帕金森综合征，多巴丝肼分散片疗效轻微。患者的头部 CT 几乎正常（图 4-7）。^{18}F-FDG PET 既有明显的双侧基底节核团低代谢，又有小脑低代谢（图 4-8）。

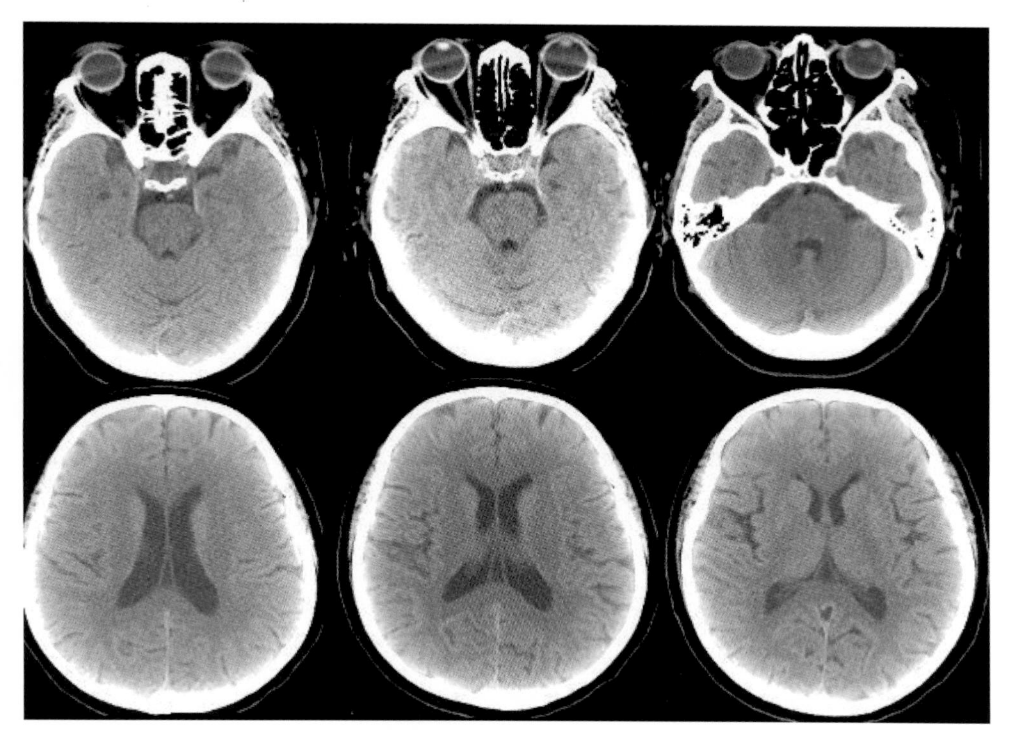

图 4-7　患者头部 CT 基本正常，似有小脑萎缩的一些迹象，但对于小脑体征不突出的患者，很难识别

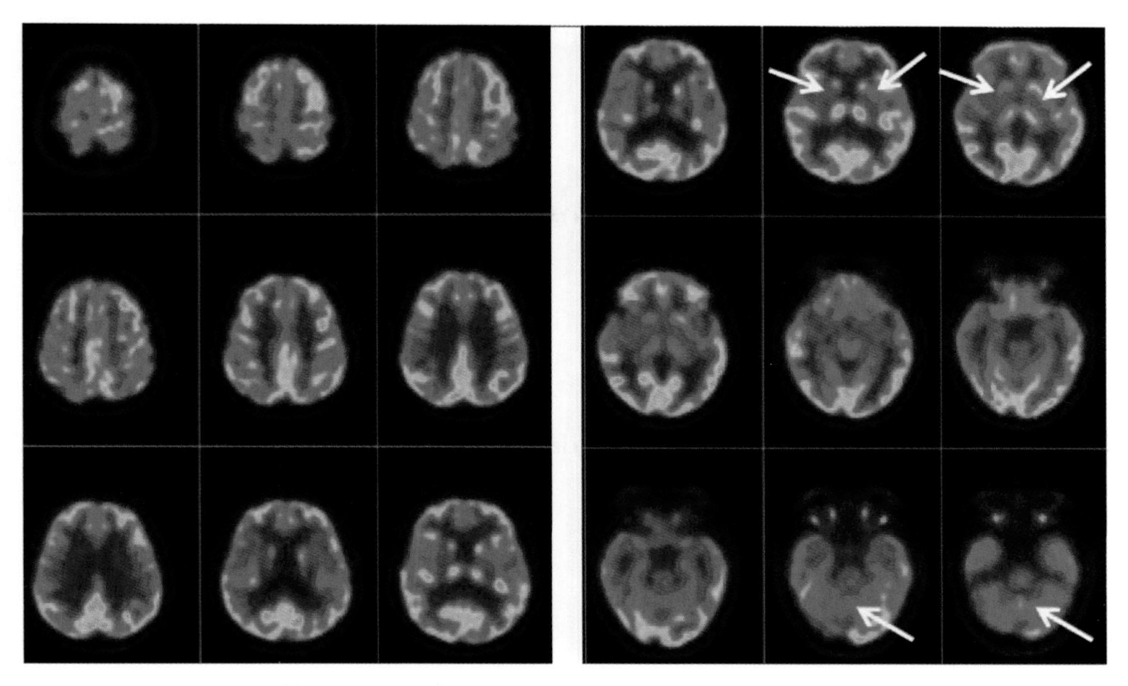

图 4-8　患者小脑、纹状体区代谢显著降低（箭头所示），支持 MSA。正常情况下，壳核、尾状核的代谢大多高于丘脑，至少相差不大，而该患者显著低于丘脑。该患者部分双侧顶叶、双侧额叶运动区也有一定程度的代谢降低

病例 4-4 患者女性，60 岁，走路不稳 2 年。自己觉得没有平衡感，摔倒一次，行动慢。伴有尿频、尿急。既往 3 年经常有夜间睡梦中大喊大叫、肢体甩动。查体：神志清楚，吟诗样语言，眼震不明显。四肢肌力正常，肌张力略高。轮替动作笨拙，不能走直线。双侧巴宾斯基征阴性。MMSE：29 分。图 4-9 为该患者头部 CT，小脑似有萎缩，但是程度不很明显。

但是，该患者的 ^{18}F-FDG PET 改变已经十分显著，可见小脑严重的低代谢（图 4-10）。

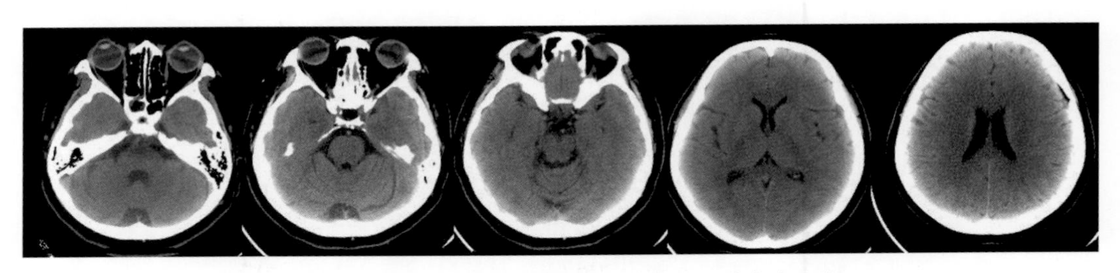

图 4-9 CT 显示小脑沟回略深，其他脑区形态尚正常

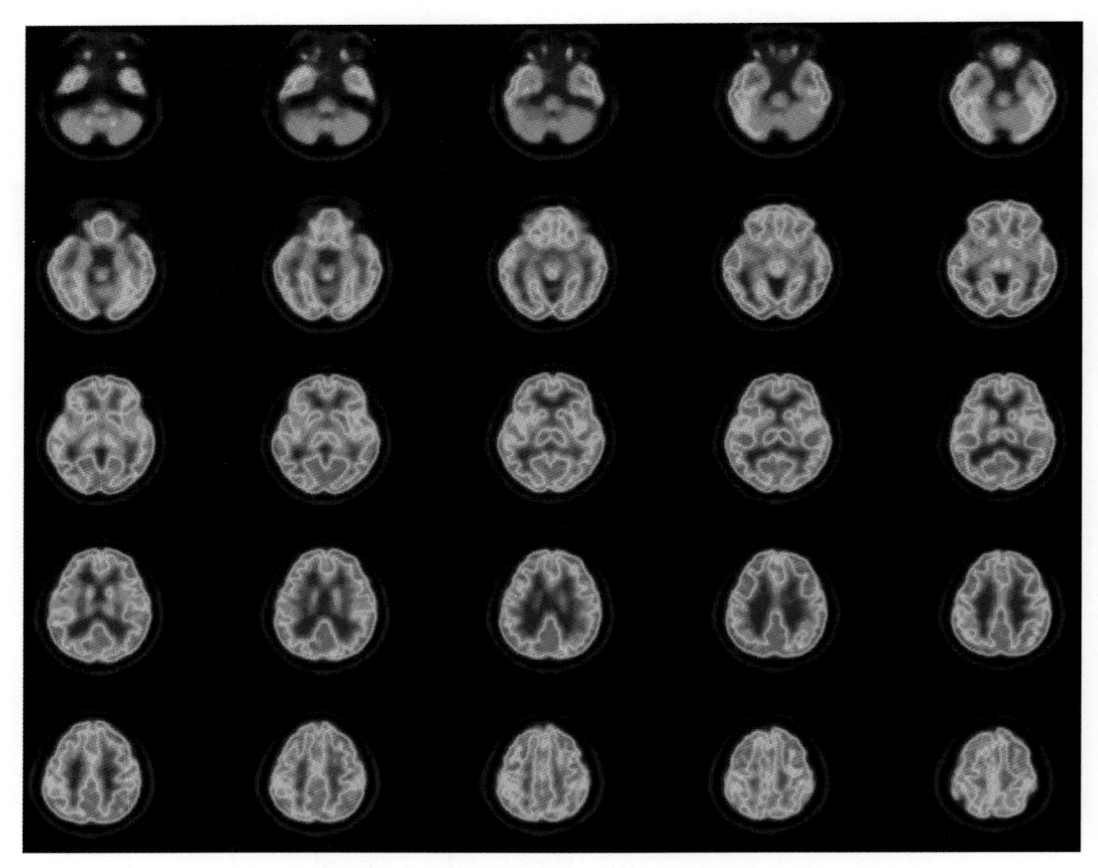

图 4-10 第一行 PET 图像显示小脑代谢降低十分明显，在同一层面颞叶和枕叶的对比下更为显著。右侧壳核尾部也有代谢降低，其他脑叶代谢变化不明显，支持 MSA-C

最后，以另一位小脑低代谢十分严重的 MSA-C 患者的 ^{18}F-FDG PET 部分图像（图 4-11）来进一步加深读者的印象。

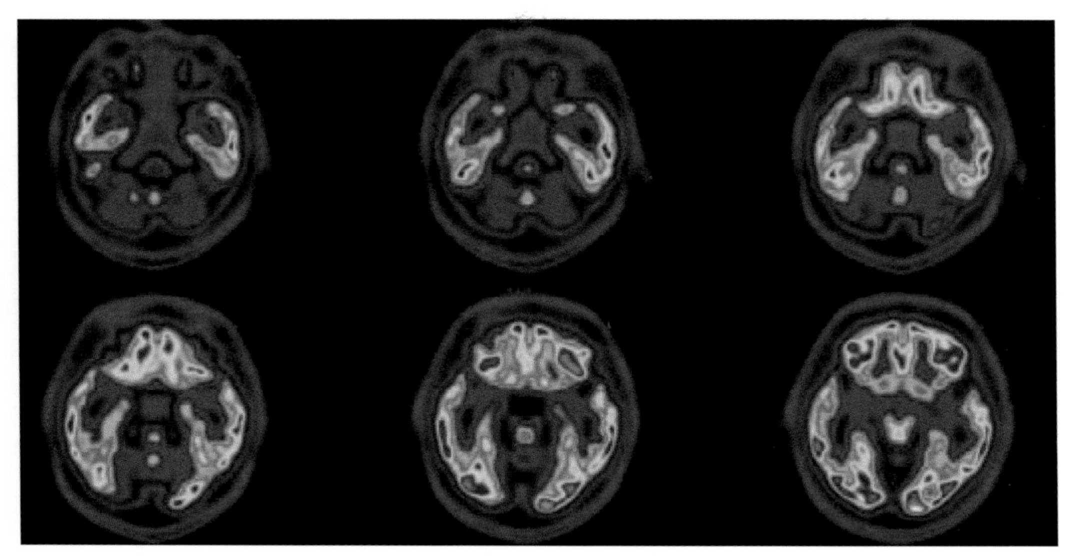

图 4-11　患者的 ^{18}F-FDG PET 可见小脑严重低代谢，与大脑其他脑区的正常代谢形成巨大反差

小结

MSA 的结构影像和 ^{18}F-FDG PET 影像都很有特点，总体识别并不困难。同时，MSA 的临床表现特点也很突出，结合临床和 MRI 诊断难度不大。对于不典型的患者，进行 ^{18}F-FDG PET 检查或定期复查 MRI 对明确诊断有很大帮助。

第二节　进行性核上性麻痹

进行性核上性麻痹（PSP）本身属于神经系统罕见病，但在 APS 中尚属于较常见类型，国内目前尚无确切的患病率数据。

病理特征

PSP 病理可见中脑明显萎缩及程度较轻的脑皮质萎缩，黑质和蓝斑色素减退、第三脑室和导水管扩大。镜下改变主要是累及丘脑底核、苍白球、上丘、顶盖前区、黑质、脑桥核、小脑和额叶皮质运动区的神经元丢失、胶质细胞增生，以及有 4 个重复区的 Tau 蛋白异常沉积形成的球状神经原纤维缠结，属于 Tau 蛋白病的一种。

临床特点

PSP 的起病年龄一般为五六十岁，发展比 PD 快，平均病程为 5～9 年。PSP 的经典型又称 Richardson 综合征，其特征性的临床表现为垂直性核上性眼肌麻痹、轴性肌张力障碍、姿势不稳易跌倒，约占 PSP 总数的 2/3。其中，核上性眼肌麻痹最具有诊断价值，早期表现为双眼垂直性追随动作迟缓，逐渐发展成为完全性垂直凝视麻痹。在该体征不明显的阶段，PSP 诊断相对困难。PSP 的特殊型包括早期以帕金森综合征、纯少动伴冻结步态、皮质基底节综合征、非流利性变异型原发性进行性失语、额颞叶功能障碍和小脑型共济失调等为主要临床表现的多个亚型，多在疾病的晚期出现 PSP 的特征性表现，临床诊断困难，确诊大多需要病理检查。PSP 通常对多巴治疗无效，并较早地出现认知功能障碍，为额叶型认知障碍，表现为执行功能障碍、淡漠、偏执、失抑制比较明显。

影像特点

1. MRI

MRI 在 PSP 诊断中发挥着重要作用。目前列入 PSP 诊断标准的 MRI 证据有：①正中矢状位 T1 序列显示中脑萎缩为主的特征性征象，包括中脑背盖上缘平坦或者凹陷、蜂鸟征；②磁共振帕金森综合征指数（magnetic resonance parkinsonism index，MRPI；MRPI ＝脑桥与中脑的面积比值 × 小脑中脚 / 小脑上脚宽度比值）＞ 13.55 [1]；③中脑和脑桥长轴的垂直线比值＜ 0.52 或中脑长轴垂直线＜ 9.35 mm。

2. ^{18}F–FDG PET

在 MRI 改变不典型而又怀疑 PSP 的患者，^{18}F-FDG PET 可提供重要证据：出现双侧前额叶尤其是前额叶内侧面、扣带回前部以及基底节区的低代谢模式。在有帕金森综合征表现的患者中出现这种 ^{18}F-FDG PET 改变，高度支持 PSP 可能。

阅片思路

1. PSP 的 MRI 诊断主要是如何界定相对孤立的中脑萎缩。诊断标准中的两种测量标准主要来源于相关的临床试验，数据精确到小数点后两位，在 PSP 与 PD 和 MSA 鉴别方面有很好的效力，但在临床工作中如此精准测量并不现实，大致参考即可。其中，MRPI 在鉴别诊断方面最为理想，但是扫描和测量也最为繁琐（详细步骤可见本章参考文献 [1]）。个人经验通常以中脑和脑桥长轴的垂直线比值接近 1/2 就要注意 PSP 可能，低于 1/2 就要高度怀疑。若有怀疑，可以利用 PACS 系统中的长度和面积测量工具直接进行测量，可获得客观结果，无须购买其他商业软件。当然，各种图像后处理软件的测量更加方便、准确，能够配置更为理想。

2. 蜂鸟征（“hummingbird” 征），需要在矢状位正中层面观察，高度萎缩的中脑与相对正常的脑桥形成鲜明对比，像蜂鸟的嘴一样，故而得名。蜂鸟征提示 PSP 的特异性较好，敏感性较差，在病理确诊的 PSP 中，出现率 68.4%。轴位像上的牵牛花征（“morning glory”征）或者米老鼠征（“Mickey Mouse”征）是指中脑背盖外侧的凹陷和中脑大脑脚的圆润所形成的外观特点，提示 PSP 的敏感性和特异性尚不如蜂鸟征。没有这些征象不能作为 PSP 的排除标准。

3. 判断中脑萎缩要注意全脑总体结构的改变，如脑室的形态、脑血管病的合并程度。有可疑脑积水的患者、少数血管性帕金森综合征患者，均可以出现中脑的萎缩[2]。中脑萎缩出现得越孤立，是 PSP 的可能性越大。

4. PSP 的 ^{18}F-FDG PET 特点需要在有帕金森综合征的背景下才有提示 PSP 的作用，对于鉴别 PSP 和 PD 及 MSA 有很大的参考价值，鉴别 PSP 和 CBD 也有一定的参考价值。帕金森综合征明显却没有显著 ^{18}F-FDG PET 异常者，不支持典型 PSP（Richardson 综合征）。

典型病例

首先展示典型的“蜂鸟征”（图 4-12），具有 PSP 临床特点的患者，若看到如此典型的“蜂鸟征”，基本可以确诊。当然，在临床工作中，能遇到具有如此典型 MRI 改变的患者是少数，并且多半是疾病中晚期。

然而，大部分患者不会像图 4-12 所示患者表现得那么典型，但是只要留神也可分辨。

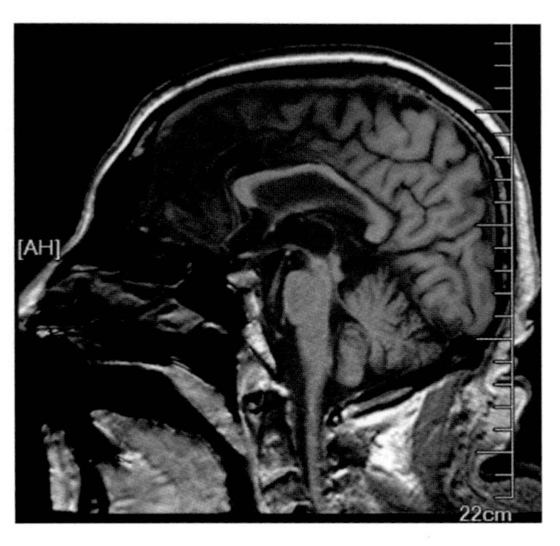

图 4-12　患者 72 岁，病史 5 年，临床呈现典型 PSP（Richardson 综合征）表现，其 MRI 正中矢状位可见高度萎缩的中脑“蜂鸟征”，目测中脑的横径不足脑桥横径的 1/3

病例 4-5　患者女性，69 岁，以“走路不稳、行动迟缓 3 年”为主诉就诊。经常向后跌倒，近一年饮水呛咳。服用多巴丝肼分散片半年，疗效不明显。查体可见双眼垂直运动受限，颈肌和四肢肌张力增高，四肢腱反射亢进，右侧巴宾斯基征阳性。图 4-13 左侧为该患者头部 MRI，右侧为一位年龄与患者相同的健康老人的头部 MRI，用于对照以体会中脑萎缩不够显著时的 PSP 患者常见的中脑形态。

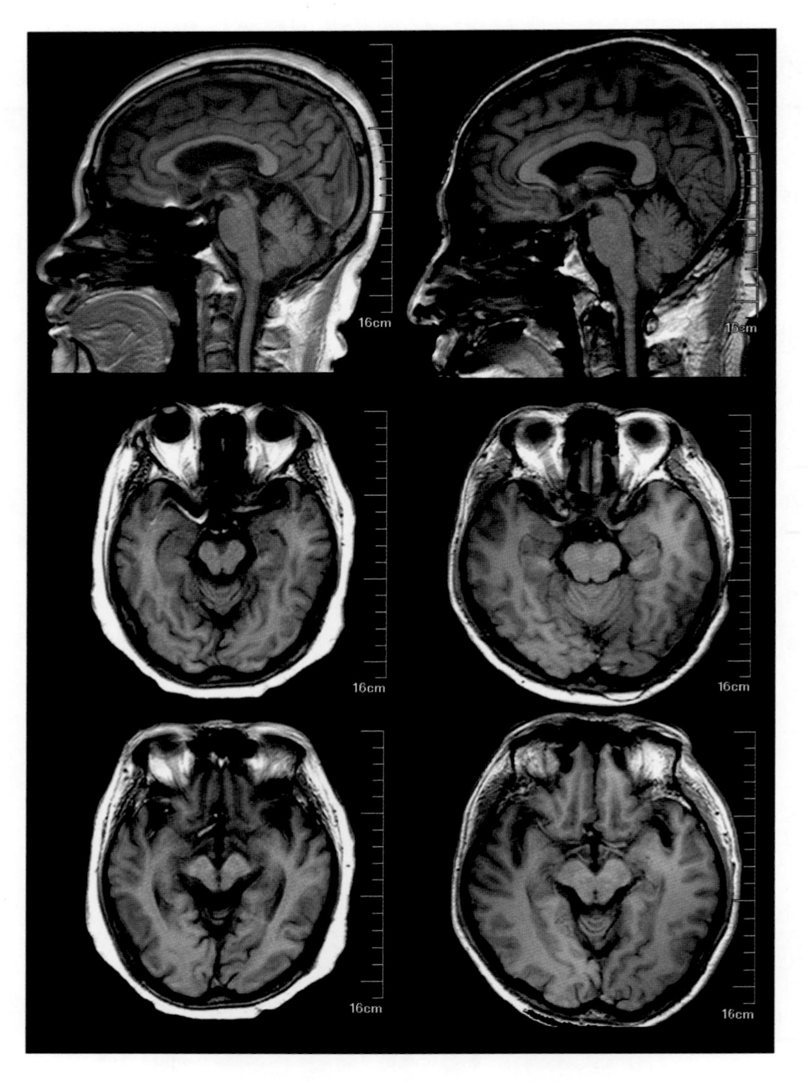

图 4-13 左侧为 PSP 患者，右侧为年龄相同的正常对照。MRI 矢状位两人的脑桥形态差距不大，但是中脑差距巨大。注意轴位像上 PSP 患者无论是大脑脚还是被盖部，都出现明显的萎缩

该患者的 ^{18}F-FDG PET 改变明显（图 4-14）。

图 4-14 中小脑代谢属于基本正常水平，读者可以与上一节中 MSA 患者的小脑代谢水平相比较，就会感觉到虽然都是帕金森综合征的表现，但是在脑代谢方面两者存在巨大的差异。

在蜂鸟征似是而非的时候，也可以利用影像的 PACS 系统自带的功能进行一些简单的测量，来对中脑萎缩进行客观的衡量。MRPI（脑桥面积 / 中脑面积的比值 × 小脑中

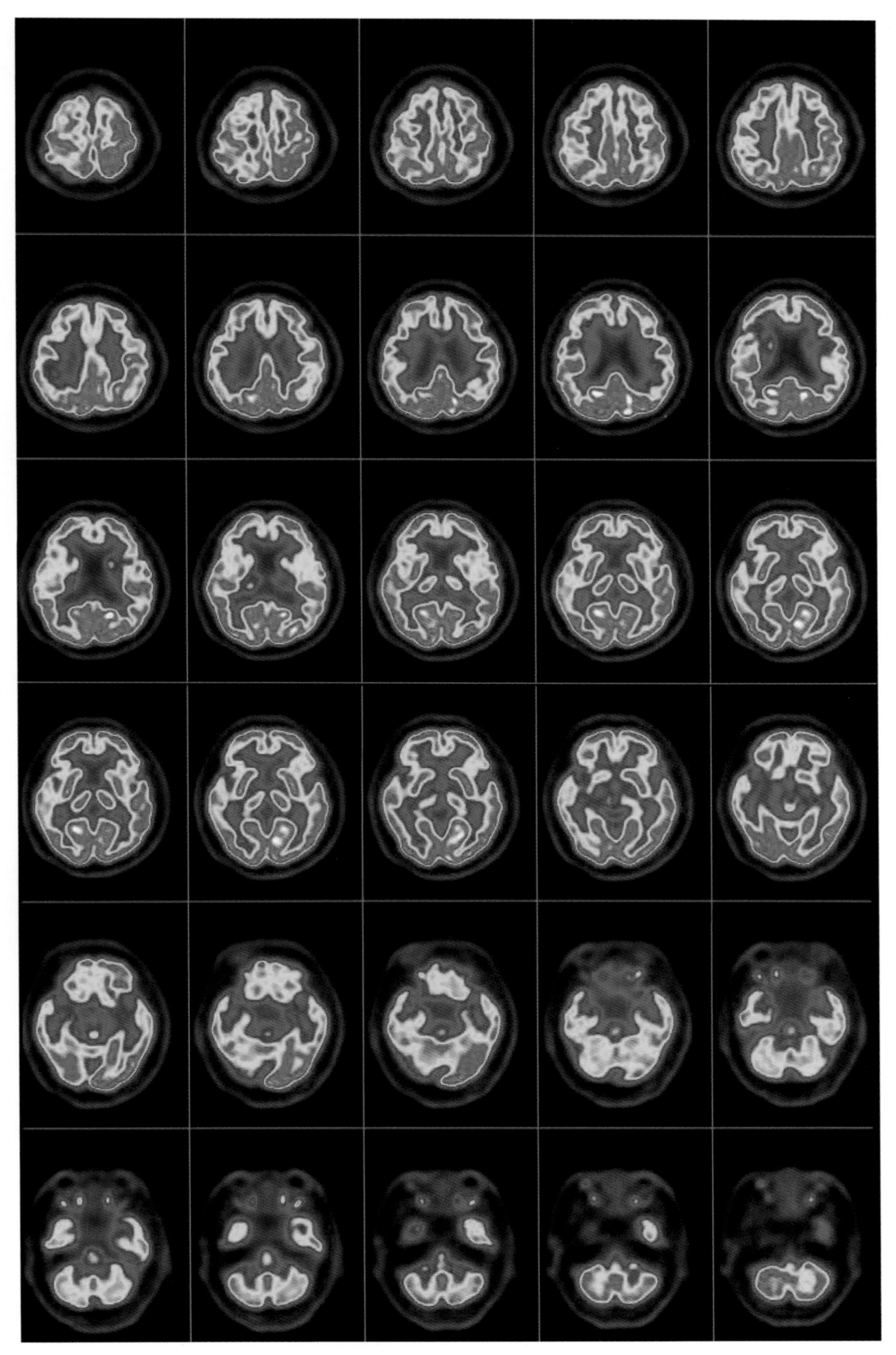

图 4-14　患者 ^{18}F-FDG PET 可见双侧前额叶的低代谢，以前额叶内侧面为重。这种在结构影像上改变不明显的脑区 FDG 代谢的显著改变，对疾病的定性帮助很大

脚宽度 / 小脑上脚宽度比值）虽然是一个最佳的指标，但是测量起来比较麻烦，且许多单位的 MRI 平扫并不同时提供冠状位和矢状位，使得测量不能进行。在门诊的工作中，中脑和脑桥长轴的垂直线比值＜ 0.52 或中脑长轴垂直线长度＜ 9.35 mm 比较简单易行，日本学者 Oba 的中脑 / 脑桥面积比值≤ 0.18 也有参考价值。

病例 4–6 患者女性，62 岁，首次就诊时主诉“左下肢震颤、走路慢 1 年”。当时查体仅有左下肢的静止性震颤和肌张力轻度升高，诊断考虑 PD 可能性大。回当地按照 PD 进行治疗，先后使用过多巴丝肼分散片、恩他卡朋、普拉克索等多种抗 PD 药物，曾有一过性疗效，总体不佳，行动困难逐渐加重，反复跌倒，于 2 年后再次复诊，查体可见双眼球垂直运动不能，颈部和四肢肌张力均高，后拉试验阳性，诊断 PSP。

图 4-15 中左图目测中脑背盖平坦，存在可疑萎缩，但是当时因为病史和体征并未指向 PSP，因此没有引起重视，也没有进行测量。第 2 次就诊因患者治疗反应和病情进展不符合 PD 特点，怀疑 PSP 可能，因而对左图进行了测量（如中图），中脑长轴垂直线长 7.31 mm，中脑和脑桥长轴的垂直线比值 0.48，两者均已经符合 PSP 诊断标准。该病例充分显示出测量对于目测中脑萎缩不典型的病例意义很大。右图为另一位对多巴反应差的帕金森综合征患者的正中矢状位 MRI，该患者多次向后摔倒，查体可见双眼垂直运动慢但还能到位，怀疑 PSP 可能。其中脑和脑桥长轴的垂直线测量分别为 7.8 mm 和 17.1 mm（图中未显示），两者比值为 0.46，也符合 PSP 标准。右图主要是展示一下利用 PACS 系统中自带的面积测量功能所测量的脑桥和中脑面积，分别为 77 mm^2 和 504 mm^2，两者比值为 0.15，也支持 PSP（Oba 法）。

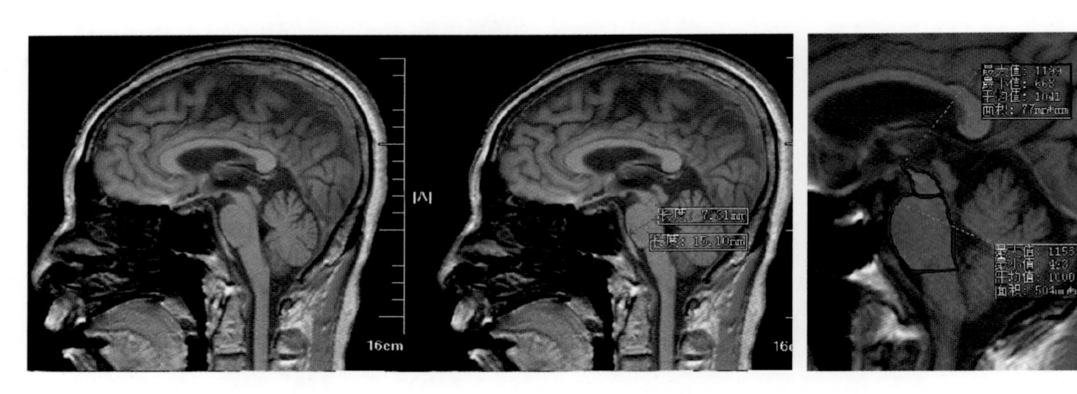

图 4-15 左图和中间图均为病例 4-6 患者首次就诊时头部 MRI 的正中矢状位图像，中间图显示的是在左图基础上的进行的脑桥和中脑长轴垂直线测量。右图为另一位 PSP 患者的正中矢状位中脑和脑桥面积的测量示意图

小结

当临床怀疑 PSP 可能时，应注意观察结构影像的中脑萎缩程度。由于许多变性病在其他部位脑萎缩的同时都会出现一定的中脑萎缩，进行结构测量很有意义。^{18}F-FDG PET 在结构影像改变不明显时可提供一定的诊断证据。

第三节　皮质基底节变性

皮质基底节变性（CBD）可能是本章这三种 APS 中最少见、最难以生前明确诊断的疾病。CBD 本身是一个病理概念，在临床上有多种表现模式，使其诊断难度很大。CBD 可有显著的认知功能障碍，程度超过其他两种 APS，值得认知障碍门诊的重视。

病理特征

CBD 大体病理主要是不对称性皮质萎缩，主要累及一侧的额叶、顶叶（额顶叶上部、中央沟附近为主）和同侧基底节区（尾状核为主）。受累脑区神经元缺失、弥漫性胶质细胞增生、气球样神经元变性，出现 Tau 阳性的神经毡细丝、颗粒、神经原纤维缠结，在前额叶和运动前区出现大量星形胶质细胞斑。CBD 也属于 Tau 蛋白病家族，其 Tau 蛋白是有 4 个重复区的 Tau 蛋白（4R Tau），与 PSP 类似。

临床特点

皮质基底节综合征（corticobasal syndrome，CBS）是 CBD 最主要的临床表现类型[3]。患者多于 60 多岁起病，以不对称性、少动、强直为主的帕金森综合征和高级皮质功能障碍（痴呆、皮质感觉缺失、异己手、失语等）为主要临床表现，对多巴反应差。患者也经常伴有抑郁、淡漠、焦虑、易激惹等精神行为异常。CBS 的认知功能障碍早期就可以出现，以语言、视空间能力、执行功能、社会认知能力受累为主，记忆也可受累但不严重。总体上 CBS 的认知症状特点并不突出，在帕金森综合征相关体征不出现时很难凭借认知障碍表现判定为 CBS。皮质感觉障碍、异己手、肢体失用对 CBS 的提示意义很大，但出现率不高，接近半数。CBS 在病理上可以是 CBD，还可以是 AD、FTLD、PSP，不同病理基础的 CBS 临床和影像表现有不小的差异，使得诊断更加困难。

CBD 还可以有一些特殊表型，如额叶行为空间综合征、非流利型或语法缺失型原发性进行性失语、进行性核上性麻痹综合征。CBD 病情进展较快，据国外的数据显示生存期短于 PSP 和 MSA，平均病程为 6.6 年。

影像特点

1. MRI

MRI 显示不对称性额顶叶萎缩，中央沟附近的额顶叶皮质最为显著。萎缩可累及同侧基底节区、胼胝体中部，脑室不对称性扩大。

2. ^{18}F–FDG PET

^{18}F-FDG PET 显示不对称性额顶叶低代谢，主要累及运动皮质及其附近的辅助运动区、运动前区、顶叶上部、前额叶，同侧基底节区核团代谢也可减低。

阅片思路

1. 在这三个 APS 中，CBD 的皮质萎缩比 PSP 和 MSA 的皮质萎缩更严重。CBD 的脑萎缩发展速度快于 AD 和 PSP，在随访复查 MRI 时可以体会。

2. ^{18}F-FDG PET 发现不对称性额顶叶低代谢支持 CBS 的诊断，得到了欧洲指南的推荐。CBS 的病理可以是 CBD、PSP、AD 或者 FTLD，而 ^{18}F-FDG PET 的某些特点还有可能进一步提示 CBS 的病理基础[4]（但最好通过软件辅助阅片）：后扣带回低代谢，支持 AD；前扣带回和前额叶低代谢，支持 FTLD 或者 PSP；基底节区低代谢，支持 CBD 或者 PSP。

典型病例

病例 4–7 患者女性，67 岁，以“走路慢 2 年半”就诊。患者走路慢，左下肢静止性、动作性震颤，左侧上、下肢肌张力明显增高，右侧下肢肌张力略高，但眼球运动无异常。服用多巴丝肼分散片每日 4 片 2 个月无疗效。患者近半年记忆力差，情绪低落，出门迷路，不会使用电饭锅、遥控器。闭眼时不能分辨手中物品如钥匙、硬币。无幻觉、妄想、嗅觉缺失、便秘以及夜间异常行为。患者住院期间可见左侧上肢的肌阵挛并伴有肌肉疼痛。MMSE：16 分。

该患者的头部 MRI 图像如图 4-16 所示。

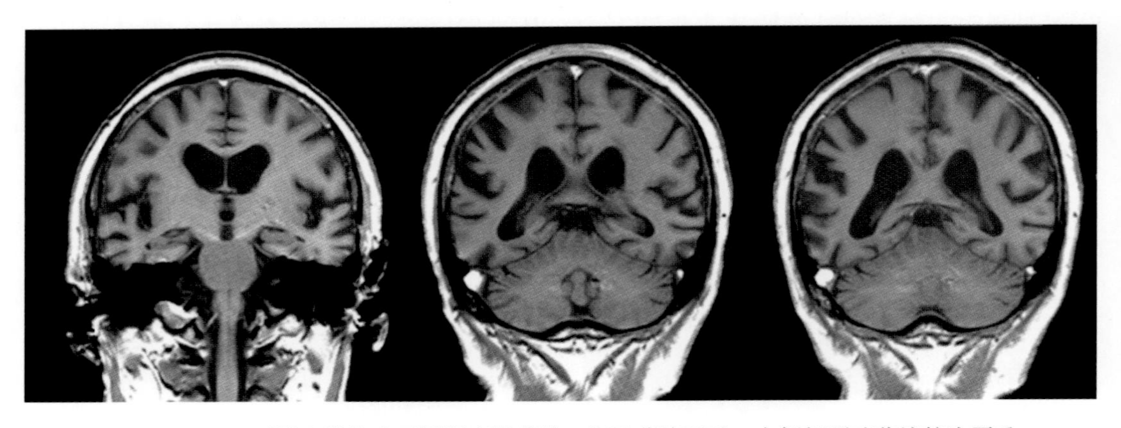

图 4-16 MRI 可见全脑均有不同程度的萎缩，海马萎缩不重，右侧额顶叶萎缩较为严重

该患者表现为非典型偏侧帕金森综合征、痴呆，有皮质感觉障碍和肌阵挛，影像上右侧额顶叶萎缩较重，多巴治疗无效，诊断为 CBS。给予该患者多巴丝肼分散片、多奈

哌齐以及抗抑郁药等治疗，病情无明显改善。该患者在就诊后第 3 年开始不能自主行走、重度痴呆状态，不能语言交流，生活完全不能自理，并出现癫痫大发作。第 4 年卧床，第 5 年死于肺内感染。

病例 4-8 患者男性，61 岁，以“左侧肢体僵硬、活动慢 1 年”就诊。患者行动缓慢，左侧肢体僵硬，左手干活笨，持物、活动时左手抖，记忆力差，反应迟钝，淡漠，近期变得不会使用手机，炒菜水平明显下降。无幻觉和妄想。查体：神清语利，双眼球各向运动充分，面肌对称，伸舌居中，四肢肌力正常，左侧肢体肌张力高，可见姿势性震颤。四肢腱反射正常，左侧巴宾斯基征阳性。MMSE：21 分。该患者的头部 CT 尚未见显著异常（图 4-17）。

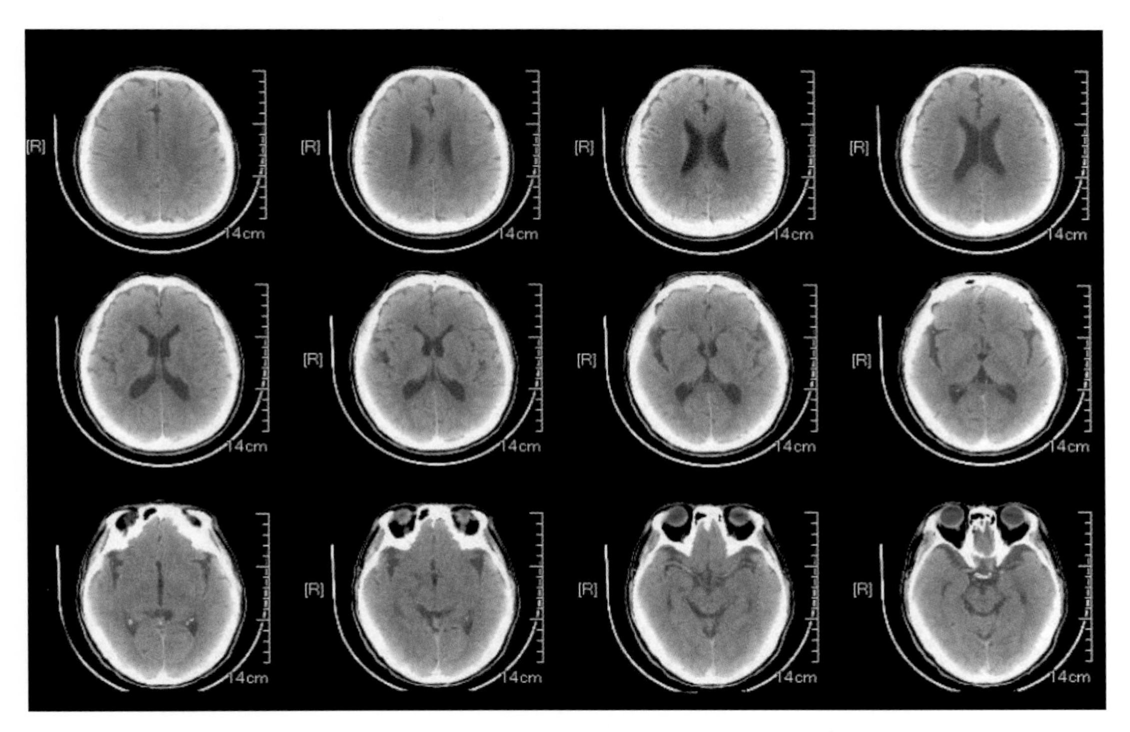

图 4-17　患者头部 CT 尚未显示出有诊断提示意义的萎缩

给予该患者多巴丝肼分散片治疗 1 个月，剂量加用到 1 片每日 3 次口服，疗效不显著。完善头部 ^{18}F-FDG PET 检查（图 4-18）。

考虑患者有 CBS 可能，对症给予药物治疗。1 年后该患者 CBS 症状更加明显，患者不能模拟钉钉子、抽烟等动作，左侧上肢经常出现肌阵挛，日常生活中很少使用左手，只使用右手干活，使得穿衣、洗漱等日常生活十分困难。步态不稳、摔倒多次，外出辨别不清方向，谈话言语空洞。又过 1 年后右侧肢体肌张力也开始轻度增高，左侧上肢间断出现肌张力障碍呈现屈曲痉挛样，记忆力极差，不认识部分家人。

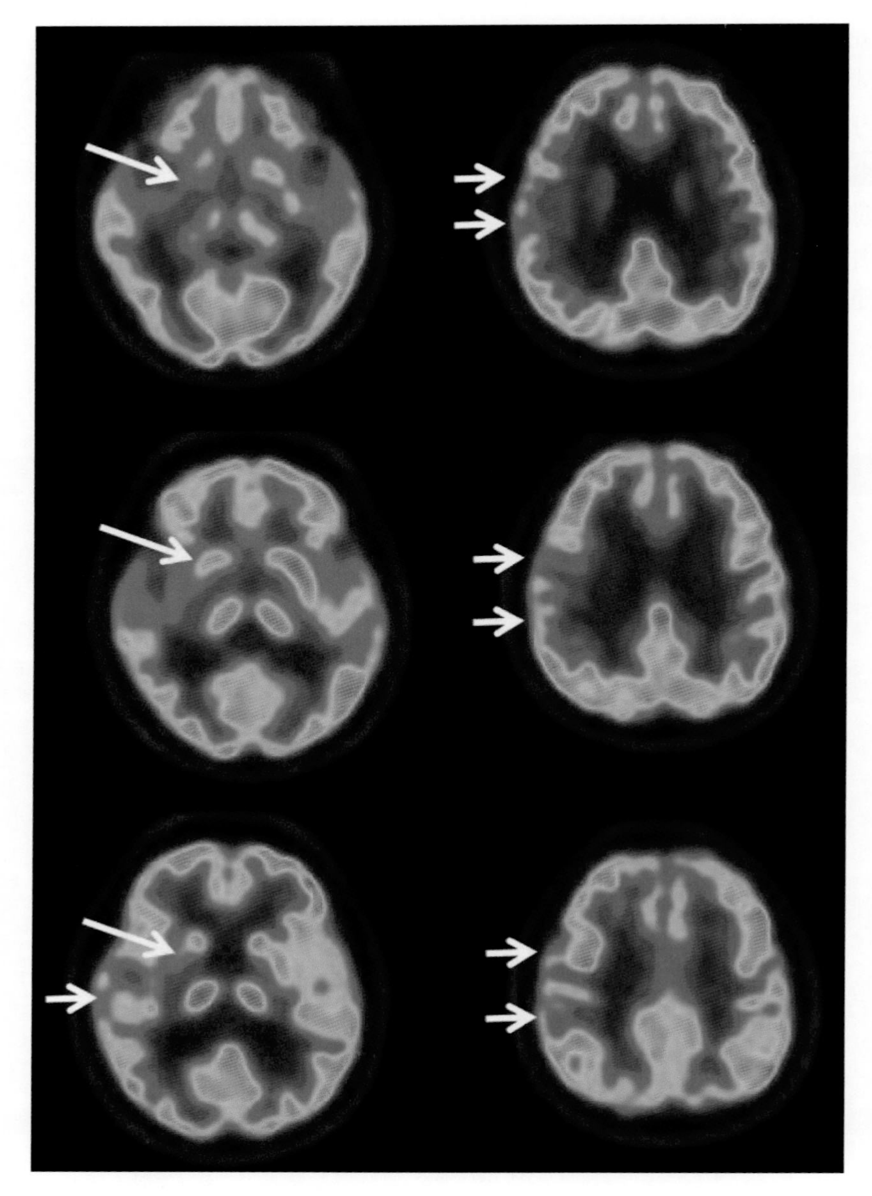

图 4-18 ^{18}F-FDG PET 可见右侧中央沟附近的额顶叶皮质（短箭头）、右侧基底节核团（长箭头）低代谢

小结

CBD 的早期诊断比较困难，不对称性帕金森综合征患者若较早有痴呆表现，应予考虑。较为特征性的皮质感觉缺失、失用、异己手、失语等症状有可能会逐渐表现充分，因此不断随访很重要。CBD 对多巴反应差，但也要给予充分的多巴治疗，避免错过 PD。

APS 中 MSA 临床特点较为突出，临床诊断相对容易。PSP 和 CBD 无论在临床表现上还是在病理上都有很多相似之处，一些亚型高度相似，生前不易区分，生前诊断与病理诊断的符合度也有限。好在目前治疗上两者也均是对症治疗，方案大体相同，诊断困难病例也不必对两者的鉴别诊断过于执着。

参考文献

[1] Morelli M，Arabia G，Novellino F，et al. MRI measurements predict PSP in unclassifiable parkinsonisms：a cohort study. Neurology，2011，77（11）：1042-1047.

[2] Osephs KA，Ishizawa T，Tsuboi Y，et al. A clinicopathological study of vascular progressive supranuclear palsy：a multi-infarct disorder presenting as progressive supranuclear palsy. Arch Neurol，2002，59（10）：1597-1601.

[3] Saranza GM，Whitwell JL，Kovacs GG，et al. Corticobasal degeneration. Int Rev Neurobiol，2019，149：87-136.

[4] Pardini M，Huey ED，Spina S，et al. FDG-PET patterns associated with underlying pathology in corticobasal syndrome. Neurology，2019，92（10）：e1121-e113.

第五章　血管性认知损害

第一节　概　　述

约三百多年前，学者们就认识到脑卒中和认知障碍的密切关系，远早于人们对变性病痴呆的认识。从 20 世纪开始，人们对血管性痴呆的研究开始不断深入，卒中后痴呆、Binswanger 病、多发梗死性痴呆等血管性痴呆类型先后得到认识。目前的研究已经充分显示不同程度、不同类型、不同发病形式的脑血管病变，都可以直接或间接地导致认知功能受损。同时，在各种老年期变性病痴呆中，都合并有程度不同的脑血管病变，也是造成痴呆的不可忽视的因素。为更好地识别、干预血管性痴呆，20 世纪 90 年代 Hachinski 和 Bowler 提出了血管性认知损害（vascular cognitive impairment，VCI）的概念[1]，目前已被学界广为接受。VCI 包括了从非痴呆性血管性认知损害到血管性痴呆（vascular dementia，VaD）的连续过程，并且不要求严格排除变性病的成分，具有更好的临床操作性，强化了对痴呆的血管性因素的控制。VCI 是老年期痴呆中十分常见的类型。中国的数据显示卒中后高达 80% 的患者出现 VCI，近 1/3 的患者可达到血管性痴呆的程度。没有卒中病史的痴呆患者中，血管性痴呆，尤其是小血管病导致的痴呆也是一个常见的类型。

VCI 分类

不同的指南、共识所采用的 VCI 分类方法不同。本文引用的是由多国专家协商制订的、2017 年发布的 VICCCS 标准[2]。该标准中，VCI 首先被分类为轻度 VCI（即非痴呆性 VCI）和重度 VCI（即血管性痴呆）。重度 VCI 又分为 4 类：①卒中后痴呆（post-stroke dementia，PSD）；②皮质下缺血性血管性痴呆（subcortical ischemic vascular dementia，SIVaD）；③多发梗死性痴呆（multi-infarct dementia，MID）；④混合性痴呆。PSD 是指一次卒中事件后 6 个月内出现的痴呆，无论血管病是怎样的类型，以及是否合并其他变性病。其他亚型并不要求血管病和痴呆的发生有明确的时间关系。SIVaD 主要是指脑小血管病引发的痴呆，以腔隙性梗死和脑白质病变为主要的影像表现类型。MID 主要是指痴呆由多发的、较大的、累及皮质的脑梗死引发。混合性痴呆是指脑血管病和变性病（如 AD 或者 DLB）共同导致患者的痴呆，血管病和变性病的证据均较为充分，并且各自均足以对认知产生明显影响。

病理特征

由于认知障碍是一种临床综合征，VCI 病理上只是表现为各种各样脑血管病的病理改变，并不存在 VCI 的病理诊断标准。常见的脑血管病病理改变有多发性脑梗死、缺血性脑白质改变、腔隙性脑梗死、分水岭梗死、微出血、皮质层状坏死、迟发的缺血后脱髓鞘、海马硬化、脑血管动脉粥样硬化、小动脉硬化以及脑淀粉样血管病等。同时，VCI 患者还容易合并程度不等的变性病病理改变，如 AD 的大脑皮质淀粉样蛋白沉积。

临床特点

VCI 患者的临床表现异质性极大，例如发病既可以是隐匿起病、逐渐加重，也可以是急性起病、阶梯样加重；其认知障碍的特点也可以多种多样，取决于脑血管病的分布和程度。总体来讲，VCI 的认知障碍特点以处理问题速度缓慢和执行功能障碍为突出的表现，相对于 AD 而言，VCI 的记忆能力受损并不显著。同时，VCI 患者容易伴有步态异常、尿频、尿急、抑郁、焦虑等表现。

影像特点

1. MRI

MRI 所显示的脑血管病客观证据是 VCI 诊断不可或缺的依据。各种各样的脑血管病改变，无论是大动脉粥样硬化性脑梗死，还是脑小血管病，均可损害认知功能。脑血管病是否能够达到引发痴呆的严重水平，取决于脑血管病病灶的数目、部位、体积、共病等指标，临床异质性很大，一些诊断标准试图给出量化标准，如腔隙性梗死或者微出血的数目，但仅有参考意义，不能过于教条。由于神经内科医师对脑血管病的影像均有丰富的知识和经验，在此并不对脑血管病的 MRI 表现类型做详细介绍，只在下文中就值得注意的部分 VCI 类型进行说明，而对那些相对简单、常见的类型，如大面积脑梗死、多发性脑梗死、分水岭梗死引发的血管性痴呆，不再赘述。

2. ^{18}F–FDG PET

^{18}F-FDG PET 上低代谢区可呈现斑片样分布，与血管病病灶的分布模式相符，但范围要显著大于 MRI 上血管病病灶范围。当颅内主要的脑动脉有明显狭窄的时候，^{18}F-FDG PET 也可显示其供血区范围内的低代谢，或者是附近的分水岭区低代谢。

阅片思路

1. 梗死后容易引发血管性痴呆的关键部位包括：颞叶内侧（尤其是海马）、靠近中线的丘脑、颞顶叶如角回、双侧大脑前动脉供血区病灶、多发性基底节区和额叶白质腔隙性梗死、重度脑白质疏松等[3]。有时海马区的一个针尖样大小梗死，都会引发患者显著的记忆力下降。

2. 通常认为只有重度的脑白质疏松（如累及25%以上的脑白质）才有可能成为导致痴呆的主因。影像定量研究提示轻度的脑白质疏松对认知的影响有限，比腔隙性梗死的影响还小。

3. 尽管VCI的概念并不要求彻底排除AD等神经变性病，但在临床工作中，还是要尽可能地判断患者痴呆的主因。现行AD和VCI的诊断标准都可以比较好地在大部分病例中区分AD和VCI。根据脑血管病的影像判断脑血管病能否单独解释患者目前痴呆的程度和特点，是比较简单、实用的判定脑血管病还是变性病是痴呆主因的临床思维模式。对于需要进一步鉴别的病例，完善变性病标志物检查是很有意义的。在没有进一步检查条件时，严格控制血管病后进行长期随访，观察认知功能下降的速度和特点，对于判定是否合并变性病也有帮助。

第二节　关键部位梗死性痴呆

关键部位梗死性痴呆（strategic infarct dementia）是指一些控制认知和行为的脑区在出现脑梗死后造成的痴呆，常见的部位包括海马、角回、扣带回、丘脑、前额叶的内侧面和眶面、尾状核、苍白球等。这些部位的单独病灶就可以明显损害认知功能。

临床特点

不同的关键部位梗死可以造成不同特点的认知功能障碍。

（1）尾状核梗死：淡漠、激越和躁动，记忆力下降，注意力涣散，语言障碍。

（2）颞叶内侧梗死：记忆障碍突出，同时多有淡漠。

（3）丘脑梗死：患者觉醒程度下降，注意力不集中，淡漠，语言、运动迟钝，执行功能和记忆受损。

（4）角回梗死：多见于皮质后型分水岭梗死，可表现为Gerstmann综合征（手指失认、计算不能、书写不能和左右定向力障碍），也容易有淡漠和记忆力减退。

典型病例

首先让我们来看颞叶内侧（尤其是海马区）的梗死。此类梗死可以造成突发记忆障碍而其他认知功能尚好。每年我们在AD门诊均可以筛查到数例因海马梗死来就诊的患者，就诊较早、治疗及时的患者，记忆力可有明显恢复。

图 5-1 的三个病例显示颞叶内侧的梗死无论大小均可严重影响记忆能力，与海马结构是记忆中枢直接相关。对任何能够说清楚记忆力减退是突然发作的患者，一定要首选进行包括 DWI 序列的 MRI 扫描。单纯的 CT 扫描对于图 5-1 中的第 1 位和第 2 位患者都有可能漏诊（病灶太小或者 CT 的模糊效应期）。

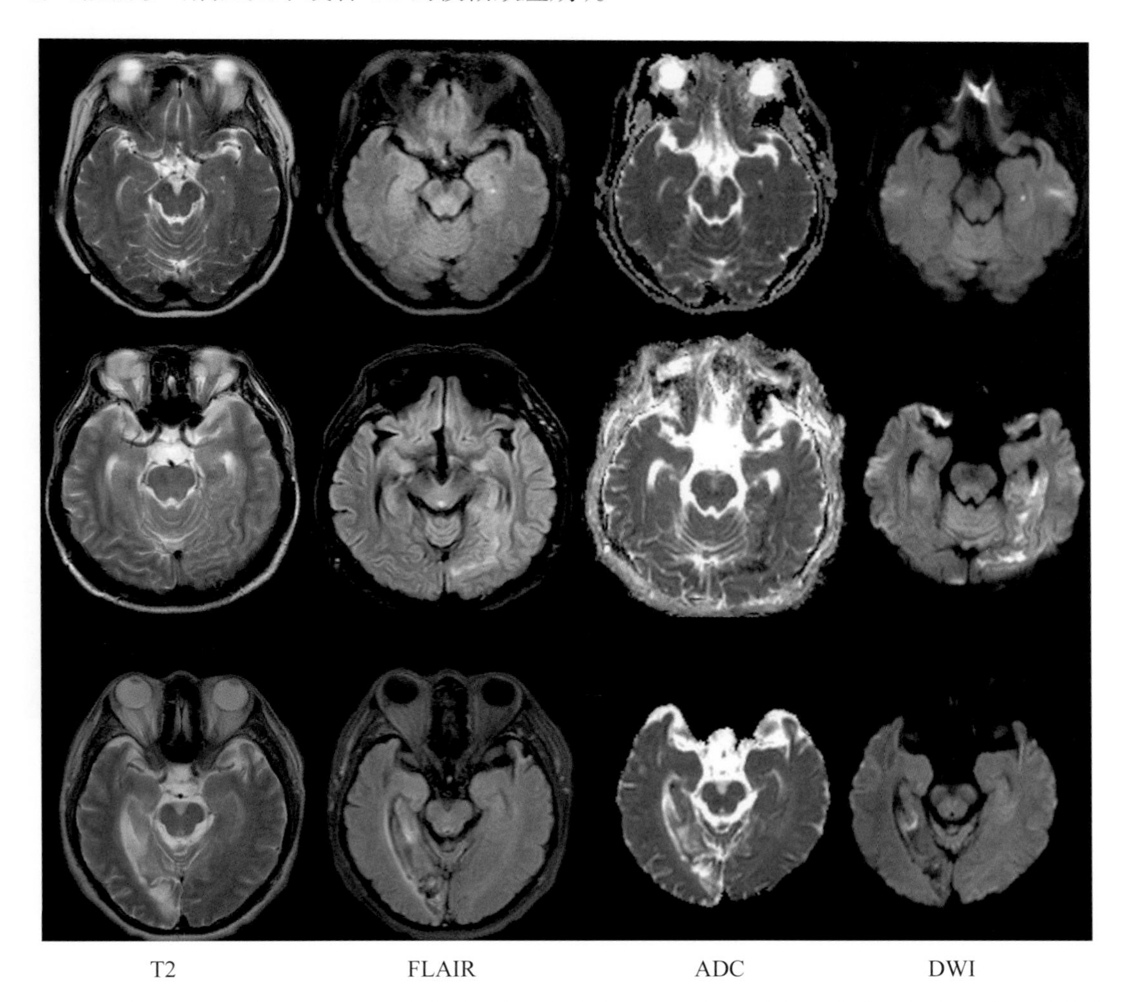

图 5-1　该图的上、中、下三行图片分别来自三位患者。上图为 55 女性，突发记忆力丧失，持续约 30 min 后缓解，但未恢复到平时水平，于发病后第 2 日就诊。可见其左侧海马针尖大小新发梗死病灶，在弥散序列为高信号，ADC 图为低信号，T2 和 FLAIR 序列也依稀可辨。中间为 60 岁男性，以记忆力减退 20 日就诊，为左侧颞叶内侧大面积梗死，已经开始进入慢性期。下图为 70 岁男性，以头晕、记忆力差 7 个月就诊，可见右侧颞叶内侧的大面积软化灶

图 5-2 简单展示一组以急性认知功能障碍为主要临床表现的基底节区或丘脑梗死，鉴于神经科医生对脑梗死影像的丰富经验，不再详细描述影像的特点。

病例 5-1 的就诊经历较为曲折，也反映出临床思维和诊疗流程的重要性。即便是专家级的医生，如果不按照常规流程处理患者，也容易犯错。所谓的诊疗流程或者常规流

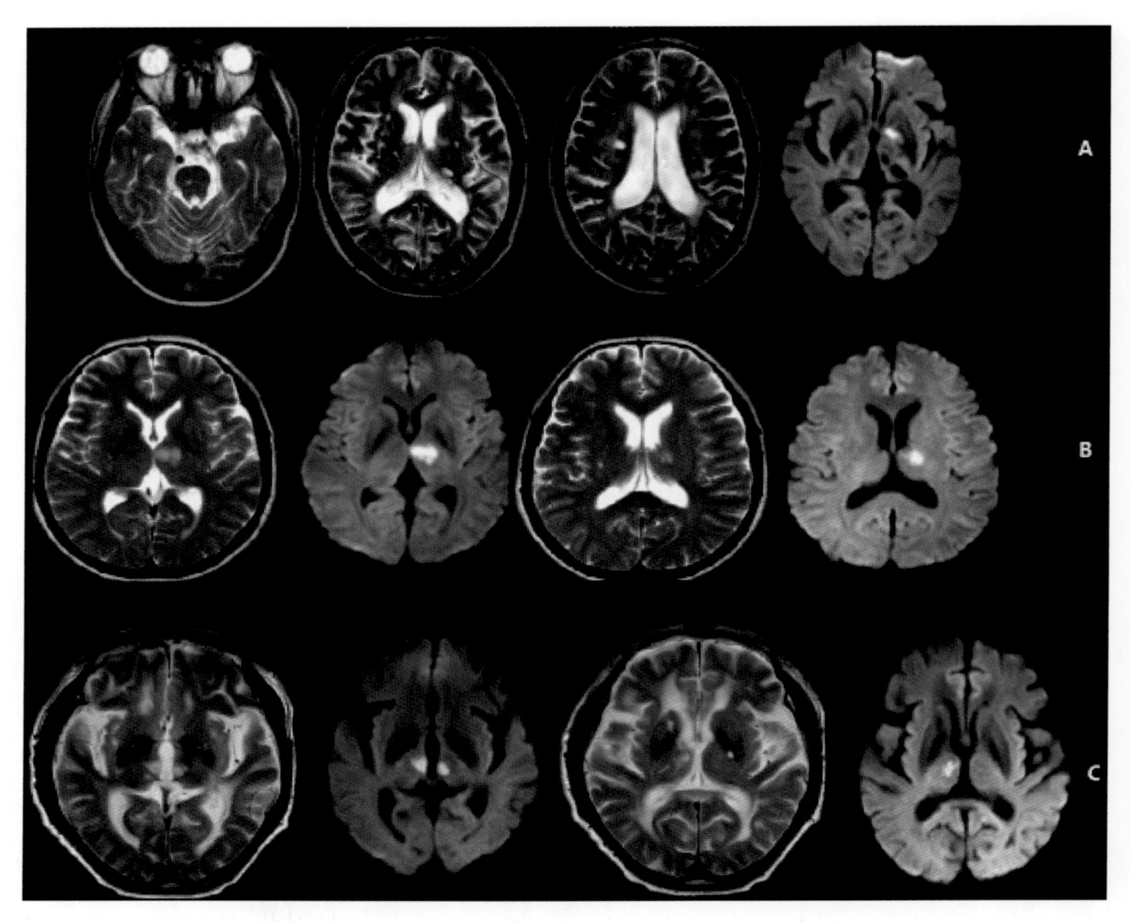

图 5-2 三位 VCI 患者的 MRI 图像，仅选用了部分层面的 T2 序列和 DWI 序列。病例 A：64 岁男性，既往发现腔隙性梗死，无明显临床表现，平时每日打麻将，本次发病时牌友发现其打麻将不知道和牌、出牌迟钝、不会算牌、说话吐字略不清，建议其来看病。MRI 可见脑干、基底节区、左侧丘脑多发陈旧性腔隙性脑梗死，左侧基底节区新发梗死。病例 B：62 岁女性，以“突发记忆力差、沉默寡言 2 日”就诊，为左侧丘脑结节动脉区新发梗死。病例 C：62 岁男性，以“记忆力减退 4 日”就诊，不记得家人姓名、住址，不知道如何买车票、如何使用坐便器。入院后陷入昏睡状态，1 周后才逐渐神志转清，但仍想不起得病前后发生的事情。MRI 显示为 Percheron 动脉梗死所致双侧丘脑内侧梗死

程，并不是人为凭空捏造的，而是建立在大量临床诊疗活动基础之上的经验总结，是能最大限度避免犯错的方案。

病例 5-1 患者男性，64 岁，平时有轻度高血压，因为“反应迟钝、心情低落半年”在外地某大医院痴呆门诊就诊。当时携带了在基层医院的头部 CT，该 CT 上确实无明显异常。该痴呆门诊为其进行了血液的全面化验和腰椎穿刺，外送了血液、脑脊液的自身免疫性脑炎系列、副肿瘤系列检查以及脑脊液的 Aβ 和 Tau 的检查。常规化验未见明显异常。外送化验等待结果的过程中，患者出现“糊涂”加重，淡漠少语。因担心病情恶化，返回沈阳来我院住院。入院后询问病史，发觉患者的主要改变是思维和行动的迟钝，淡漠、抑郁突出，记忆、定向力仅轻度受损，语言、视空间能力正常。患者无

抽搐，无幻觉和妄想。病史并无 AD 或者自身免疫性脑炎的直接提示。为患者完善头部 MRI（图 5-3），可见分别处于急性期、亚急性期、慢性期的位于各个脑叶皮质的多发小

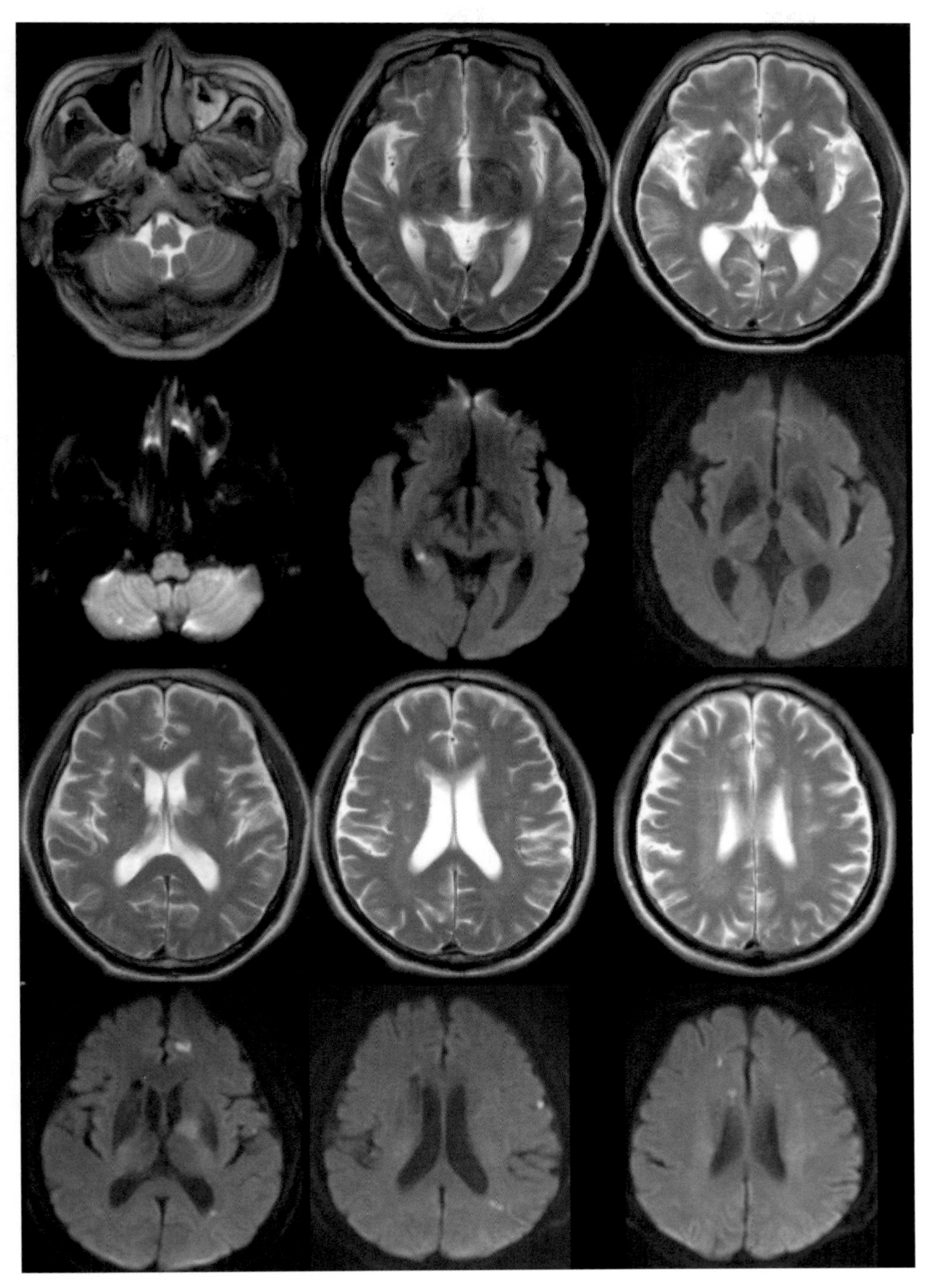

图 5-3　患者部分主要层面的 T2 序列和 DWI 序列。可见处于急性期的右侧小脑、右侧部分海马、左侧额叶皮质、左侧侧脑室后角旁、右侧胼胝体膝部和右侧额叶皮质下急性期梗死，左侧基底节区、右侧丘脑亚急性期梗死，多处陈旧性梗死，以及右侧尾状核头可疑陈旧性出血

梗死灶，额叶、海马均有受累，MRA 显示颅内大血管未见异常。心电图检查发现心房颤动，超声心动图检查发现左心室附壁血栓。该患者就是心源性脑栓塞患者，反复发生栓子栓塞，只是碰巧栓子均很小，没有引发肢体的定位体征。每一次栓塞造成的认知受损也不严重，故患者数月也未就诊，直到逐渐积累出现血管性抑郁、VCI 的表现后才来就诊。患者外送的化验单后来也均未发现有意义的异常，且不说花费巨大，推迟了脑栓塞的诊断，一旦发生严重栓塞岂不遗憾。该患者经短期住院治疗后，抑郁及痴呆的表现均明显恢复，口服抗凝药数月以后进行了介入左心耳封堵术。

当临床表现并不高度提示痴呆类型的时候，在筛查过程中可分初步筛查和高级筛查两步进行。常规血液化验（包含甲状腺功能、叶酸、维生素 B_{12}、维生素 B_1、梅毒、艾滋病等）和 MRI 扫描是初步筛查的主要手段，应优先进行。在此基础之上仍无发现者，可进行各种 PET、自身免疫性脑炎系列、副肿瘤系列、基因检测等检查，为高级筛查内容。最后的手段是脑活检。打乱筛查顺序，往往会出现错误。

小结

突发的记忆力减退等认知障碍症状最常见的病因就是急性脑血管病。及时进行包含 DWI 序列在内的 MRI 检查是必需的，及时的诊断和治疗往往可以使此类血管性痴呆得到比 AD 之类变性病更好的治疗结局。

第三节　皮质下缺血性血管性痴呆

概述

皮质下缺血性血管性痴呆（subcortical ischemic vascular dementia，SIVaD）属于脑小血管病导致的痴呆，主要受累的部位是基底节区、大脑白质和脑干。临床上主要包括两种常见的类型：腔隙状态和 Binswanger 病[4]。前者是由多发的小血管完全闭塞引起的腔隙性梗死所致，后者由不完全闭塞所引发的低灌注所致。两者通常混合存在，不但直接破坏病变部位的神经通路引发功能障碍，也引起更广泛的皮质低灌注，导致皮质和海马萎缩，进一步损害认知功能[4]。SIVaD 是最值得重视的 VaD 类型，因为许多 SIVaD 患者的病情是缓慢进展的，缺少脑卒中的突发性，很容易被患者和医生忽视[5]。

临床特点

SIVaD 的临床表现以执行功能障碍导致的精神运动迟缓为突出表现，可有健忘、语言、情绪、人格的变化。SIVaD 可有急性的感觉和运动障碍，更常见的是亚急性或者慢性表现的认知障碍、人格和情绪障碍、步态障碍和泌尿系统症状。查体时可有局灶性神经功能缺损的体征以及帕金森综合征的体征和异常步态。但 SIVaD 一般没有震颤，步态障碍以短步距而宽基底为特点。当有关键部位腔隙性梗死出现时，认知障碍也可以突然发生或者加重。记忆障碍不如 AD 严重，通常可以经过提示而改善。重度痴呆症在 SIVaD 中并不常见。人格和情绪障碍包括淡漠、易怒、固执、抑郁。患者容易有假性延髓麻痹和夜尿多、尿频、尿急、尿失禁。

影像特点

SIVaD 虽然可以有脑小血管病的各种 MRI 影像学表现，但最为普遍存在的还是多发腔隙性脑梗死、脑白质病变和弥漫性脑萎缩[4-5]。有一些影像诊断标准可供参考[4, 6]，但也不必拘泥于这些影像诊断的定量标准。

（1）Binswanger 病型 SIVaD：T2 或 FLAIR 高信号延伸到脑室周围和深部白质，脑室周围的“帽”或不规则晕宽度超过 10 mm，弥漫性、融合的高信号范围超过 25 mm，弥漫性的白质高信号而没有局灶性病灶；可伴有基底节区腔隙性梗死。

（2）腔隙性梗死为主的 SIVaD：基底节区多发腔隙性梗死，数目 5 个以上，通常有至少中等程度的白质病变。同时，没有正常压力性脑积水、其他原因的白质病变和皮质梗死、分水岭梗死等其他类型脑血管病。

阅片思路

神经内科医生对 SIVaD 的 MRI 影像学改变的识别通常没有问题。若脑小血管病的改变达到了上述的影像学标准，便足以对认知产生临床可以显现的影响。临床所需注意的就是判断这些脑血管病改变是否是痴呆的主因、能否解释临床表现。当痴呆的主因难以用脑血管病改变解释时，可进一步行 PET、脑脊液和血液相应指标检查等，便如本书第一章中的病例 1-11。当然，只要有明显的脑血管病改变，干预脑血管病危险因素和加强二级预防均应该积极进行。

典型病例

鉴于 SIVaD 十分常见，以及神经科医生对脑血管病影像的熟知程度，仅简单放几张 SIVaD 患者的图像（图 5-4），不再详细介绍。

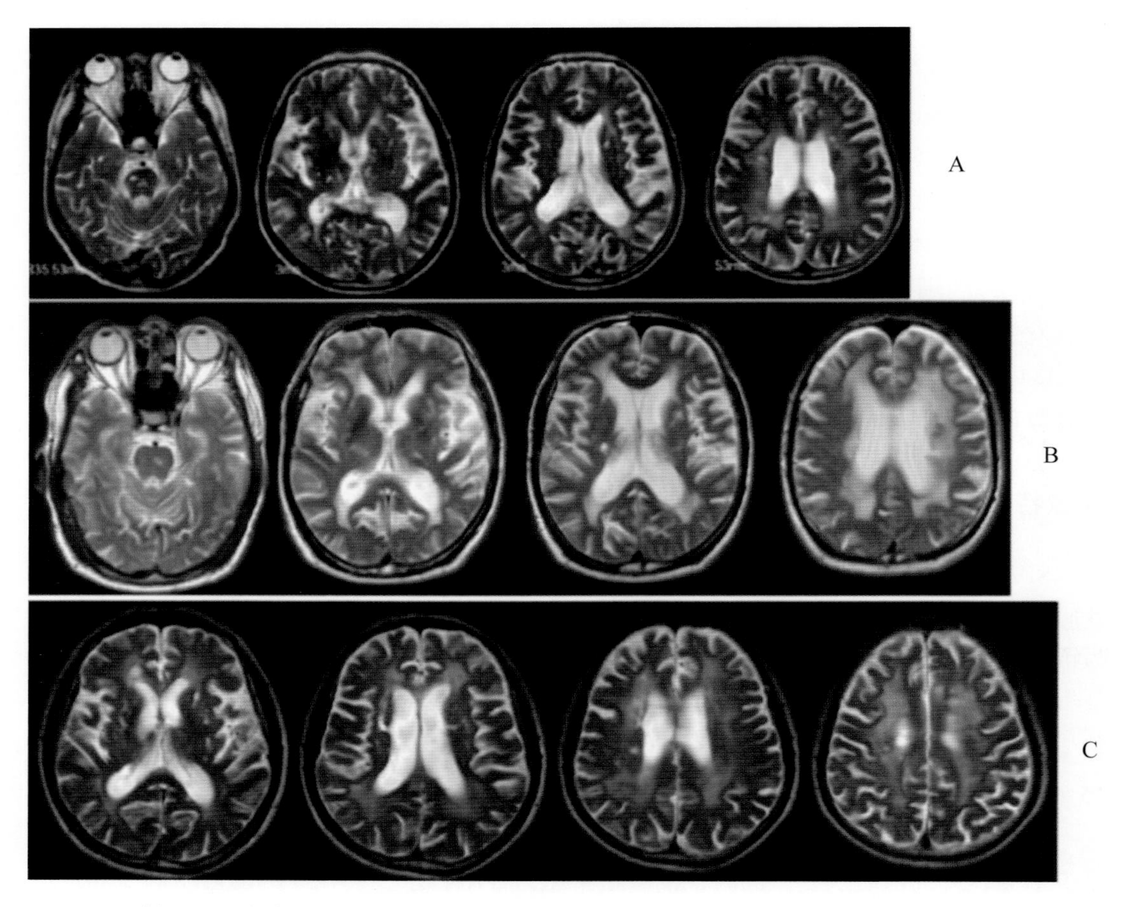

图 5-4 三例 SIVaD 患者，均为隐匿起病、缓慢加重。除了痴呆之外，均有明显的尿频、尿急，病例 B、C 还有明显的帕金森综合征的步态改变。影像上三者均有多发梗死和脑白质病变，病例 A 基底节区梗死较多，病例 B 的脑白质病变范围较大，病例 C 还有较重的基底节区扩大的血管周围间隙，均是小血管病的体现

小结

在有影像资料的情况下，SIVaD 的诊断一般不难，主要的问题是许多医生只是忙于脑血管病的二级预防用药，而对血管性痴呆的对症治疗力度不足。另一方面，由于部分患者起病隐匿，有时会在没进行影像学检查的情况下就想当然地诊断为老年性痴呆，可能会错过规范的脑血管病二级预防用药。这两种倾向均应尽力避免。至于 SIVaD 与 AD 共病是否存在的判定，在针对 Aβ 的药物上市之前，并不是一个临床上的原则性问题。

第四节　脑淀粉样血管病

概述

脑淀粉样血管病（cerebral amyloid angiopathy，CAA）是一种十分常见的、与增龄高度相关的脑小血管病。CAA 以往必须通过病理检查才能诊断，医生对 CAA 的认识也长期停留在反复脑叶出血这一主要的临床表型上。近年来，随着磁共振技术的进展，临床上对 CAA 的诊断能力得到极大的提高，对其认识也更加深入。目前认为 CAA 不但是脑叶出血的常见原因，也与 VCI、AD、DLB 等有着密切的关系[7]。

MRI 的磁敏感加权成像（susceptibility weighted imaging，SWI）对于脑出血尤其是微小出血的检出，具有极高的敏感性，在脑外伤、脑肿瘤、脑血管畸形、脑血管病及神经变性病领域有很高的实用价值。SWI 技术的使用，使得 CAA 的诊断进入一个新的时代。目前 CAA 的诊断严重不足，主要是因为临床医生认识不足以及 SWI 的使用不够普及。本节将主要围绕 CAA 的 SWI 诊断进行展开。由于 CAA 患者的脑出血风险很高，其溶栓、抗凝、抗血小板用药有相当风险，所以尽可能地明确 CAA 诊断有很大的临床意义。

病理特征

CAA 是广泛累及大脑皮质及软脑膜小动脉的退行性变，其核心的病理改变是血管壁平滑肌细胞的变性、丢失和管壁上 Aβ40 的沉积。随着 CAA 的进展，受累小动脉血管壁增厚，管腔狭窄。发展到重度 CAA 时，平滑肌细胞完全丢失，管壁全层都有 Aβ 浸润，血管中、外膜分离，造成小动脉扩张和微动脉瘤形成。CAA 只有发展到中重度时，才能产生 CAA 相关的临床症状。CAA 患者的脑实质内也往往合并一些轻度 AD 的病理改变，如 Aβ 的沉积。而另一方面，大部分 AD 患者脑血管存在 CAA 改变，其中的一少部分可以为中重度的 CAA。

临床特点

CAA 临床上有三种主要的表现形式：脑叶出血、认知障碍和短暂性局灶性神经系统发作（transient focal neurological episodes，TFNE）[8]。CAA 的脑叶出血具有高复发率和多发性的特点，是造成脑叶出血的常见病因之一。CAA 即使不出现脑卒中、不合并显著的 AD 病理，也容易造成认知障碍。总体上 CAA 的认知障碍特点符合 VCI 的特点：处理问题速度减慢、注意力和执行功能障碍较重，记忆受累较轻。以痴呆为主要表现的

CAA患者，在CT和MRI常规序列扫描中大多显示的是非特异性脑血管病改变：多发腔隙性梗死、脑白质疏松和脑萎缩，诊断容易局限在脑梗死或者血管性痴呆的层面。TFNE又称作淀粉样发作（amyloid spells），见于少部分CAA患者，表现为反复发作的肢体无力、感觉异常、言语障碍、肢体抽搐等，具有反复、短暂和刻板发作的特点，通常持续数分钟可自行缓解，易误诊为TIA或者癫痫。

影像特点

1. MRI

包含SWI序列的MRI扫描是诊断CAA最为重要的检查。高度提示CAA的影像学表现有脑叶出血、主要分布于脑叶的微出血和大脑皮质表面铁沉积[9-11]。SWI在观察微出血方面有很大的优势，可表现为边界清晰的点状低信号。当存在多发微出血并且主要分布在皮质时，高度支持CAA。TFNE患者大多有大脑凸面蛛网膜下腔出血或者脑表面铁沉积，常见受累部位为中央沟、中央前沟、顶内沟。脑表面铁沉积是由大脑凸面蛛网膜下腔出血演变而来，急性期在CT上可显示为大脑凸面蛛网膜下腔出血的线样高信号，慢性期在SWI上表现为沿着大脑凸面脑表面、脑沟分布的线样低信号，有时在T2序列上也可以观察到线样低信号，但没有在SWI上显著。除此之外，CAA还可以表现为脑白质高信号、微梗死、半卵圆区的血管周围间隙扩大和弥漫性脑萎缩。

2. PET

^{18}F-FDG PET在CAA领域的应用有限，是否有特征性的改变还有争议，有人提出存在以顶枕叶为主的低代谢模式。淀粉样蛋白PET对CAA的诊断有一定意义：CAA的淀粉样蛋白PET大多为阳性，与AD不易区分，单纯脑叶出血的患者若淀粉样蛋白PET阳性，可考虑为CAA导致的出血。淀粉样蛋白PET阴性有利于排除中重度CAA。

阅片思路

1. 微出血的分布特点对其病理基础有显著的提示意义：主要分布于皮质的微出血提示CAA，基底节区为主或者基底节区和皮质受累程度类似的，提示脑小动脉硬化（与高血压密切相关）。同样，扩大的血管周围间隙的分布对病理基础也有一定的提示意义，但不如微出血分布的提示意义那么大：半卵圆区显著的扩大的血管周围间隙提示CAA的可能性较大，若主要集中在基底节区则提示脑小动脉硬化。

2. SWI是观察微出血和皮质表面铁沉积最为敏感的序列。部分严重CAA的微出血在常规T1和T2序列上也可以表现为点状的低信号，但是数目和程度远远小于SWI所示。在常规序列上看到可疑的类似病灶，应注意完善SWI检查。

3. 大脑凸面蛛网膜下腔出血或者脑表面铁沉积在老年患者中高度提示 CAA[9]，但是在青年患者中还要注意皮质静脉血栓形成、血管炎等疾病。

4. 在变性病痴呆中，AD 和 DLB 容易合并中重度 CAA 改变，而 FTLD、PD、PSP、MSA、CBS 等与 CAA 无明显关联。看到 CAA 的改变，例如皮质大量微出血，对于痴呆类型的判定有一定的帮助。

5. 高血压患者同样可以患有 CAA，所以不能因为患者有高血压就肯定其脑叶出血不是 CAA 所致。所有的脑叶出血患者都应完善 SWI 检查，若发现其他无症状的 CAA 典型影像表现者，即便有高血压也可以诊断 CAA。

典型病例

病例 5-2 患者 66 岁，男性，以“反应迟钝、记忆力差 1 年”就诊。其在日常生活中出现反应迟钝、言语迟缓、淡漠，干家务活笨、慢，直至近期不会穿衣，家属才领患者来就诊。平时高血压不吃药，每日饮用白酒 4 两，化验维生素 B_{12} 显著低下。测评 MMSE：13 分；MoCA：6 分（高中文化）。患者表现为中重度痴呆，反应速度慢比较突出，脑血管病危险因素较多，在进行影像检查前考虑血管因素为主的痴呆可能性大，乙醇（酒精）、维生素 B_{12} 缺乏共同加重了痴呆程度。该患者首先进行了常规序列的 MRI 扫描（图 5-5）。

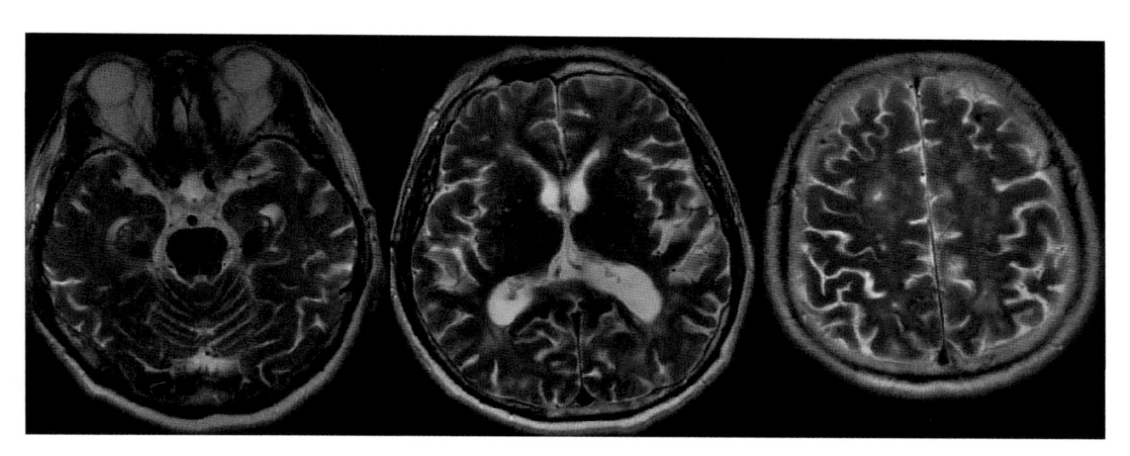

图 5-5 T2 序列 3 个主要层面的图像可见多发腔隙性梗死和 2 分左右的海马萎缩。右侧图在左额叶和右顶叶皮质可见几个点状短 T2 信号病灶

这些腔隙性梗死和轻度的海马萎缩与患者的痴呆特点和痴呆程度不匹配，尽管还有饮酒和维生素 B_{12} 缺乏的因素在其中，也让人怀疑是否还有其他因素。皮质的短 T2 信号有陈旧性点状出血的可能，于是为其进行了 SWI 序列的扫描（图 5-6），结果令人惊讶。

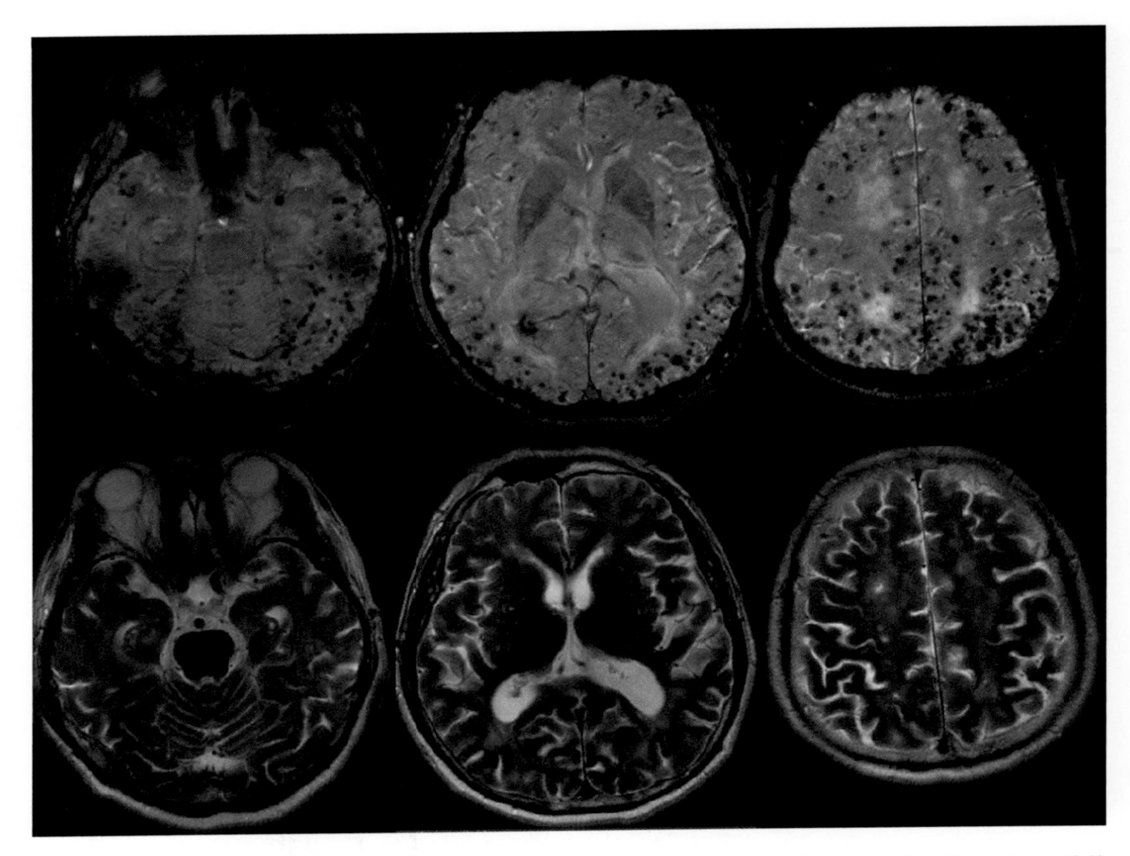

图 5-6 上面一行为 SWI 序列，下面一行为与之相对应的 T2 序列。SWI 序列可以清楚地看到难以计数的、以皮质为主的微出血病灶。在 T2 序列上仅显示了一些蛛丝马迹。两者所显示的微出血数目相差巨大，充分显示出 SWI 在诊断微出血上的巨大优势

尽管该患者也有高血压，但是这种难以计数的皮质微出血是重度 CAA 的典型表现，与高血压关系不大。该患者就是以痴呆为主要临床表现的 CAA 病例，腔隙性梗死、白质病变和弥漫性脑萎缩也主要是由 CAA 所致。综合微出血病灶在内，该患者的脑小血管病的影像学表现才能足以解释其痴呆特点和程度。

下面再来看另一个病例。

病例 5-3 患者女性，67 岁，因为明显抑郁表现在心理门诊就诊，抗抑郁药物治疗中进行头部 CT 显示脑白质疏松、腔隙性梗死，遂到神经内科门诊咨询。因为抑郁表现明显，且无明显认知障碍表现，给予脑血管病二级预防用药。在之后的治疗中，患者抑郁表现时好时坏，1 年后逐渐出现反应慢、记忆力差，做家务能力下降，未在意。2 年后走路、行动缓慢，言语交流反应明显减慢，注意力涣散，经常答非所问，无幻觉、妄想。复查头部 CT 可见白质病变面积增大，脑室变大，皮质小灶出血（图 5-7）。

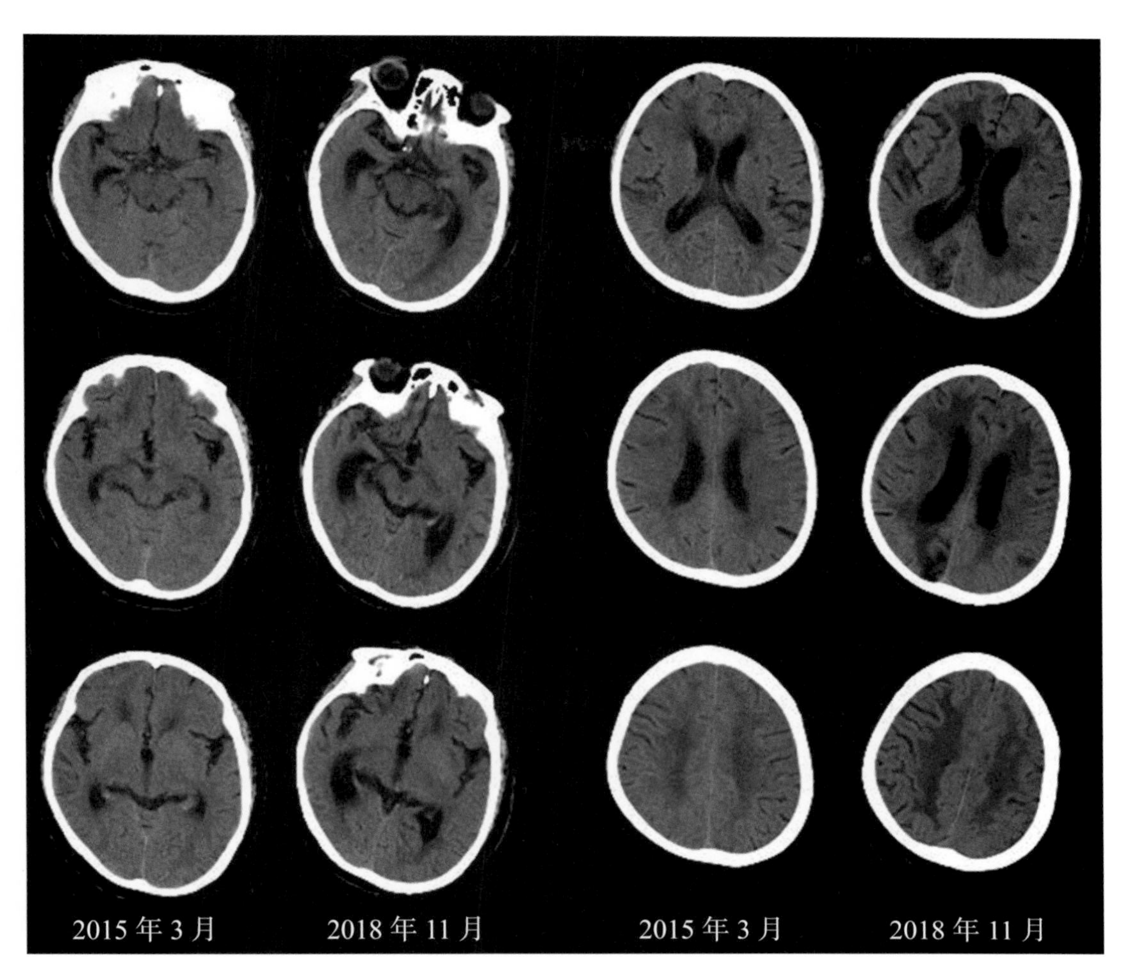

图 5-7　患者间隔 3 年多时间的两次 CT 检查的对比，可见脑萎缩显著加重，脑白质高信号范围加大，枕叶皮质出现软化灶

进一步检查头部 MRI，如图 5-8 所示。

回顾患者的病史，可以看出该患者 3 年前出现的抑郁应该是血管性抑郁，之后的认知障碍属于 CAA 引发的血管性痴呆。此类患者虽然很可能合并一定程度的 AD 病理改变，但是病史特点和影像上反映出来的重度 CAA 表现，支持 CAA 为其痴呆的首要病因。该病例也再次提示我们 SWI 序列的重要性，当 CT 和 MRI 常规序列图像显示出有血管病改变但是又不能充分解释临床现象时，SWI 序列的扫描必不可少。

CAA 另一个重要的影像学证据是 SWI 序列显示的沿着大脑凸面的脑沟、脑裂呈线样分布的低信号，即大脑表面铁沉积，出现率虽然远低于微出血，但在高龄老人中出现就高度支持 CAA 的诊断。图 5-9 展示的就是一例没有脑血管病病史和高血压、糖尿病等脑血管病危险因素的 75 岁痴呆患者 SWI 图像，可见以左侧大脑半球为主的脑表面铁沉积表现，支持 CAA。

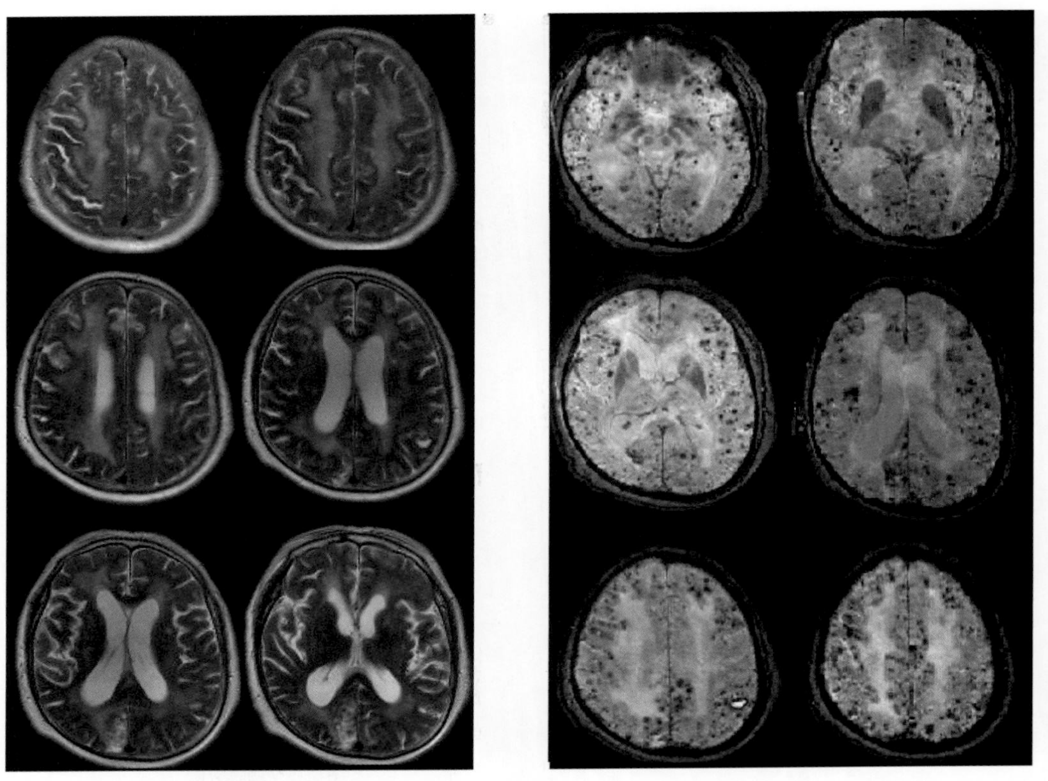

图 5-8 左、右图分别为该患者的 T2 序列和 SWI 序列部分图像。SWI 序列可见大量难以计数的皮质微出血

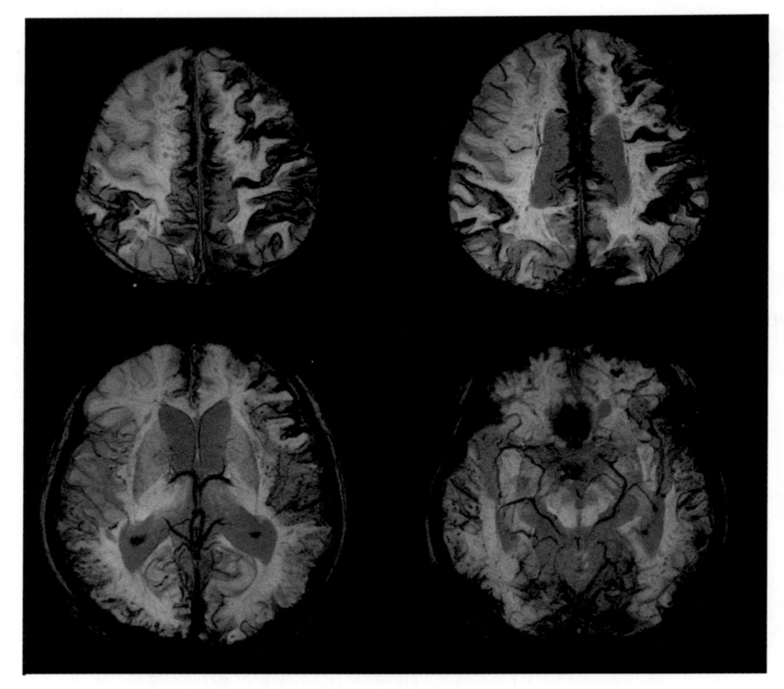

图 5-9 患者的 SWI 序列可见以左侧额顶叶为主的多处大脑皮质表面线样低信号，以及散在皮质微出血，高度支持 CAA

在这位患者的 T2 序列上，我们还可以看到十分显著的半卵圆区、各脑叶皮质下白质区扩大的血管周围间隙，而与此同时，基底节区扩大的血管周围间隙程度却可以忽略不计，这种分布模式本身也支持 CAA 的血管病基础（图 5-10）。

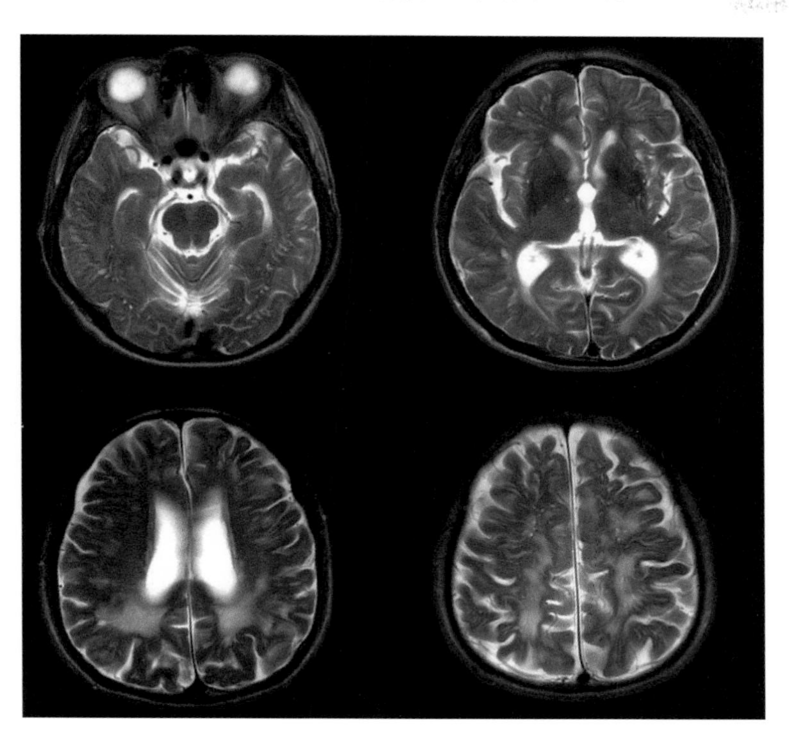

图 5-10　该患者的 T2 序列图像，注意白质区域广泛存在的线样、点状高信号

最后，展示一例变性病合并 CAA 的病例。

病例 5-4　患者 84 岁女性，以“记忆力差 3 年”为主诉就诊。患者呈现典型 AD 临床表现，目前记忆力极差，达到说过的话转身就忘的程度，定向力差，出门走丢。患者无明显幻觉，无异常行为，基础生活能力尚正常，四肢活动自如。患者没有高血压、糖尿病病史，MMSE：15 分。临床诊断 AD。患者的 SWI 图像如图 5-11 所示。

多发皮质微出血和脑表面铁沉积在老年患者均是存在 CAA 的强有力证据。该患者的病史高度符合 AD，属于 AD 伴有 CAA。20% ～ 30% 的 AD 患者伴有重度 CAA 改变，若将合并轻中度 CAA 的患者计算在内，可占到 AD 的 80% 以上。当然，通常认为轻度 CAA 并没有明显的临床意义，中重度 CAA 才值得重视。另一个容易合并 CAA 的变性病是路易体痴呆（DLB），而额颞叶变性（FTLD）则与 CAA 无特别联系。所以 SWI 扫描提供的 CAA 信息，对于痴呆的定性有一定帮助。

需要说明的是，CAA 的脑表面铁沉积和中枢神经系统表面铁沉积症并不是一个概念，后者是指由蛛网膜下腔慢性、反复出血导致含铁血黄素沉积在中枢神经系统表面而产生的一组临床综合征，其典型的三主征为：感音神经性耳聋、进行性小脑共济失调和锥体束征。其影像也十分有特点，如图 5-12 所示。

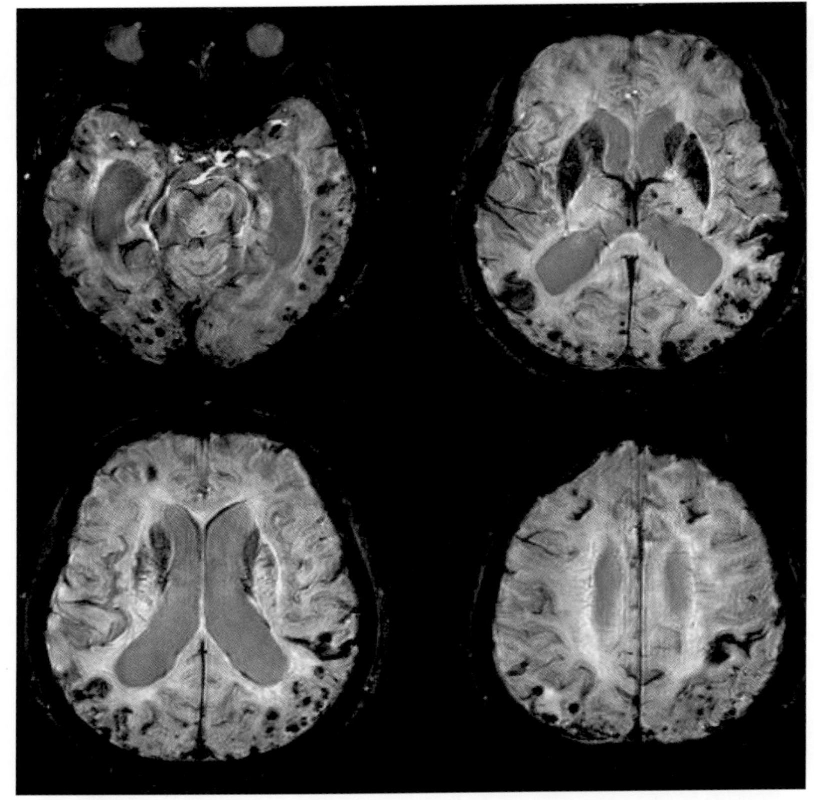

图 5-11 SWI 可见脑叶多发微出血，以顶枕颞叶为主，左侧额顶叶可见脑表面铁沉积

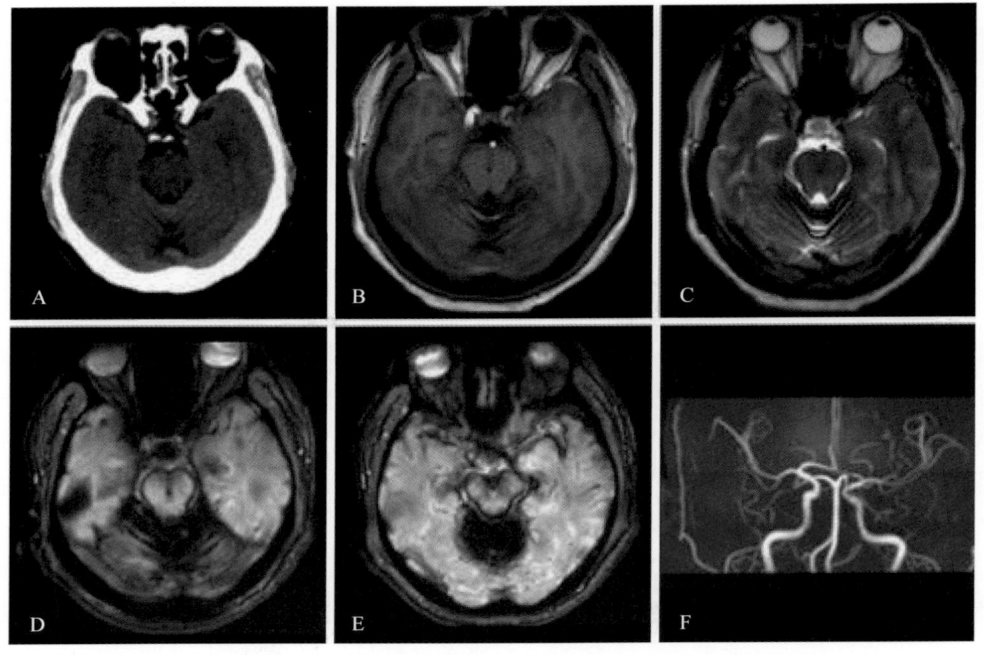

图 5-12 患者头部 CT（**A**）和 MRA（**F**）未见异常。头部 MRI 示脑干、小脑蚓部表面 T1（**B**）、T2（**C**）、SWI 序列（**D、E**）线样低信号，为含铁血黄素长期沉积而成。详细病情可参考我们的论文《经病理证实的 CNS 表面含铁血黄素沉积症 1 例报告》[12]

小结

CAA 为主因的血管性痴呆其实并不少见。但是目前 CAA 临床诊断率与尸检反映出的 CAA 患病率有巨大差距，说明有很多 CAA 患者没有被识别。SWI 是诊断 CAA 的利器，临床应注意使用，可以极大提高 CAA 的诊断率。CAA 患者在使用抗凝药物的时候风险很高，重症 CAA 患者进行抗血小板治疗也有一定风险，因此准确识别 CAA 患者有很大的现实意义。

第五节　特殊类型的血管性痴呆

特殊类型脑血管病导致的血管性痴呆在临床中不时可以遇到，有些诊断经历了很多曲折过程。本节仅选取三种特殊类型的血管性痴呆作为代表阐述：遗传性脑小血管病、表现为脑白质病变的硬脑膜动静脉畸形和原发性中枢神经系统血管炎。三者均可以以痴呆为主要的临床表现。

一、常染色体显性或隐性遗传性脑动脉病伴皮质下梗死和白质脑病

概述

常染色体显性遗传性脑动脉病伴皮质下梗死和白质脑病（cerebral autosomal dominant arteriopathy with subcortical infarcts and leukoencephalopathy，CADASIL）是单基因遗传性脑血管病的代表性疾病，患病率为 4.14/10 万，比较罕见，属于脑小血管病。CADASIL 有三大核心临床表现：中年起病的偏头痛发作、缺血性脑卒中反复发作、精神和认知障碍。患者通常缺少脑血管病的常见危险因素，如高血压和糖尿病。CADASIL 的致病基因比较明确，为 19 号染色体的 *NOTCH3* 基因突变所致，该基因主要表达于血管平滑肌，其突变引起蛋白质构象改变，导致血管平滑肌细胞的退行性改变。

常染色体隐性遗传性脑动脉病伴皮质下梗死和白质脑病（cerebral autosomal recessive arteriopathy with subcortical infarcts and leukoencephalopathy，CARASIL）与 CADASIL 仅有一字之差，就是遗传方式不同，为常染色体隐性遗传方式。CARASIL 比 CADASIL 要少见得多，在临床上很难遇到。CARASIL 的致病基因是第 10 号染色体上的 *HTRA1* 基因突变，绝大部分家系都来自于日本。国际上第一个非日系的 CARASIL 家系报告来自我们团队的工作[13]。该病也有临床三主征：早年（20 ～ 40 岁）出现的脱发、反复卒中发作、颈椎和腰椎退行性变。患者多来自近亲结婚家庭，疾病呈现常染色体隐性遗传模式。CARASIL 在病理上也有平滑肌细胞的缺失，但是没有 CADASIL 特征性的嗜锇颗粒沉积。

影像特点

CADASIL 和 CARASIL 的脑部 MRI 影像学改变十分类似，均表现为多发腔隙性梗死和脑白质病变。其脑白质病变的分布模式与常见的缺血性脑血管病脑白质病变分布特点不同：易累及双侧的颞极和外囊区，尤其是双侧颞极的白质高信号（又称为 O'Sulliva 征）最具有特征性。腔隙性梗死容易分布在基底节区、脑桥、半卵圆区。其他非特异性的脑小血管病改变也很普遍，如脑萎缩、扩大的血管周围间隙和微出血。CARASIL 患者的脊柱 MRI 可以见到椎间盘的显著退行性变。

阅片思路

1. 患者年纪越轻，传统脑血管病危险因素越少，出现以上影像学改变越应该考虑此类疾病，反之亦然。单纯多发腔隙性梗死、脑室周围高信号而没有颞极高信号的时候，不易首先想到这两个病，但若临床上看到提示性症状或者家族史，建议进行相关的基因检测。

2. 比较年轻的患者要注意多发性硬化和 CADASIL 的鉴别。胼胝体病灶更容易见于多发性硬化，双侧颞极高信号则高度提示 CADASIL。

3. 头部影像并无法准确鉴别 CADASIL 和 CARASIL。总体来讲，CADASIL 的白质病变比较局限，CARASIL 的白质病变相对比较弥漫。按概率来讲，遇到 CADASIL 的概率远远超过 CARASIL。

典型病例

病例 5-5 患者女性，25 岁，因为右侧肢体轻度活动不便半个月就诊。该患者无任何常见脑血管病危险因素，目前认知能力正常。患者 3 年前开始脱发，目前呈秃顶状态。患者有一个 33 岁的哥哥，因为十几年的“颈椎病、腰椎病”进行过手术，但目前是卧床状态，痴呆，仅认识家人，并伴有癫痫发作，而且秃顶多年。该患者家族为少数民族，其父母为近亲结婚。患者的头部和颈部 MRI 如图 5-13 所示。

该患者的家族史、临床和影像学特点均完全符合 CARASIL 的诊断标准，是第一个国际上报告的非日本人 CARASIL 家系。

图 5-14 为一名 54 岁男性经过基因检测确证的 CADASIL 患者的图像，影像改变虽谈不上严重，但已经基本体现了 CADASIL 的影像特点。

该患者年轻时偏头痛，近期反复发作脑血管病，目前认知能力正常，但其姐姐患偏头痛、脑血管病，目前已经是痴呆状态，其姐姐的儿子目前也有偏头痛。其父亲年轻时也有偏头痛、反复脑血管病、痴呆，六十多岁已经过世，其家族史符合常染色体显性遗传的特点。

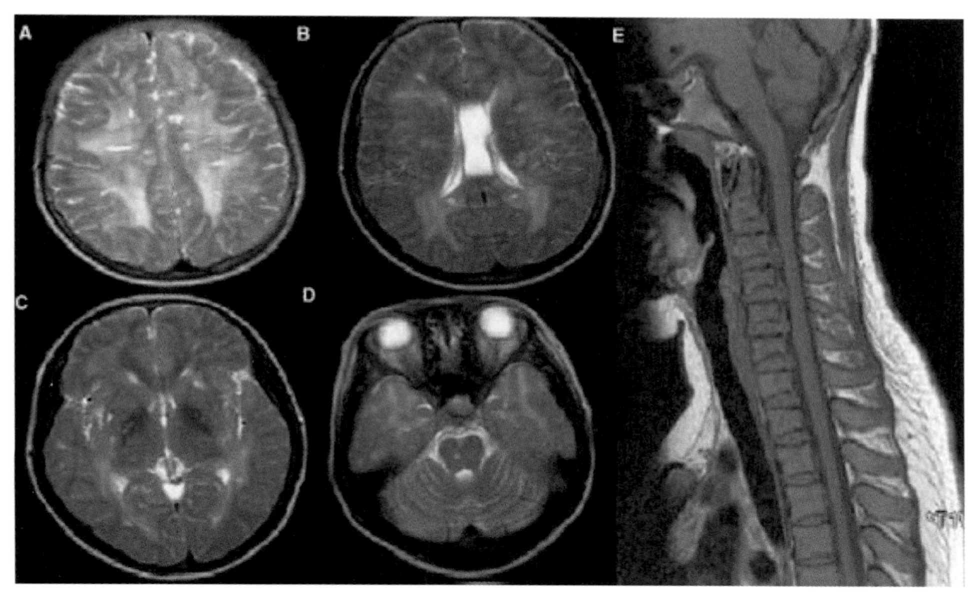

图 5-13　患者头部 MRI 的 T2 加权序列显示双侧外囊、半卵圆中心、脑室周围白质和脑干散在众多腔隙性梗死灶，广泛的脑白质病变尤其是双侧颞极白质的高信号引人注目。该患者的颈椎 MRI 表现为颈椎间盘突出、椎体变性和后纵韧带结节样增厚，对于一个 25 岁的年轻人而言，这种改变极不正常

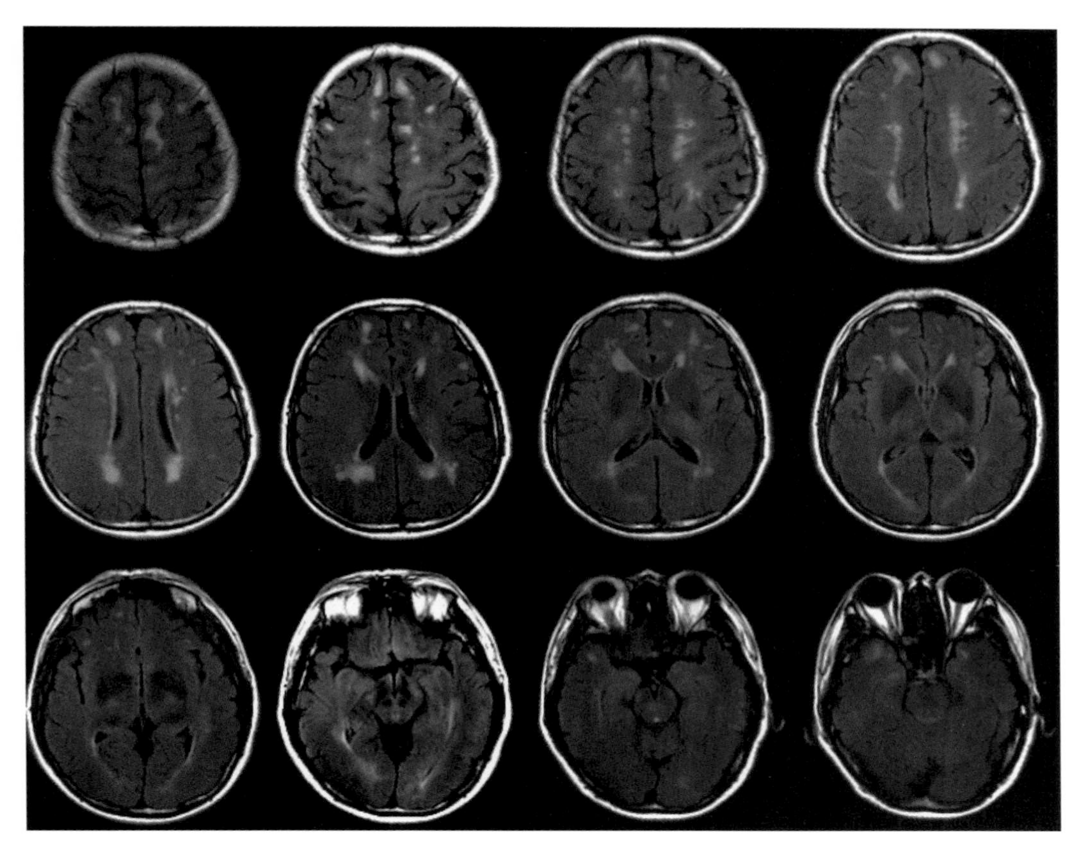

图 5-14　患者的 FLAIR 序列可见较为对称的、散在的白质高信号病变，与图 5-13 的 CARASIL 病例相比，白质病变较为局限。该患者双侧颞极也见少许高信号

基因检测

随着第三方检测机构的兴起，目前基因检测十分方便，针对这两种基因检测的脑血管病套餐也十分便宜，使得我们诊断这类疾病的难度大大降低。医生们需要熟知这类疾病的临床和影像特点，有可疑病例时积极进行基因检测，不但可以明确诊断，而且由于 CADASIL 的二级预防用药与寻常的脑血管病不尽相同，基因检测的结果将对用药起指导作用。此外，患者若确诊后还可以将致病基因的筛查扩展到子代，对子代的婚育以及进行辅助生殖筛选健康胚胎有重大的意义。

二、表现为痴呆、脑白质病变的硬脑膜动静脉瘘

概述

硬脑膜动静脉瘘（dural arteriovenous fistula，dAVF）是一种少见的脑血管畸形，由硬脑膜的动脉与硬脑膜静脉窦或者皮质静脉直接交汇所致。dAVF 由于所在的部位不同，导致临床表现多种多样，如搏动样耳鸣、头痛、眼肌麻痹、颅内出血和非出血性神经功能障碍如痴呆、帕金森综合征等，使得诊断十分困难。其中，以脑白质病变、痴呆和步态改变为主要临床表现的 dAVF 只占 dAVF 病例的很小比例，识别更加困难。以痴呆为主要临床表现的 dAVF 通常表现为快速进展性痴呆，少数可有肢体活动不灵、步态不稳、帕金森综合征[14]。

影像特点

本书仅介绍与认知障碍有关的 dAVF 的影像学表现，而且以非血管造影的常规 MRI 序列为主，以便于更好地识别该种特殊情形，便于之后进行 CTA、MRA、DSA 来确诊。

1. MRI

导致痴呆的 dAVF 在常规序列上可有两类表现。一类是双侧丘脑为主的弥漫性水肿所显示的 T2 序列高信号，边界不清，弥散受限不明显，可合并出血。此类影像改变即使当时不能明确诊断，也不易漏诊。造影多为天幕区动静脉瘘，部分患者易合并直窦的血栓形成。神经内科医生可能对直窦血栓形成的影像特点比较敏感，识别率较高，应切记当考虑直窦血栓形成时，若患者没有高凝因素，需要完善血管造影排查动静脉瘘。另一类表现为 T2 序列双侧半卵圆区、侧脑室旁弥漫性脑白质高信号，面积可大可小，可对称，也可一侧重一侧轻，造影多为上矢状窦、横窦、乙状窦的动静脉瘘，合并血栓形成者少见。另外，MRI 还可见丛集血管留空、脑膜血管扩张、增强扫描的脑膜静脉异常强化等 dAVF 表现。确诊均需血管造影检查。此类脑白质病变鉴别诊断

范围极广，早期甚至连白质改变都不明显，极易误诊，有时又容易被当作是老年性改变而漏诊。

2. MRA 和 DSA

DSA 能够清晰显示动静脉瘘的瘘口部位、供血动脉、引流静脉情况，是确诊的金标准。MRA 反映血管畸形虽然不如 DSA 清晰、全面、准确，但是检查方便易行，通常会显示出异常显影的静脉窦、引流静脉和瘘口附近杂乱的异常血管影。脑内静脉系统通常不应在 MRA 扫描上显影，如果出现部分显影，高度怀疑存在动静脉瘘的可能。

典型病例

病例 5-6 患者男性，72 岁，以“头昏耳鸣 9 个月，反应迟钝、言语笨拙 20 日”为主诉就诊。神经系统查体无阳性体征。MMSE：19 分。头部 MRI 的 T2 序列显示大面积白质高信号，弥散序列改变不明显（图 5-15）。

该患者的 MRA、DSA 如图 5-16 所示。

硬脑膜动静脉瘘在 CT 和 MRI 常规序列上表现为脑白质病变者，是其中的少数，图像很不特异，误诊率极高。不明原因的中老年脑白质病变，从血管性因素角度考虑，至少不要忘记常规完善 MRA 检查，发现可疑异常血管者需要进行 DSA 检查来确诊。

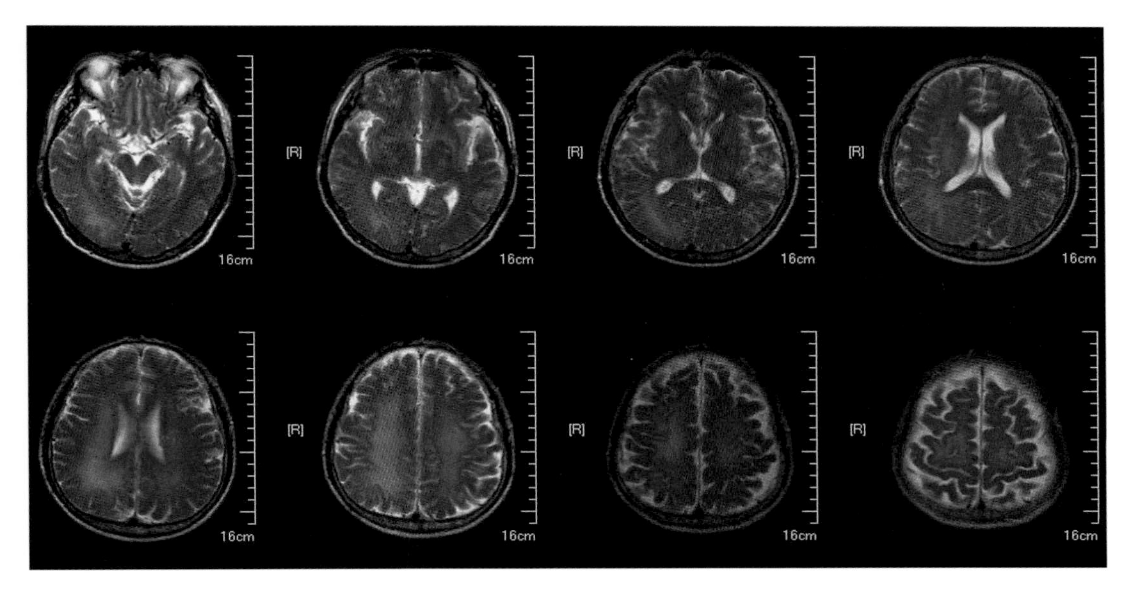

图 5-15 MRI 可见大脑半球广泛的、弥漫性脑白质 T2 高信号，右侧为重

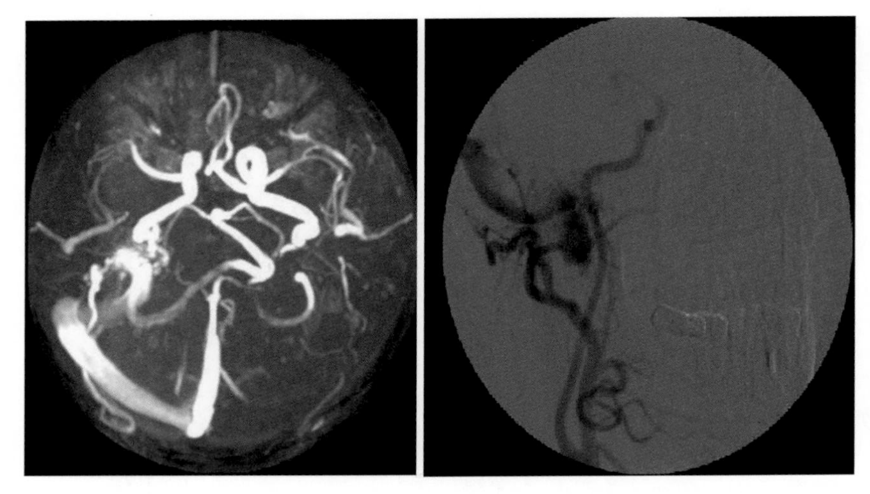

图 5-16 患者的 MRA 可见右侧的乙状窦、横窦及部分上矢状窦同时显影，右侧乙状窦区域有混杂血管信号影，提示为瘘口。DSA 显示为颈外动脉的分支上颌动脉与乙状窦之间的动静脉瘘

三、原发性中枢神经系统血管炎

概述

原发性中枢神经系统血管炎（primary angiitis of the central nervous system，PACNS）属于神经系统罕见病，是一种病因不清的、以中枢神经系统中小管径血管受累为主的免疫性疾病。各年龄段均可发病，但以四五十岁为高发年龄段，男性略多。PACNS 多以亚急性起病，症状多种多样而不特异，头痛、认知障碍、偏瘫是出现率排在前三位的临床症状。血清学各种系统性血管炎标志物检查通常为阴性，大部分患者脑脊液检查可见蛋白质显著升高，细胞数可轻度升高，约一半患者颅内压增高。影像学检查多有阳性发现，但不具备特异性。若脑脊液检查和头部 MRI 结果均为阴性，则 PACNS 可能性较小。皮质下联合软脑膜的组织活检发现原发的血管透壁性损害及血管破坏性炎性反应是诊断 PACNS 的金标准。治疗需要长程的免疫治疗，大多可病情缓解，少数患者易复发。

影像特点

绝大部分 PACNS 患者在 CT 和 MRI 检查中会出现异常改变，尽管缺乏特异性，但在临床上对 PACNS 的诊断、鉴别诊断具有重要意义。

1. CT

CT 病灶多显示为不同程度的异常低密度信号影，少数可见脑实质出血、蛛网膜下腔出血或者脑室出血。

2. MRI

MRI 是对 PACNS 最敏感的影像学检查方法，对病灶的显示显著优于 CT，90% 以上可有阳性发现。在 PACNS 的多种影像学表现中，同时累及皮质和皮质下的多发性梗死最为常见，其次是类似多发性硬化的、但有融合倾向的白质病变。SWI 序列常可见脑实质多发无症状微出血。在前述多发性梗死或者脱髓鞘样病变的基础之上发现多发的微出血，更支持 PACNS 的诊断。增强扫描病灶多有强化，表现为结节样、环状强化，周边软脑膜强化。大的病灶周边可有水肿，易被误诊为肿瘤。

3. 脑血管成像

各种血管成像如 CT 血管成像（CTA）、磁共振血管成像（MRA）、数字减影血管造影（DSA）等在典型病例可出现脑中、小动脉的多灶性、节段性、串珠样的狭窄或扩张，但总体上对 PACNS 诊断的敏感性和特异性均不高，阳性结果可作为疑诊 PACNS 的证据。PACNS 的确诊是依靠脑、软脑膜的活检，但是由于病变常常是节段性的，活检的阳性率也不是很理想。

典型病例

病例 5-7　患者女性，39 岁，既往体健。本次因头痛、反应迟钝 1 个月在当地医院就诊，头部 MRI 如图 5-17 所示，头部 MRA 未见明显异常。进行了包括风湿结缔组织病、

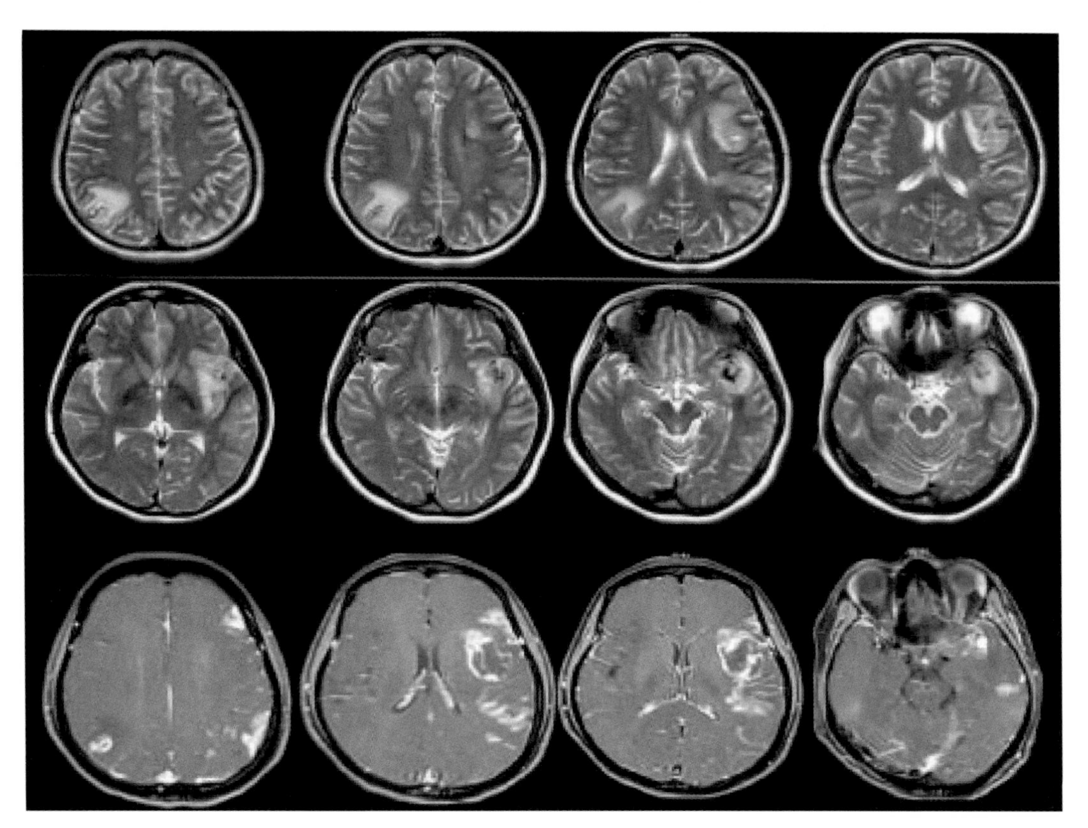

图 5-17　患者外院增强 MRI 部分图片，T2 序列可见累及额、颞、顶叶的多发皮质、皮质下高信号病变，左侧颞极病灶内有低信号（出血）。增强可见病灶结节样、环样、线样强化，部分软脑膜强化

自身免疫性脑炎在内的各项指标的全面化验未见异常，完善腰椎穿刺化验显示蛋白质和细胞数轻度升高，糖、氯化物在正常水平。因不能排除肿瘤进行脑活检，结果显示脑膜血管全层淋巴细胞浸润，脑实质病灶内符合缺血坏死性改变，未见肿瘤细胞，符合血管炎改变。

给予患者甲泼尼龙冲击治疗，接续泼尼松口服，患者头痛很快缓解。治疗 3 个月后主要遗留记忆力的减退，在我院门诊复查 MRI 如图 5-18 所示。该患者再次接受系统性

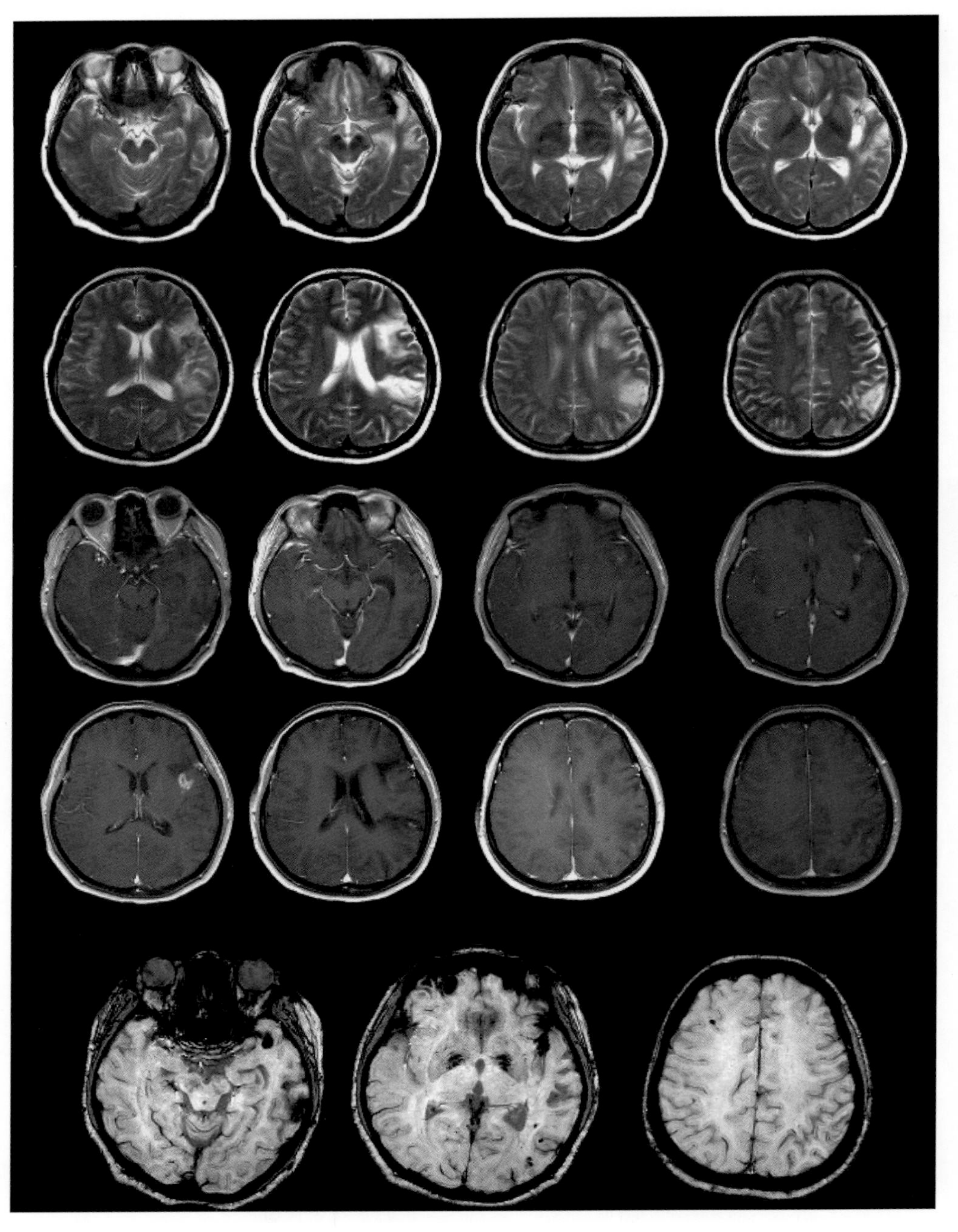

图 5-18 复查 MRI 可见部分皮质病灶完全消失（右顶叶），原较大病灶呈软化改变，部分软脑膜仍有强化。SWI 序列可见左侧颞、枕叶和右侧额叶皮质微出血病灶

血管炎相关各种血液标志物检查，仍为阴性。综合病史、检查结果和治疗反应，诊断为PACNS。

参考文献

[1] Bowler JV，Hachinski V. Vascular cognitive impairment：a new approach to vascular dementia. Baillieres Clin Neurol. 1995；4（2）：357-376.

[2] Skrobot OA，O'Brien J，Black S，Chen C，DeCarli C，Erkinjuntti T，Ford GA，Kalaria RN，Pantoni L，Pasquier F，Roman GC，Wallin A，Sachdev P，Skoog I；VICCCS group，Ben-Shlomo Y，Passmore AP，Love S，Kehoe PG. The Vascular Impairment of Cognition Classification Consensus Study. Alzheimers Dement. 2017；13（6）：624-633.

[3] Grysiewicz R，Gorelick PB. Key neuroanatomical structures for post-stroke cognitive impairment. Curr Neurol Neurosci Rep. 2012；12（6）：703-708.

[4] Chui HC. Subcortical ischemic vascular dementia. Neurol Clin. 2007；25（3）：717-740.

[5] Roh JH，Lee JH. Recent updates on subcortical ischemic vascular dementia. J Stroke. 2014；16（1）：18-26.

[6] Huisa BN，Rosenberg GA. Binswanger's disease：toward a diagnosis agreement and therapeutic approach. Expert Rev Neurother. 2014；14（10）：1203-1213.

[7] Charidimou A，Boulouis G，Gurol ME，Ayata C，Bacskai BJ，Frosch MP，Viswanathan A，Greenberg SM. Emerging concepts in sporadic cerebral amyloid angiopathy. Brain. 2017；140（7）：1829-1850.

[8] Banerjee G，Carare R，Cordonnier C，Greenberg SM，Schneider JA，Smith EE，Buchem MV，Grond JV，Verbeek MM，Werring DJ. The increasing impact of cerebral amyloid angiopathy：essential new insights for clinical practice. J Neurol Neurosurg Psychiatry. 2017；88（11）：982-994.

[9] Charidimou A，Linn J，Vernooij MW，Opherk C，Akoudad S，Baron JC，Greenberg SM，Jäger HR，Werring DJ. Cortical superficial siderosis：detection and clinical significance in cerebral amyloid angiopathy and related conditions. Brain. 2015；138（Pt 8）：2126-2139.

[10] Raposo N，Rodrigues M，Romero JR，Schneider JA，Schreiber S，Smith EE，van Buchem MA，Viswanathan A，Wollenweber FA，Werring DJ，Greenberg SM；International CAA Association. Advancing diagnostic criteria for sporadic cerebral amyloid angiopathy：Study protocol for a multicenter MRI-pathology validation of Boston criteria v2.0. Int J Stroke. 2019；14（9）：956-971.

[11] Boulouis G，Charidimou A，Greenberg SM. Sporadic Cerebral Amyloid Angiopathy：Pathophysiology，Neuroimaging Features，and Clinical Implications. Semin Neurol. 2016；36（3）：233-243.

[12] 高晗，孙洪赞，李维帅，等．经病理证实的CNS表面含铁血黄素沉积症1例报告．临床神经病学杂志，2020，33（2）：110-111.

[13] Zheng DM，Xu FF，Gao Y，Zhang H，Han SC，Bi GR. A Chinese pedigree of cerebral autosomal recessive arteriopathy with subcortical infarcts and leukoencephalopathy（CARASIL）：clinical and radiological features. J Clin Neurosci. 2009；16（6）：847-849.

[14] Brito A，Tsang ACO，Hilditch C，Nicholson P，Krings T，Brinjikji W. Intracranial Dural Arteriovenous Fistula as a Reversible Cause of Dementia：Case Series and Literature Review. World Neurosurg. 2019；121：e543-e553.

第六章　克-雅病

概述

克-雅病（Creutzfeldt-Jakob disease，CJD）是朊蛋白病中的代表性疾病，是比较罕见的、致死性的神经变性病。人类从病因学上认识这种疾病也就二十多年时间，相关研究进展很快，认识越来越深入。朊蛋白病的确切发病机制不清楚，正常的朊蛋白由于某种原因发生了错误的折叠而沉积在神经系统，引发神经变性、星形胶质细胞增生和大脑海绵样改变。

CJD 有多种临床亚型，其中最常见的类型是散发性 CJD（sporadic CJD，sCJD），占患者总数的 85%。其次为朊蛋白基因（*PRNP*）突变所致的家族性 CJD，占 10% ～ 15%。另有个别的医源性 CJD 和与疯牛病相关的变异型 CJD，主要出现在国外。本章主要阐述 sCJD 的临床和影像特点。

CJD 是快速进展性痴呆的代表性疾病之一。如何界定快速进展性痴呆，学界并没有统一的意见，使用最多的是以 1 年为标准，即 1 年内患者由正常发展为痴呆就视为快速进展性痴呆。在各国的研究中，由于研究单位不同，快速进展性痴呆的主要病种构成比例差异很大，但是 CJD 必定位于第一梯队当中。而且，CJD 不但会在数月内发展为重度痴呆，绝大部分患者会在 1 年内死亡，是最为致命的快速进展性痴呆类型。

临床特点

sCJD 患者主要是中老年人，以六七十岁为主。其核心的临床症状为快速进展的认知功能障碍、小脑性共济失调、肌阵挛、视觉障碍、锥体系和锥体外系症状，最终进展为无动性缄默状态[1]。sCJD 的早期症状很不特异，患者可有头痛、头晕、疲乏无力、萎靡不振、心境低落、易激惹、失眠多梦等表现，很难在这一阶段得到诊断。随着疾病的进展，共济失调、视觉障碍、定向力和记忆力等认知功能障碍开始出现并逐步加重，肌阵挛、肢体僵硬、肌张力障碍也很常见，并逐渐导致患者失去运动能力而卧床。病情进展迅速，绝大部分患者会在 1 年内死于各种并发症。sCJD 的主要临床症状特异性不强，可见于许多其他的神经系统疾病，导致误诊是普遍现象[2]。

辅助检查在 sCJD 的诊断中发挥着重要作用，目前主要有三种检查手段：脑电图、脑脊液 14-3-3 蛋白检测和 MRI 弥散加权成像（DWI）序列扫描[3]。sCJD 患者的脑电图可显示周期性尖波复合波（periodic sharp wave complexes，PSWC），即各导联周期性同步出现三相波或棘慢波，对诊断 sCJD 有很高的特异性，但敏感性较低，尤其在疾病的早期出现率很低。绝大部分 sCJD 患者的脑脊液 14-3-3 蛋白阳性，也是支持 sCJD 诊断的重要依据。该蛋白是急性神经元损害的指标，虽然可见于其他疾病如脑炎、AD、脑血管病，但在 sCJD 中的阳性率远远高于在其他疾病中的阳性率。MRI 的 DWI 序列是诊断 CJD 的重要辅助检查，阳性率很高，详见下文介绍。目前国内主要是依靠磁共振 DWI 序列辅以 14-3-3 蛋白检测和脑电图来辅助 CJD 的诊断。近几年来 CJD 领域最重要的研究进展是使用 RT-QuIc 方法（实时震动诱导转化）检测扩增的脑脊液中朊蛋白，被认为是迄今为止最准确的 CJD 诊断技术，但目前国内尚未常规开展。

影像特点

1. MRI

磁共振是目前诊断 sCJD 最为实用的工具，敏感性和特异性均可以达到很高的水平。最为特征性的 sCJD 改变是[4-5]：DWI 序列显示的皮质线样高信号（称为丝带征或者花边征）和（或）基底节区尾状核、壳核、丘脑的高信号，在 ADC 图上呈现低信号。这种高信号改变在 FLAIR 序列上也可以观察到，但范围和强度一般不如 DWI 序列明显，在 T2 序列上往往更不明显。DWI 序列上的高信号不是一成不变的，可逐渐增多，也可以逐渐消失，消失后往往会出现严重的皮质萎缩。晚期 CJD 通常都有严重的大脑和小脑萎缩。

2. ^{18}F-FDG PET

^{18}F-FDG PET 可以比较敏感地显示出大脑皮质弥漫或者局限的低代谢，可累及基底节区，与 CJD 的神经变性病性质相符。PET 改变可早于 DWI 的改变，并且异常低代谢的区域范围往往比 DWI 的异常信号区域范围更大。这种改变本身虽无诊断意义，但在与炎症类疾病鉴别时有一定的意义。

阅片思路

1. 花边征并非 CJD 独有，也可见于缺血缺氧性脑病、高氨血症、低血糖脑病、线粒体脑肌病伴高乳酸血症和卒中样发作（mitochondrial encephalomyopathy with lactic acidosis and stroke-like episode，MELAS）、癫痫发作和自身免疫性脑炎等疾病。CJD 的花边征与其他脑病花边征的不同之处在于，其改变主要见于 DWI 序列，FLAIR 序列次之，T2 序列改变最不显著。而其他脑病大多是 FLAIR 序列和 T2 序列改变比 DWI 序列改变明显。

2. CJD 的花边征既可以是弥漫性的，也可以是局限性的，可对称，亦可不对称。花边征通常不累及中央沟附近脑区，如中央前回和中央后回，有人称之为中央沟区回避现象。在其他脑病所致的花边征中，这一回避现象不明显。

3. CJD 的 DWI 高信号是真正的弥散受限，所以在 ADC 图上往往为低信号。而其他脑病、脑炎往往是由于存在血管源性水肿而在 DWI 序列上信号略高，但在 ADC 图上往往不是低信号。

4. 当临床怀疑 CJD 而 MRI 未见异常时，不要断然否定 CJD。如果找不到其他合理的解释，以月为单位复查包括 DWI 在内的 MRI 是必要的，有时在后面的复查中可观察到典型影像的出现。

5. 少部分 sCJD 患者始终不出现 DWI 信号的改变，应注意结合其他辅助检查综合进行判定。

6. 自身免疫性脑炎、副肿瘤综合征在 ^{18}F-FDG PET 上可见到高代谢区，与炎症反应有关，可与 CJD 相鉴别。个别自身免疫性脑炎可见 DWI 花边征，并非规律性改变。无论是考虑 CJD 还是自身免疫性脑炎，自身免疫性脑炎抗体的检测都应该进行。

典型病例

病例 6-1 患者女性，63 岁，以“性格改变、反应迟钝 3 个月”就诊。患者原来为主持家务的家庭主妇，近 3 个月变得“懒惰”，无所事事，不做家务，不关心家人，自己也懒于梳洗打扮。家人一开始以为其心情不好，后来发现其交流困难，说话词不达意，并有肢体震颤和走路不稳，这才开始看病。当地医院诊断为脑梗死，治疗无效，反应愈加迟钝，生活无法自理。查体：神志清楚，言语不流利，找词困难，能理解大部分问话，有重复性语言，记忆、定向力粗测明显受损，注意力不能集中。四肢肌力正常，右侧肢体肌张力略高，双手可见动作性震颤，轮替动作笨拙，双侧巴宾斯基征可疑阳性。MRI 检查，该患者的 T1、T2、FLAIR 序列未见异常，DWI 序列（图 6-1）可见左侧大脑半球

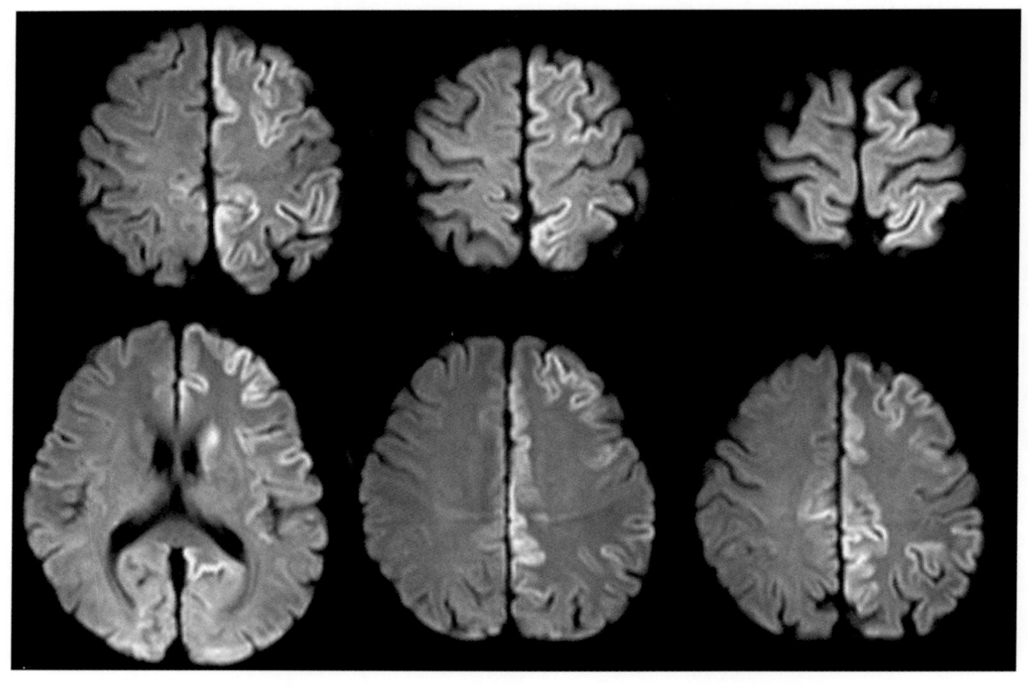

图 6-1 患者的弥散加权成像序列，可见左侧大脑半球为主的皮质高信号，即花边征，以左侧额叶内外侧面、顶叶最为显著。左侧尾状核头也出现高信号改变。注意左侧中央沟附近的中央前回、中央后回并无花边征，即所谓的中央沟区回避现象

为主的皮质高信号。另外，患者无法配合量表检查。

看到该种影像学改变，CJD 的可能性上升到了首位。为该患者进行腰穿检查，14-3-3 蛋白阳性，朊蛋白基因 129 位点为 MM 型（CJD 的高危基因型）。自身免疫性脑炎抗体检测阴性。该患者动态脑电图未见周期性尖波复合波。综合以上临床检查结果，诊断为 CJD。该患者共住院 2 周，期间就能观察到病情的加重，主要是言语的减少、自主活动减少，四肢肌张力进一步增高。该患者出院后 4 个月死亡。

下一病例为相对晚期的 CJD 病例。

病例 6-2 患者男性，71 岁，病史近半年，来诊时已经四肢僵硬卧床，高度痴呆。响声以及查体刺激肢体时可诱发肌阵挛。该患者的头部 MRI 如图 6-2 所示。

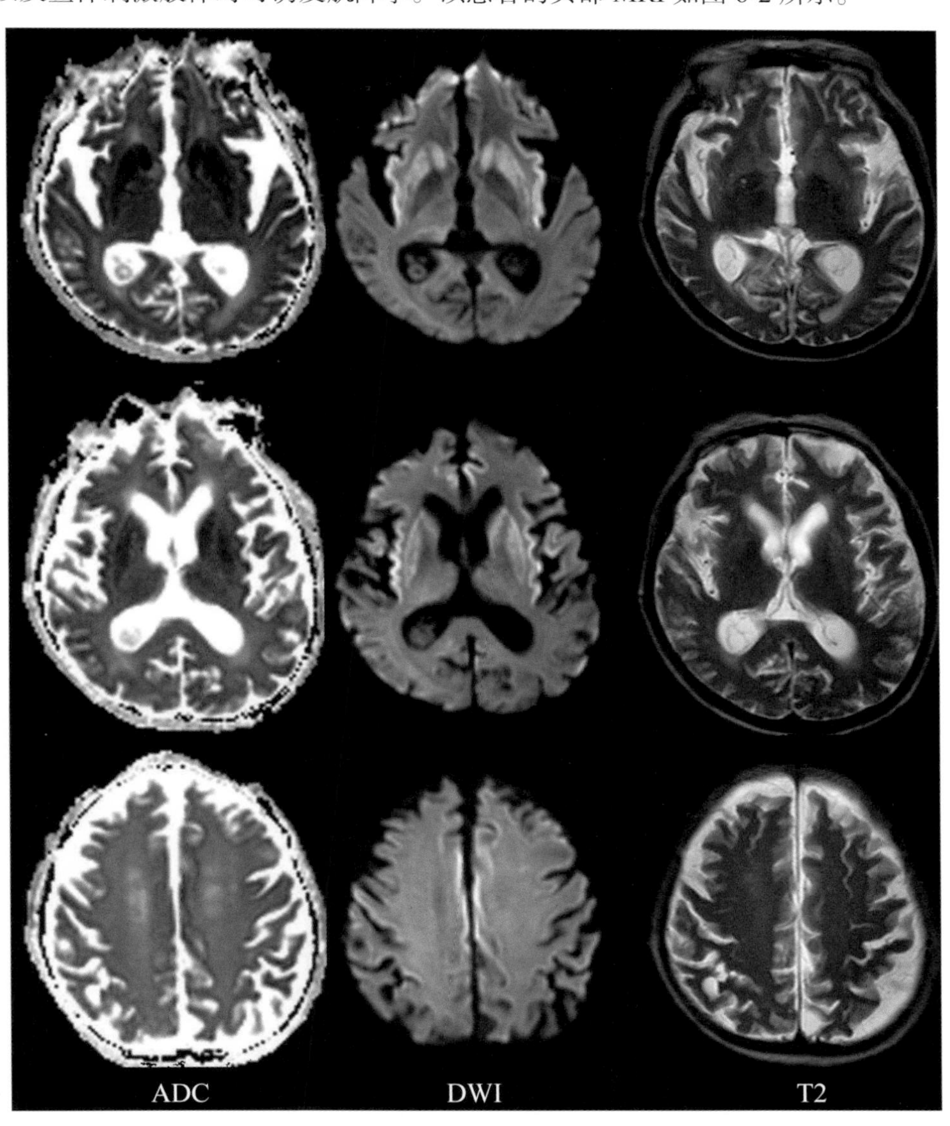

图 6-2 从左到右分别为 ADC、DWI 和 T2 序列。可见双侧尾状核、壳核弥散显著受限：DWI 序列高信号、ADC 图低信号。额叶的内侧面、岛叶可见少许花边征，若没有基底节核团异常信号的同时存在，恐难以识别。T2 序列可见高度脑萎缩，而该患者半年前 MRI 萎缩并不明显

该患者的脑电图呈现极为典型的 PSWC（图 6-3）。

由于受到新冠肺炎疫情的影响，未能进行脑脊液 14-3-3 蛋白的外送检测，但已经符合 CJD 的诊断标准。

最后，再呈现一例病程较早期的 CJD 患者的 DWI 图像，加强一下对花边征和中央沟区回避的认识（图 6-4）。

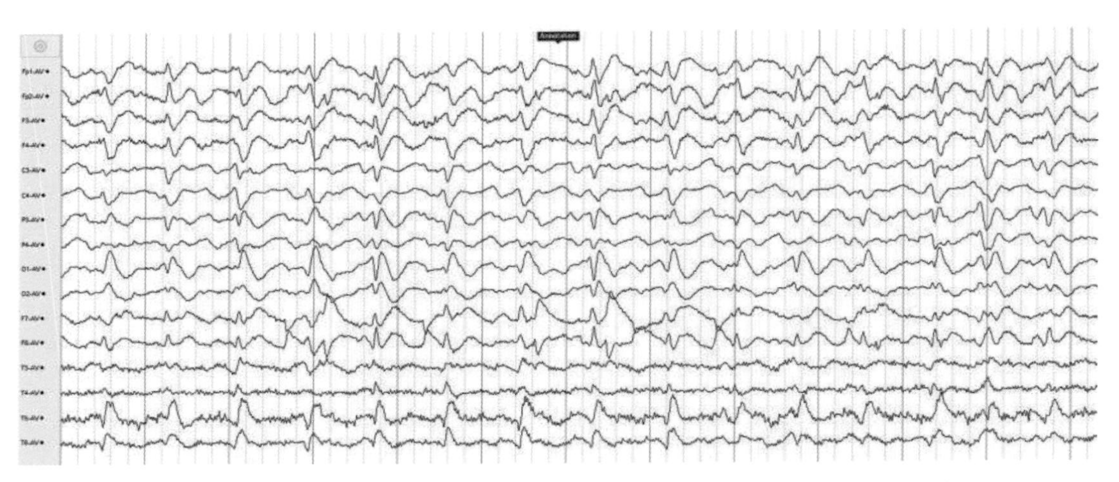

图 6-3 患者的周期性尖波复合波（PSWC）：各导联周期性同步出现三相波

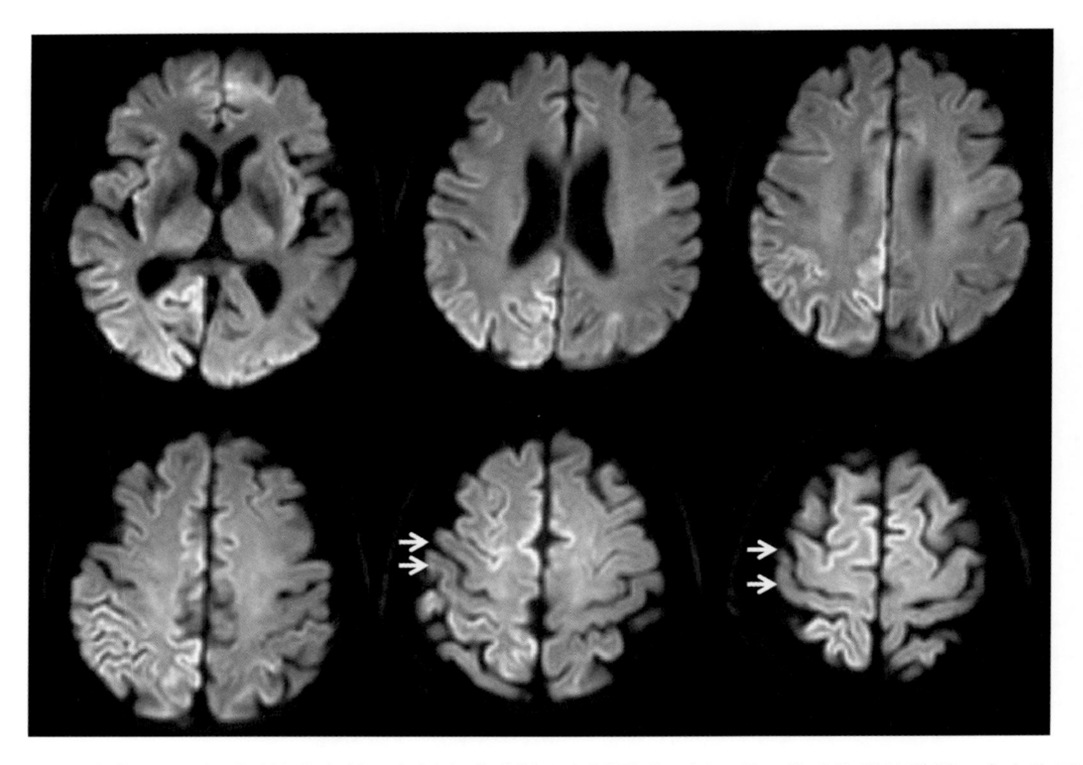

图 6-4 患者 DWI 序列可见花边征，右侧半球受累比左侧严重，额、顶、枕叶均明显受累。中央沟区回避现象（白色箭头）十分明显

小结

CJD 是没有治疗方法的致死性疾病，宣布“死刑”必须慎之又慎，尤其是要避免把可治疗疾病如炎症类疾病误诊为 CJD。充分利用脑电图、脑脊液和 MRI 检查十分重要，不能确诊的病例要动态复查。对任何一个快速进展性痴呆的患者进行 MRI 检查时，都一定要涵盖 DWI 序列扫描。对不能确诊的病例进行激素冲击试验性治疗，观察疗效也是一种可行的策略，可以最大限度地避免错失治疗良机。

参考文献

[1] Zerr I，Kallenberg K，Summers DM，et al. Updated clinical diagnostic criteria for sporadic Creutzfeldt-Jakob disease. Brain，2009，132（Pt 10）：2659-2668.
[2] Paterson RW，Torres-Chae CC，Kuo AL，et al. Differential diagnosis of Jakob-Creutzfeldt disease. Arch Neurol，2012，69（12）：1578-1582.
[3] Rudge P，Hyare H，Green A，et al. Imaging and CSF analyses effectively distinguish CJD from its mimics. J Neurol Neurosurg Psychiatry，2018，89（5）：461-466.
[4] Fragoso DC，Gonçalves Filho AL，Pacheco FT，et al. Imaging of Creutzfeldt-Jakob Disease：imaging patterns and their differential diagnosis. Radiographics，2017，37（1）：234-257.
[5] Vitali P，Maccagnano E，Caverzasi E，et al. Diffusion-weighted MRI hyperintensity patterns differentiate CJD from other rapid dementias. Neurology，2011，76（20）：1711-1719.

第七章　自身免疫性痴呆

自身免疫性痴呆（autoimmune dementia）的提法用得并不多，是指由免疫介导的神经系统疾病中以认知功能障碍为主要临床症状的一组疾病，包括自身免疫性脑炎、副肿瘤性脑炎以及系统性自身免疫性疾病的神经系统受损。近些年来，人们对这些疾病尤其是自身免疫性脑炎的认识突飞猛进，诊断和治疗能力得到了极大的提高，是为数不多的神经病学领域重大进展之一。由于此类疾病的治疗效果相对较好，临床医生应该高度重视，避免错过此类可治性痴呆[1]。

第一节　自身免疫性脑炎

概述

尽管过去这一类疾病也肯定长期存在，但针对神经元表面或者突触蛋白的自身抗体所导致的自身免疫性脑炎被认识的时间很短。2007 年才出现了第一个被认识的自身免疫性脑炎：抗 N- 甲基 -D- 天冬氨酸受体（N-methyl-D-aspartate receptor，NMDAR）脑炎。到目前为止，已经有十余种自身免疫性脑炎抗体被确认，毫无疑问这个数目会逐渐增加。尽管缺乏准确的数据，目前估计自身免疫性脑炎可能占全体脑炎病例的 20%。其中以抗 NMDAR 脑炎最常见，至少占自身免疫性脑炎的一半以上，其次为抗富亮氨酸胶质瘤失活蛋白 1（LGI1）抗体相关脑炎和抗 γ- 氨基丁酸 B 型受体（$GABA_BR$）抗体相关脑炎等。国内于 2010 年报道了首例抗 NMDAR 脑炎病例，其后各型自身免疫性脑炎也被陆续报告。在我们医院痴呆门诊最常见的自身免疫性脑炎是主要影响中老年人的抗 LGI1 脑炎，我们的团队也于 2018 年在国际期刊上报告了来自痴呆门诊的一组抗 LGI1 脑炎[2]。自身免疫性脑炎的靶抗原位于神经元细胞表面，免疫反应以体液免疫为主，神经系统功能障碍相对可逆，免疫治疗效果相对较好。

自身免疫性脑炎共同的临床特点包括急性或者亚急性起病，癫痫、快速进展的认知障碍、精神行为异常以及不自主运动、自主神经功能障碍、意识水平下降等[3]。每一型自身免疫性脑炎又有其相对独特的临床特点，如抗 NMDAR 脑炎的中枢性低通气、抗

LGI1脑炎的面–臂肌张力障碍发作等。

由于篇幅所限，本节将以抗LGI1脑炎为自身免疫性脑炎的代表进行介绍。选择抗LGI1脑炎的原因是：发病率较高，在自身免疫性脑炎中可排在第2位；患者以中老年人为主，与常见的老年期痴呆就诊年龄段重合；部分患者痴呆较重，癫痫较轻，容易与其他的老年期痴呆混淆。

临床特点

抗LGI1脑炎多见于中老年人，男性略多于女性。起病以亚急性为主，也可急性起病。患者认知功能下降，注意力、记忆力、定向力减退突出，伴有一定的精神行为异常和性格改变。大部分患者都有癫痫发作，但以部分性发作居多，全面性发作少见，也可有痴笑发作、立毛肌收缩等特殊类型发作。面–臂肌张力障碍发作（faciobrachial dystonic seizure，FBDS）是该病特征性的发作症状，表现为单侧手臂及面部乃至下肢的频繁、短暂的不自主抽动，其发作时间短暂，一般仅数秒，发作频繁者可达每日数十、上百次，但脑电图监测通常难以发现痫性波。睡眠障碍、小脑性共济失调也较常见。血液化验常可见顽固性低钠血症，脑脊液化验白细胞数正常或者轻度升高，血或者脑脊液LGI1抗体阳性。总体来讲，抗LGI1脑炎具有边缘叶脑炎的典型表现。一个中老年边缘叶脑炎患者若有FBDS或顽固性低钠血症，可高度怀疑抗LGI1脑炎。

影像特点

1. MRI

首先需要说明自身免疫性脑炎患者的头部MRI可以是完全正常的，尤其是诊断和治疗比较及时的患者。最常见的MRI改变为单侧或者双侧颞叶内侧尤其是海马的T2和FLAIR序列高信号病灶，有时也可见到颞叶外侧受累[4]。部分患者可见基底节区T2和FLAIR序列高信号病灶，以尾状核、壳核受累较多，其他脑区也可见非特异性的片状高信号。与T2序列相比，通常改变在FLAIR序列上更为清晰。病灶在DWI序列一般改变不明显，增强扫描大多强化也不明显。自身免疫性脑炎的MRI可有动态性变化，病灶增多或者减少、不同部位先后出现，均可以见到。治疗显效时异常病灶可完全消失，严重的、预后不好的患者可出现海马及皮质的萎缩。

2. ^{18}F–FDG PET

有的患者^{18}F-FDG PET可见内侧颞叶和（或）基底节区高代谢改变，比MRI改变更早、更显著。少部分自身免疫性脑炎患者也可以出现低代谢区，但是在抗LGI1脑炎患者少见。异常代谢的脑区可在免疫治疗后恢复正常。

阅片思路

1. 颞叶内侧异常信号改变也可见于单纯疱疹病毒性脑炎、癫痫持续状态、胶质瘤甚至脑血管病等，应注意鉴别。自身免疫性脑炎的颞叶病灶大多集中在海马区域，范围通常不大。单纯疱疹病毒性脑炎的颞叶损害通常不对称，面积可更大，灰白质均受累，颞极和颞叶内外侧都可受累，病灶内可伴有出血性改变，所以 SWI 序列若发现病灶内有出血就更支持单纯疱疹病毒性脑炎。

2. 自身免疫性脑炎的基底节病灶与克-雅病（CJD）的基底节病灶形态十分类似，但自身免疫性脑炎病灶的 DWI 序列改变不明显，而 CJD 病灶的弥散改变十分突出，在 DWI 序列上为高信号、ADC 图为低信号。抗 LGI1 脑炎的基底节病灶与 FBDS 发作有一定联系。

3. 根据我们的经验和文献报道，极个别自身免疫性脑炎的基底节病灶可在 T1 序列上呈现高信号，机制不清。

4. 自身免疫性脑炎患者进行 ^{18}F-FDG PET 检查对于与 CJD 和快速进展的 AD、FTLD 鉴别有一定的意义。这几个疾病一般不会出现高代谢区，低代谢区的分布也各有特点。

典型病例

病例 7–1 患者男性，65 岁，以“抽搐、记忆力差 2 个月”就诊。患者 2 个月前开始抽搐，既有强直阵挛发作，也有愣神、咂嘴等部分性发作。在外院给予抗癫痫治疗疗效不佳。患者同时出现记忆力明显减退，定向力差，偶有胡言乱语。就诊中经常可以观察到面部和一侧上肢不自主短暂的抖动。化验血钠为 124 mmol/L。患者头部 MRI 的 FLAIR 序列如图 7-1 所示。

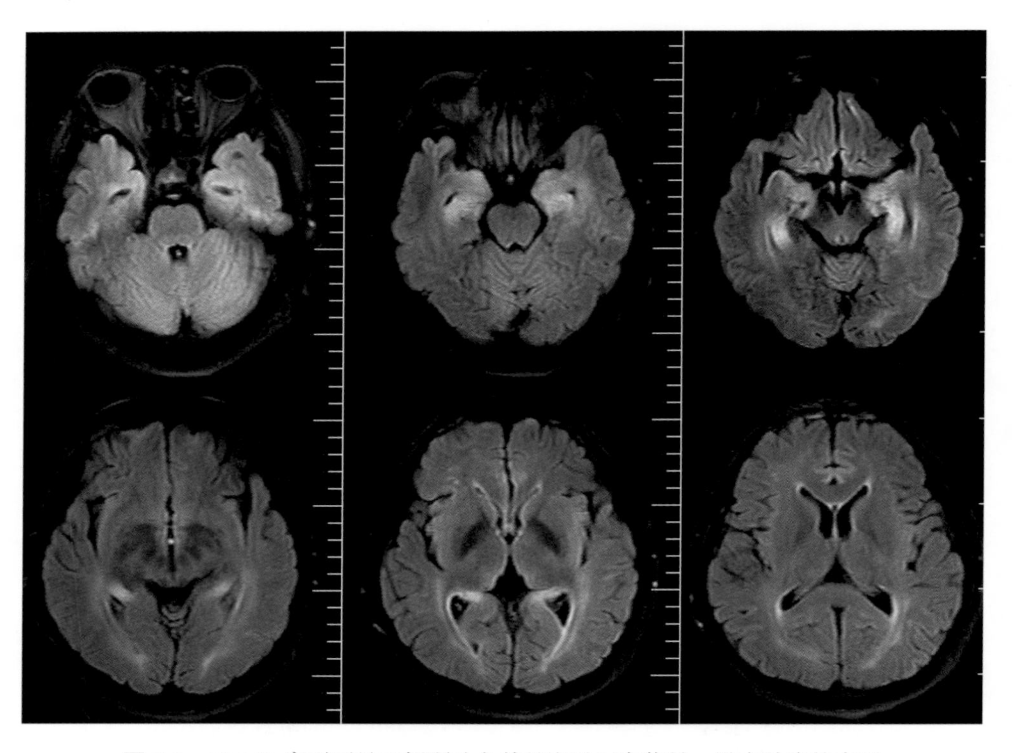

图 7-1 FLAIR 序列可见双侧颞叶尤其是海马区高信号，没有肿胀的表现

该患者的血液和脑脊液均有 LGI1 抗体阳性。给予患者激素冲击治疗，反应良好，记忆力明显提高，抽搐未再发作。但该患者在出院后 4 个月口服激素减量过程中病情反复，后期又再次调整免疫治疗方案。

病例 7-2　患者女性，64 岁，以“反复抽搐发作、记忆力下降 10 个月”入院。10 个月前开始出现抽搐发作，为强直阵挛发作，在当地医院给予抗癫痫治疗。但之后仍然有间断痫性发作，共发作了 5 次。同时患者出现记忆力下降，逐渐加重，近 3 个月出现幻听、被害妄想。在当地医院给予口服氯氮平等药物后精神症状好转，但记忆力下降持续加重，目前达到刚发生的事情就忘记的程度。化验血钠为 127 mmol/L。MMSE：18 分。该患者 MRI 的 FLAIR 序列如图 7-2 所示。

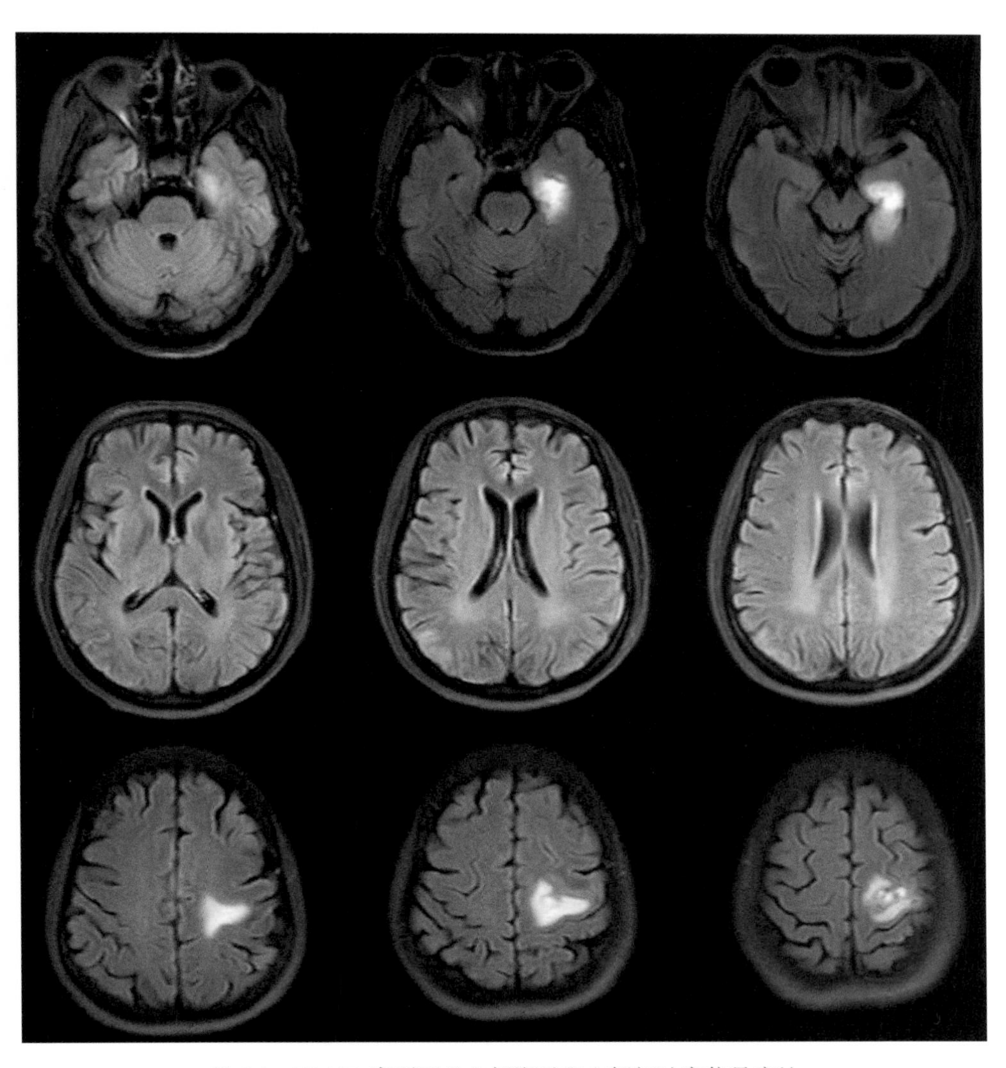

图 7-2　FLAIR 序列可见左侧海马和左侧额叶高信号病灶

该患者血液 LGI1 抗体阳性（1：32）。给予激素冲击治疗后，1 周即见到记忆力显著提升。该患者后口服激素和吗替麦考酚酯 9 个月，其间未服用抗癫痫药物，但是没有抽搐发作，自觉记忆力完全恢复正常而自行停药。4 个月后出现左侧肢体麻木感，同时再次出现记忆力减退，反应迟钝，复查头部 MRI 如图 7-3 所示。

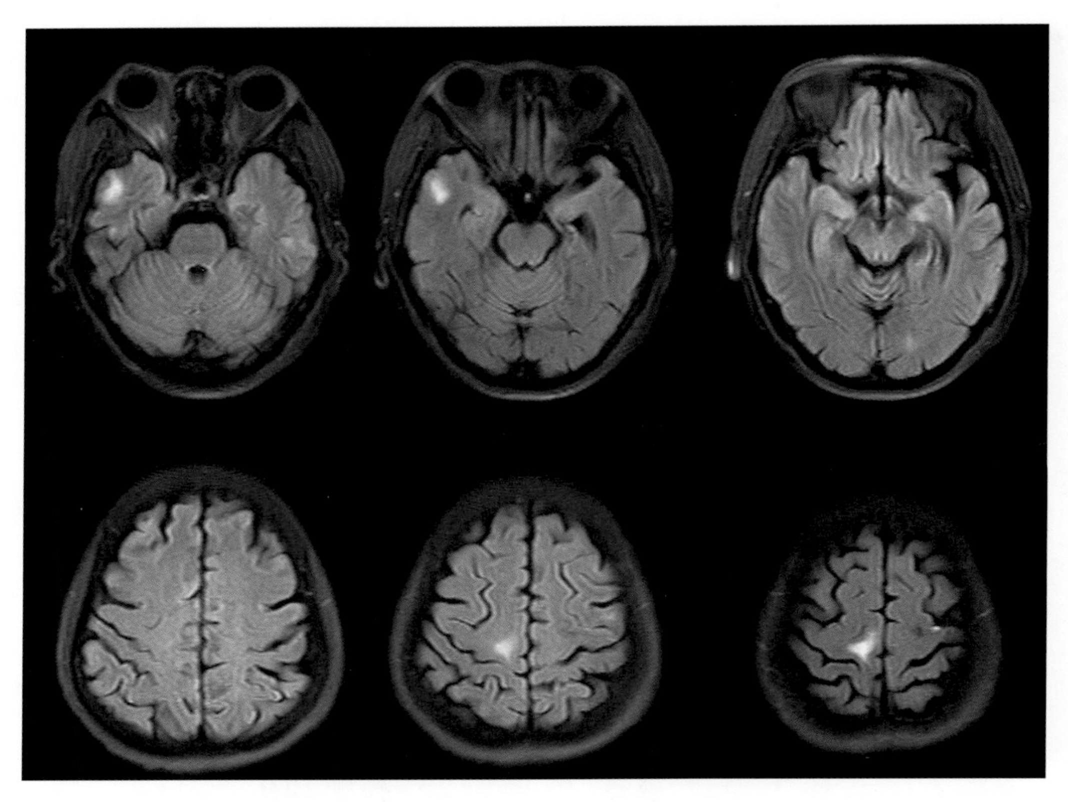

图 7-3 与 1 年前相比，左侧海马和左侧额叶病灶已经消失，注意左侧海马区出现一定程度的萎缩，右侧颞叶外侧和右侧额叶内侧又出现新的病灶。再次给予该患者激素和丙种球蛋白治疗

图 7-4 为我们早期总结的一组抗 LGI1 脑炎病例的 MRI 图像，可以加深对抗 LGI1 脑炎影像改变的总体印象。

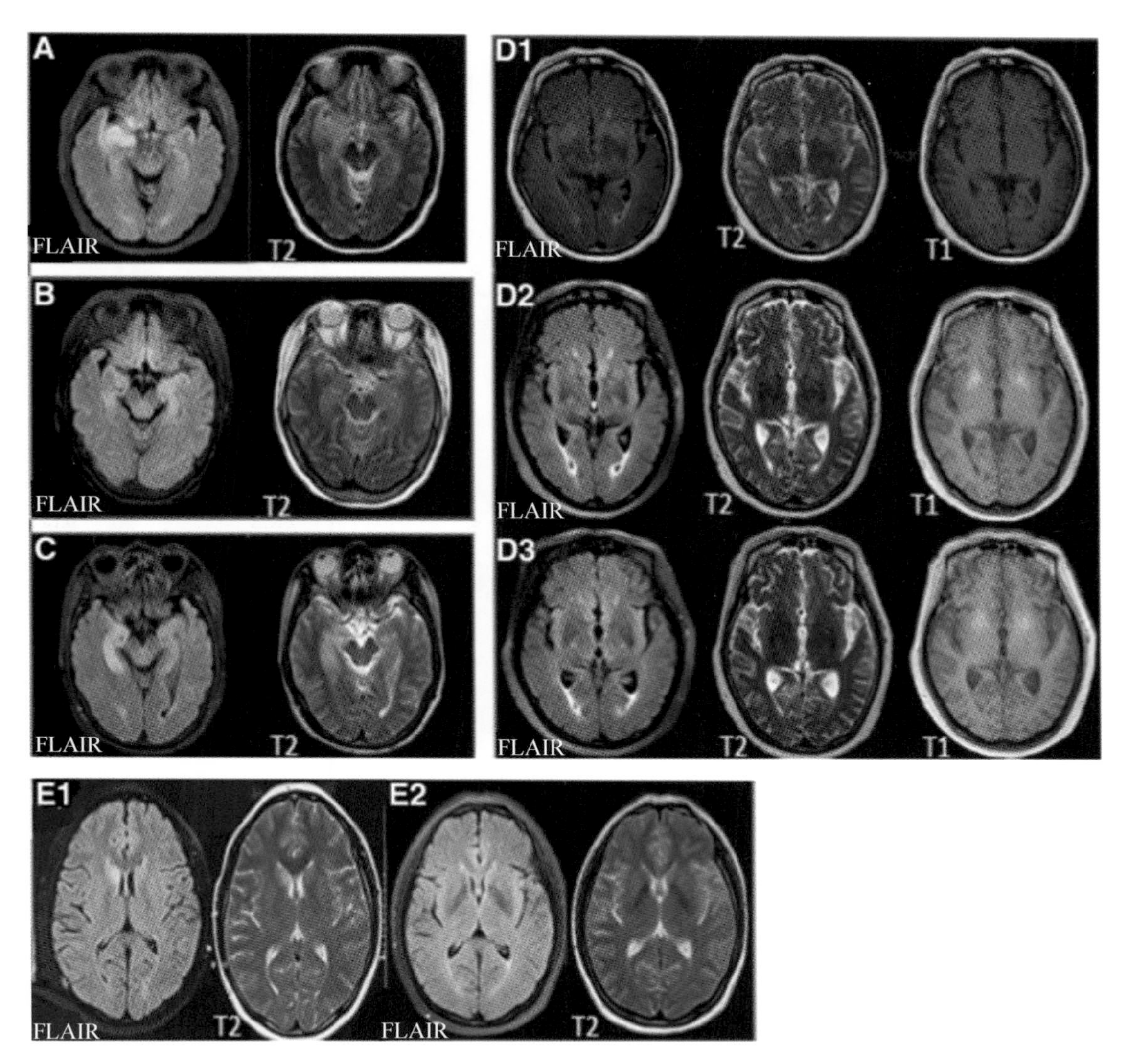

图 7-4　A、B、C 分别为 3 例以海马受累为主的患者，D 为双侧尾状核头和壳核受累的患者，D1 为入院时所作，D2 和 D3 分别为 1 个月后和 2 个月后复查的影像片，可见基底节区病灶信号的动态改变，其中 T1 序列出现一过性高信号改变，后信号逐渐降低。E1 为另一例基底节尾状核高信号病例，治疗 5 个月后复查病灶完全消失（E2）

小结

抗 LGI1 脑炎主要的表现形式是边缘叶脑炎，可呈慢性化或者缓解−复发过程。影像检查可见海马和基底节区是最常见的受累部位，要注意识别。必要时也要注意动态复查，因为与 CJD 一样，影像改变可能是动态变化的。抗 LGI1 脑炎免疫治疗的短期疗效甚好，但需要长程免疫治疗，不能因为临床症状的迅速好转及影像学的好转而过早停药，否则复发十分常见。

第二节　神经系统副肿瘤综合征

概述

神经系统副肿瘤综合征（paraneoplastic neurologic syndrome，PNS）包括一组由恶性肿瘤引发的免疫机制异常所造成的神经系统受损而表现出的临床综合征。PNS 表现多种多样，可累及神经系统的任何部位，包括中枢神经系统和周围神经系统。由于大部分 PNS 发病早于肿瘤的发现，使得诊断比较困难。而另一方面，准确地识别 PNS 往往能够及时发现尚未转移的早期肿瘤，对患者意义巨大。近些年来随着各种肿瘤相关的抗神经元抗体不断被认识，以及检测的广泛开展，使 PNS 诊断难度有所降低。PNS 有许多类型，常见的经典类型包括感觉性周围神经病、边缘叶脑炎、亚急性小脑变性等[5]。其中，有认知障碍症状的主要为副肿瘤性边缘叶脑炎。下文就以副肿瘤性边缘叶脑炎为 PNS 的代表进行介绍。

临床和影像特点

由于副肿瘤性边缘叶脑炎与前面阐述过的自身免疫性脑炎十分类似，因此将临床和影像放在一起简要概述。患者通常为亚急性、急性起病，也可慢性起病。患者表现出边缘叶脑炎的典型症状：以短期记忆受损为突出特点的认知障碍、癫痫、精神行为异常、睡眠障碍、幻觉、妄想等。部分患者（70% 左右）化验可以显示抗神经元细胞内抗体阳性，常见的有抗 Hu、抗 Ma2、抗 CV2、抗 Ri 等。肿瘤筛查可能会发现肿瘤，以小细胞肺癌最为多见，其次为乳腺癌、卵巢癌、淋巴瘤等。患者的神经系统受累有时不局限于边缘叶，例如出现小脑、脑干、锥体外系受累等表现。

头部 MRI 和 ^{18}F-FDG PET 的改变与前面自身免疫性脑炎的表现类似，出现边缘系统内 T2、FLAIR 高信号病灶及病灶的 ^{18}F-FDG 代谢增高[6]。边缘系统以颞叶内侧结构受累最为常见，少数下丘脑、乳头体等也可以受累。

典型病例

病例 7-3　患者女性，63 岁，以“记忆力减退 2 周”为主诉就诊。患者近期记忆显著减退，做过的事情很快忘记，做菜忘放调料，说话没有条理，“颠三倒四”。病初头部 CT 未见异常。图 7-5 为其头部 MRI 的 FLAIR 序列和胸部 CT。

该患者血液和脑脊液抗 Hu 抗体阳性，脑脊液余项检查正常。给予该患者激素冲击治疗 1 周，未见明显好转退院。副肿瘤综合征对免疫治疗的反应较差，应尽早针对肿瘤开始治疗。但一般来讲，外科医生对待此类患者态度消极，需要神经科医生积极宣讲，

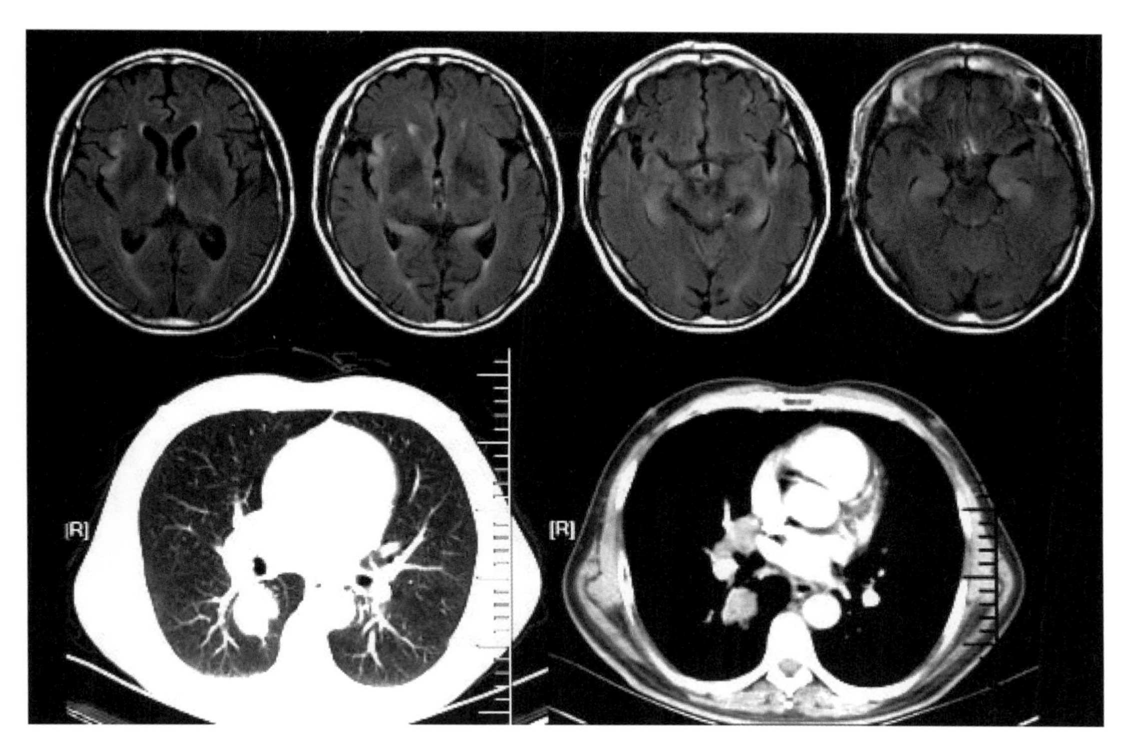

图 7-5　头部 MRI 可见双侧海马、右侧岛叶 FLAIR 高信号，无增强效应（未显示）。胸部 CT 可见右肺癌

此类患者大多是早期肿瘤患者，手术价值极大。通常在手术后一两个月，即便没有配合免疫治疗，患者的神经系统症状也开始逐渐好转。

大部分副肿瘤综合征患者表现为副肿瘤综合征中的 1 个经典类型，但是少数患者可以表现出 2 个以上类型的副肿瘤综合征。当然，从另一个角度，也可以解释为一些患者的副肿瘤综合征受累部位比较广泛。举一个例子，如病例 7-4。

病例 7-4　一位 60 岁女性患者，因为“反应迟钝、胡言乱语 2 周”从外省来我院痴呆门诊就诊。其 2 周前出现反应迟钝、记忆力严重减退，记不住刚刚做过的事情，与家人交流有困难，说不明白话。症状逐渐加重，发展到有时不认识家人，目光呆滞，有视幻觉，生活不能自理。发病以来无发热和抽搐。于当地医院就诊，行头 MRI 检查提示小脑萎缩，诊断为老年痴呆，予患者多奈哌齐、尼麦角林口服，症状未见好转，并有加重趋势，出现走路不稳需人搀扶。追问病史，患者出现双手震颤已经 4 个月，走路有点晃，但未引起家人重视没有看病。查体：神志清楚，患者记忆力、定向力粗测显著减退，分不清时间、地点，记不住是否吃过饭，四肢肌力 5 级，肌张力正常，双上肢有姿势性、动作性震颤，双侧指鼻、跟膝胫试验不准，不能直线行走，双侧 Babinski 征阴性。入院血液和脑脊液常规化验未见异常，外送自身免疫性脑炎和副肿瘤抗体未见异常。

该患者有小脑受累的症状和体征，头部 MRI 可见小脑萎缩（图 7-6），小脑受累的病史约有 4 个月，近期随着记忆力的显著障碍，小脑的症状也显著加重。患者入院行肺部 CT 检查发现毛玻璃样结节（图 7-7），恶性可能。

综合以上材料，尽管副肿瘤抗体阴性，仍考虑患者副肿瘤综合征可能性大，先后表

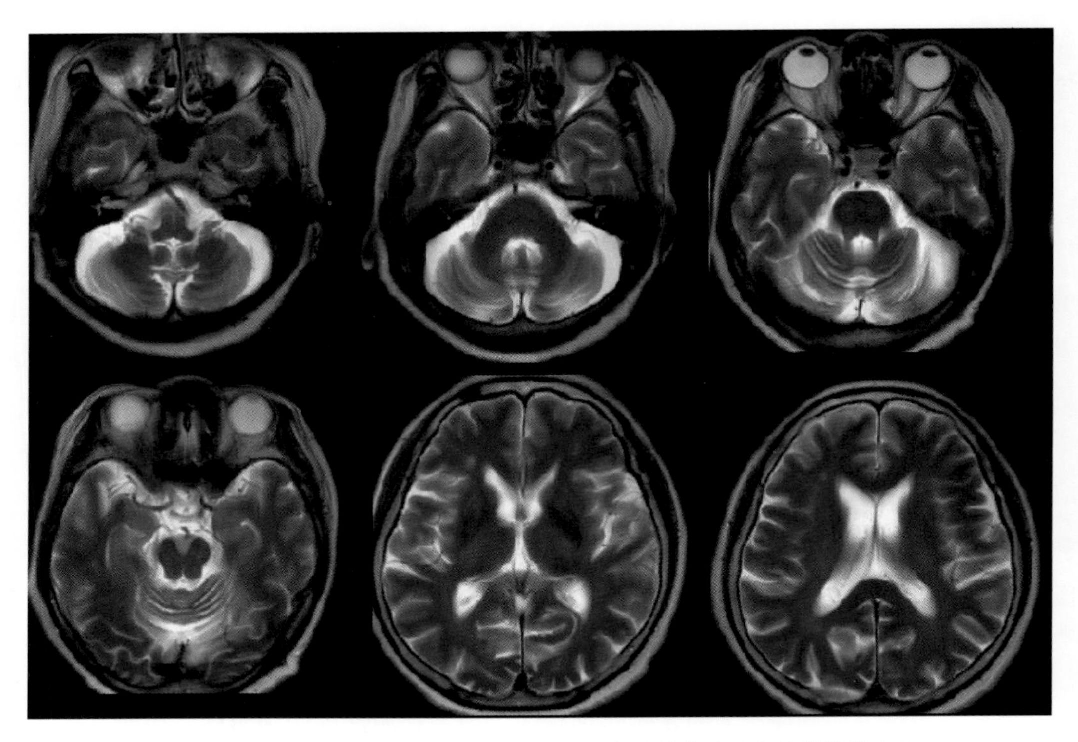

图 7-6 头 MRI 的 T2 序列可见小脑萎缩，未见其他脑区有显著异常改变

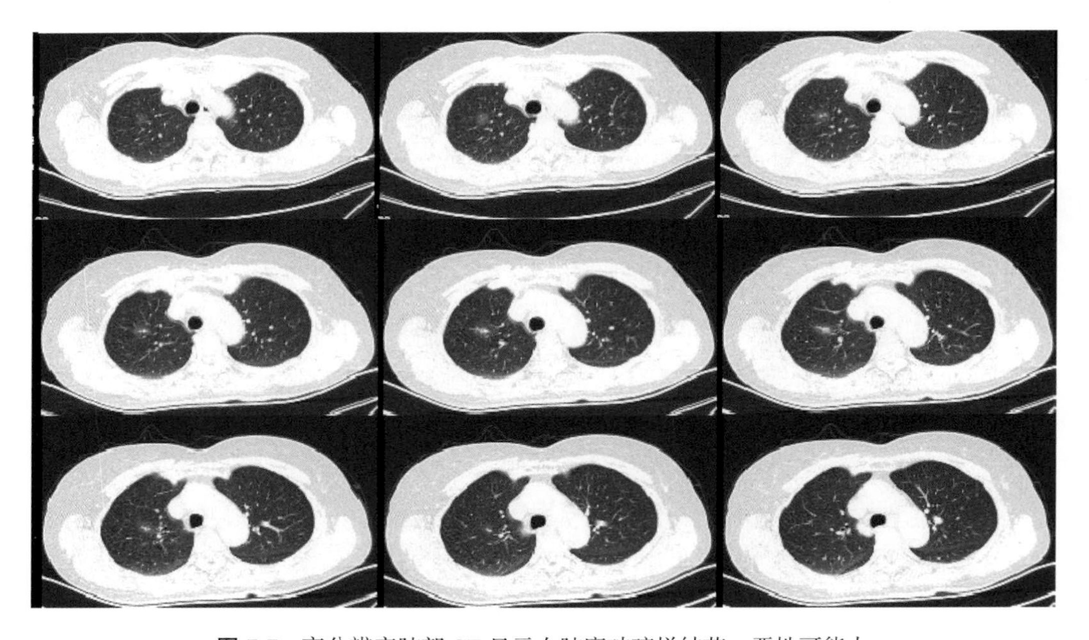

图 7-7 高分辨率肺部 CT 显示右肺磨玻璃样结节，恶性可能大

现出小脑变性和边缘叶脑炎的症状。给予患者甲泼尼龙冲击治疗 1 周，之后改为泼尼松口服回家观察，住院期间未见临床症状改善，但病情也未见继续加重。本院胸外科会诊拒绝立刻手术，建议神经系统症状好转后再手术。患者出院 1 个月后认知障碍有好转，记忆力有提高，走路不稳也略有好转，但之后神经系统症状未见进一步恢复。后于北京多家胸外科就诊，虽考虑肺癌，但因为有脑症状仍未给予手术。最后在当地医院进行肺癌切除术，病理为肺腺癌，未见淋巴结转移。患者术后 3 个月内记忆力、走路不稳症状出现持续改善，最后达到基本正常的水平，生活可完全自理。目前随访 2 年一切正常。

该患者虽然抗体阴性，但神经系统症状的演变和肿瘤的发现与治疗关系紧密，可诊断为副肿瘤综合征。其小脑和边缘系统受累均很显著，临床并不多见。副肿瘤的亚急性小脑变性通常在急性期没有影像学改变，较长时间未经治疗的患者，可出现小脑萎缩。该患者的小脑萎缩症状、边缘叶脑炎的认知障碍症状随着免疫治疗减轻，肿瘤治疗后完全消失，可证实为副肿瘤综合征所致。

小结

副肿瘤综合征诊断标准也在不断地演变，其核心就是如何准确确定神经系统症状与肿瘤之间的关系。必须结合临床表现、抗体、肿瘤的筛查来综合判断[7]。副肿瘤综合征的治疗应以积极治疗肿瘤为主，单纯地使用免疫治疗疗效不好。副肿瘤综合征不但不是手术的禁忌证，而且往往是最适合手术的肿瘤人群，应积极推动外科医生对其进行手术治疗。

参考文献

[1] Dalmau J，Rosenfeld MR. Autoimmune encephalitis update. Neuro Oncol，2014，16（6）：771-778.

[2] Li W，Wu S，Meng Q，et al. Clinical characteristics and short-term prognosis of LGI1 antibody encephalitis：a retrospective case study. BMC Neurol，2018，18（1）：96.

[3] Long JM，Day GS. Autoimmune dementia. Semin Neurol，2018，38（3）：303-315.

[4] Heine J，Prüss H，Bartsch T，et al. Imaging of autoimmune encephalitis-Relevance for clinical practice and hippocampal function. Neuroscience，2015，309：68-83.

[5] Grativvol RS，Cavalcante WCP，Castro LHM，et al. Updates in the diagnosis and treatment of paraneoplastic neurologic syndromes. Curr Oncol Rep，2018，20（11）：92.

[6] Madhavan AA，Carr CM，Morris PP，et al. Imaging review of paraneoplastic neurologic syndromes. AJNR Am J Neuroradiol，2020，41（12）：2176-2187.

[7] Zoccarato M，Gastaldi M，Zuliani L，et al. Diagnostics of paraneoplastic neurological syndromes. Neurol Sci，2017，38（Suppl 2）：237-242.

第八章　正常颅压脑积水

概述

正常颅压脑积水（normal-pressure hydrocephalus，NPH）是一种发生于中老年人群中的、由一些尚不十分明确的机制所造成的脑脊液循环障碍而导致的脑积水，颅内压通常处于正常或者轻度增高水平。NPH 具有独特的临床和影像特征，是可逆性痴呆的代表性疾病。尽管早在 1963 年 S. Hakim 就阐述了 NPH 的临床特点，但是由于那个时期脑脊液分流手术技术水平较低、临床成功率低且并发症很多，医生对 NPH 进行积极手术处理的热情在一度高涨后慢慢消退。近十几年来，随着对 NPH 研究的深入和手术水平的提高，目前 NPH 手术干预的预后远远好于保守治疗。但另一方面，临床医生对 NPH 的认识普遍不足，大量的 NPH 患者被诊断为痴呆或者帕金森病，国外的数据显示只有 10% ～ 20% 的 NPH 患者得到正确的诊断和治疗。在我们的痴呆门诊工作中，也不断看到三五年前就足够诊断 NPH 的患者，被漏诊、误诊以至于错过了最佳的手术时机。NPH 并不少见，按照国外的数据可占痴呆总体的 6%，并且患病率随着年龄增长而逐步上升。

临床特点

NPH 有著名的三主征：步态障碍、认知障碍和尿失禁。步态的改变是出现最早、出现率最高的症状，典型的 NPH 步态为宽基底、短步距、缓慢的粘行，与帕金森病（PD）的慌张步态不同。NPH 的认知功能障碍总体类似于皮质下额叶功能障碍，执行功能受累较多，思维、反应迟钝，除淡漠外其他的精神症状如幻觉、妄想、激越不常见。早期的尿频、尿急和晚期的尿失禁很常见，便失禁并不常见。当三主征均已出现时，疾病往往已经是中晚期。目前的 NPH 诊断并不要求三主征同时存在，有两个主征甚至一个主征均可。

影像特点

MRI 在 NPH 的诊断中发挥着重要的作用。NPH 特殊的脑脊液循环障碍使得其影像改变与梗阻性脑积水不同，目前已经得到公认的 NPH 影像特点有如下几点[1-2]：①脑室扩大，Evan 指数＞ 0.3。② DESH 征，即蛛网膜下腔不成比例扩大的脑积水。DESH 征在冠状位最易识别：侧裂池以上及中线两侧脑沟及蛛网膜下腔变窄，多见于额叶后部及顶叶，使该部分额顶叶紧密贴近颅骨，而与之形成鲜明对照的是侧裂池、大脑凸面下部（侧裂池以下）及腹侧脑沟脑池增宽。③在冠状位测量胼胝体夹角＜90°。冠状位扫描定位垂直于前后联合连线，测量层面通过后联合。④矢状位影像胼胝体变薄伴有扣带回沟后半部较前半部狭窄。

阅片思路

1. 在没有 NPH 临床表现的时候，即便有以上的 NPH 影像学指标，也不能诊断 NPH。这些 NPH 影像指标符合越多，是 NPH 的可能性越大，越容易从分流手术中获益。

2. NPH 当然有脑室扩大，但 Evan 指数大于 0.3 不一定是 NPH，少数 NPH 的 Evan 指数也可不足 0.3。DESH 征是较为特异的 NPH 影像改变，在诊断 NPH 上有很高的阳性预测值，往往也预示着容易从分流手术中获益，但是缺乏 DESH 征并不能否定 NPH，也就是说 DESH 征的阴性预测值不高。冠状位的胼胝体夹角和矢状位的扣带回沟临床意义也是如此。

3. 许多病理研究显示 NPH 患者脑内共病很常见，如有许多脑血管病改变，或者合并 AD，个别的还合并 PD 和其他帕金森综合征。NPH 与这些共病的因果联系也是研究的热点。共病使临床表现和影像学表现更加复杂，增加了诊断的难度。临床上的许多不典型病例、疑难病例，在进行病理检查后往往是共病的结果。在 NPH 诊断问题上的“较真”主要是要解决是否进行手术的问题，难以抉择的病例要积极进行放液试验进一步判定。

4. NPH 的 ^{18}F-FDG PET 特点目前还不是十分清楚，有研究显示主要改变为基底节区的代谢降低，对于与 AD 等变性病的鉴别可能有一定的帮助。

5. 重症 NPH 常可见脑室旁白质和深部白质缺血性改变。此类改变可能预示分流手术效果受限，但尚不是手术的禁忌证。

典型病例

病例 8-1　患者男性，65 岁，因出现“性格改变、步态异常 1 年”就诊。患者近一年性格改变，变得固执、易激惹、爱发脾气，平时淡漠，懒言少动，什么事情都不关心。同时逐渐出现走路慢、转身慢、走路小碎步，步距短而步基宽。步态障碍逐渐加重，目前呈现双足贴地粘行状态。夜尿频，无尿失禁。神经系统查体除了步态异常之外，无明显阳性体征。MMSE：12 分（初中文化）（定向力 −8 分，回忆 −3 分，计算和注意力 −5 分，语言 −2 分）。该患者头部 MRI 如图 8-1 所示，最终诊断为 NPH，进行脑室-腹腔脑脊液分流术，术后 2 个月时复诊可见步态显著改善，MMSE 提高到 17 分。

一些 NPH 患者长期被误诊为 AD 或者 PD，当然的确也有一些 NPH 合并 AD 或者 PD。但无论是否合并变性病，不能除外 NPH 诊断的患者，都要进行腰穿放液试验或者腰大池引流，症状有改善者，应积极手术治疗[2]。尽管合并变性病的患者手术远期预后不佳，但是即便只能缓解 1～2 年的临床症状，对于这些老年患者而言，也是有意义的。

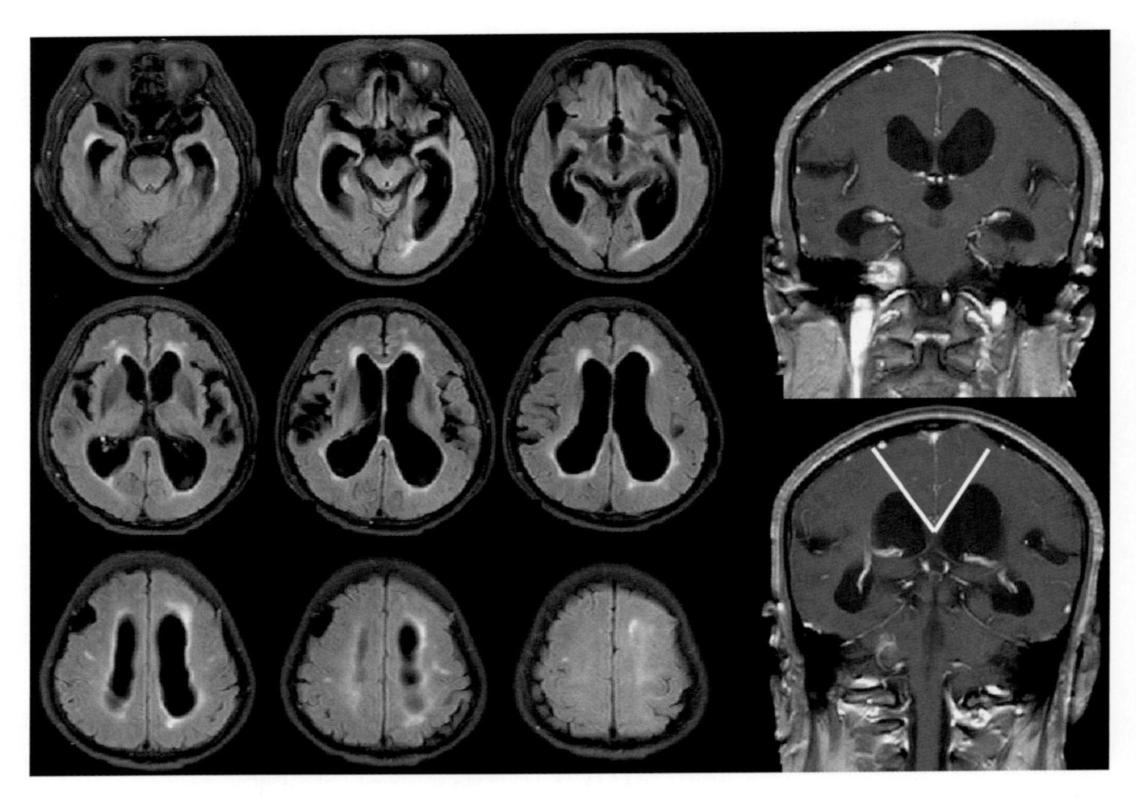

图 8-1 左侧为 MRI 的 FLAIR 序列轴位像，可见脑室系统普遍扩大，脑室周边可见高信号的间质性脑水肿，外侧裂扩大明显，而顶叶内侧面皮质饱满、沟回消失，即不成比例的蛛网膜下腔扩大（DESH 征）。DESH 征在右侧冠状位表现更为明显：顶叶与颅骨间空隙基本消失，而侧裂池增宽。冠状位下图经后联合层面可见胼胝体夹角明显小于 90°（白线所示），正常值约为 110°

我们来看下面的病例。

病例 8-2 患者女性，62 岁，以“记忆力差 8 年，尿频 3 年，行走困难 1 年”为主诉就诊。患者 8 年前开始出现记忆力减退、反应略慢，偶有胡言乱语和视幻觉，当地医院考虑有痴呆，但也未正规治疗。8 年来症状缓慢加重，记忆力减退已经达到放下饭碗就忘记已经吃完饭的程度，外出走丢多次。近 3 年出现尿频，目前天天有尿失禁。1 年前开始行走困难，小步，步距宽，身体无明显前倾，走路、转身越来越慢。查体：神清，言语流利，双侧眼球各向运动充分，无眼震。面肌对称，伸舌居中。四肢肌力 5－，肌张力略高，共济运动检查正常，双侧巴宾斯基征（－）。MMSE：5 分（小学文化）。该患者 1 年前出现步态障碍时的头部 CT 如图 8-2 所示。

当时脑外科考虑患者痴呆时间较长，痴呆程度较重，皮质萎缩严重，不除外合并 AD，交代手术效果可能不佳。患者家属也拒绝手术，给予患者多奈哌齐口服。但 1 年来患者步态障碍愈加严重，再次就诊时已经不能自行行走。本次入院头部 MRI 如图 8-3 所示。

该患者入院后进行腰穿放液试验，腰穿压力为 100 mmH_2O，常规和生化指标正常，共放液 40 ml。次日患者步幅、步速和转身速度较前好转，转入脑外科拟行手术治疗。在脑外科手术前进行腰大池持续引流，引流第 3 天患者尿失禁症状显著改善，步态继续较

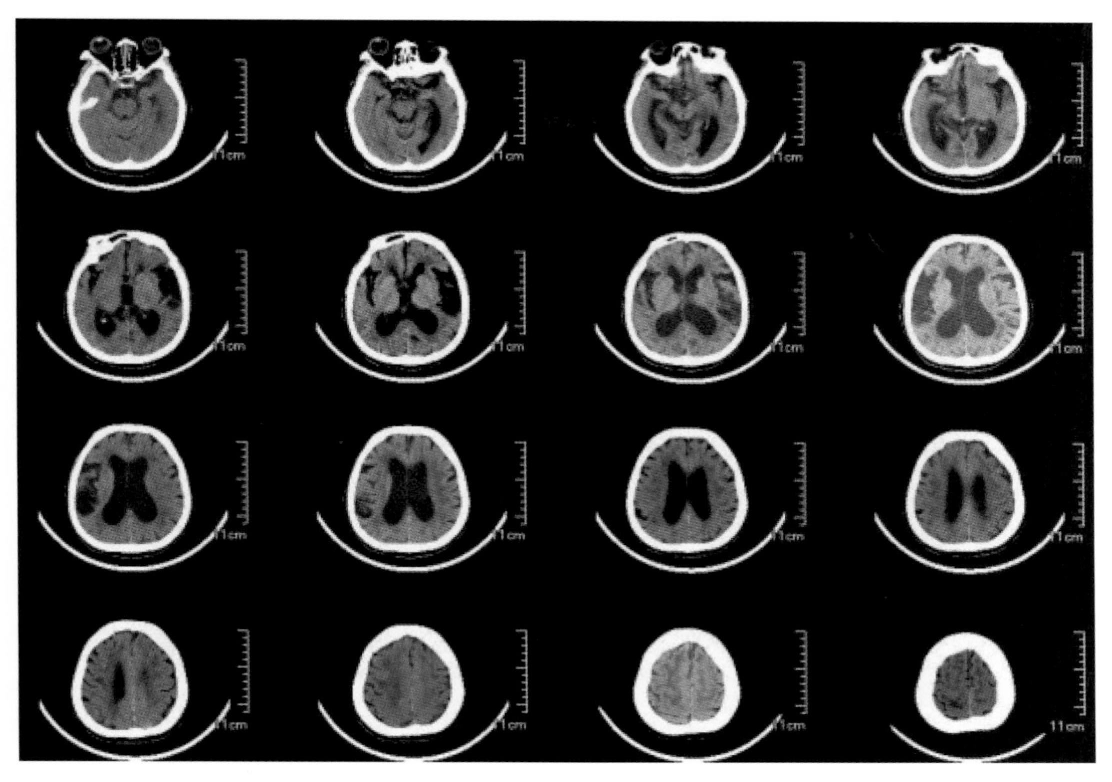

图 8-2　CT 可见脑室系统增大，脑室旁白质低信号，皮质萎缩也较为严重，双侧外侧裂显著扩大，但是顶部的额、顶叶内侧面沟回消失、皮质饱满，即存在 DESH 征表现

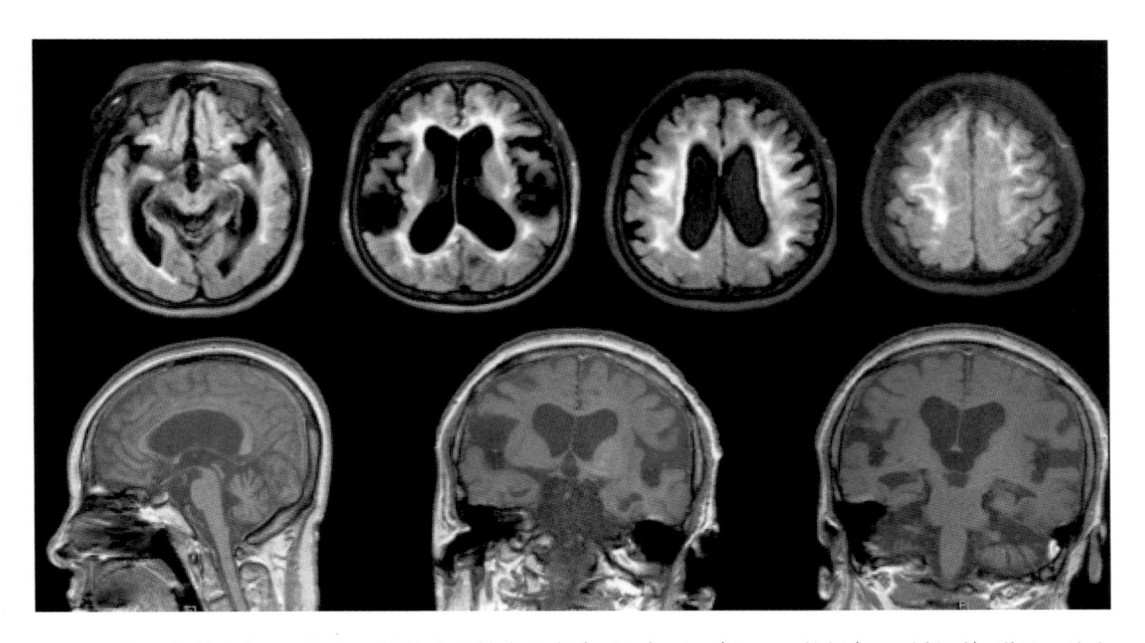

图 8-3　与 1 年前头部 CT 相比，虽然脑室扩大程度谈不上加重，但 NPH 的征象显示得更加明显：脑室扩大、间质性脑水肿、DESH 征（轴位和冠状位）。矢状位可见顶叶和额叶后部沟裂变浅，而额叶前部沟回较深。该患者的皮质萎缩的确较为严重

前改善。之后行脑室–腹腔分流术，术后第 4 日出院时尿失禁症状基本消失，自觉记忆力也显著提高。虽然未进行 AD 的标志物检查，但患者病初数年的痴呆特点还是高度提示存在 AD 的可能，后期合并了 NPH。此类患者若腰穿放液试验有反应，仍可以在充分沟通预期治疗效果的基础上，进行手术。

图 8-4 展示了矢状位扣带回沟后半部变窄和胼胝体变薄的影像。两人均为 72 岁的男性，左侧为 NPH 患者，右侧为一位健康老年体检者。

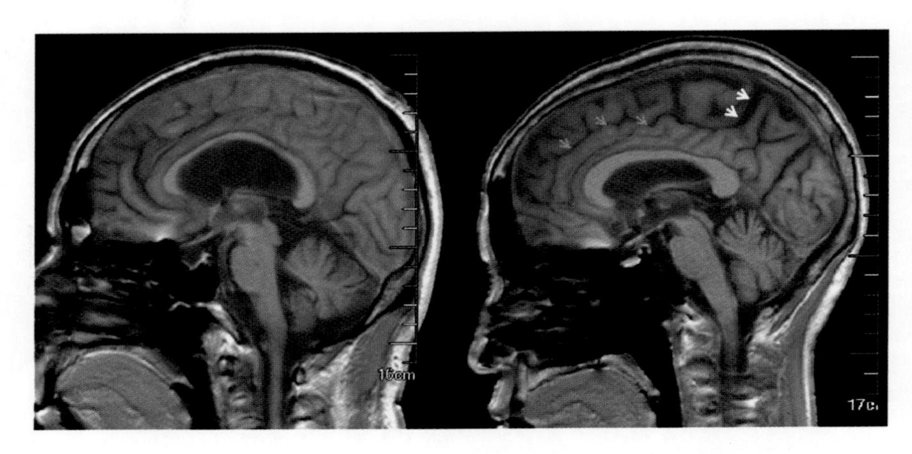

图 8-4 右侧健康老年体检者可见扣带回沟后半部（白色箭头所指）显著宽于前半部（红色箭头所指），这在正常老人、AD 患者中均是常态。而左侧 NPH 患者的扣带回沟后部已经密闭无法分辨，反不如扣带回沟的前半部清晰，同时顶叶极为饱满，沟回无法分辨，这在这个年龄的人群中反而是异常表现。两者胼胝体的厚度也有显著差别：NPH 患者胼胝体全程均比正常老年人变薄

图 8-5 是 Evan 指数的测量，该指数历史悠久，是脑室增大的一个客观指标，但是诊断 NPH 的特异性和敏感性均不高，需结合其他指标：

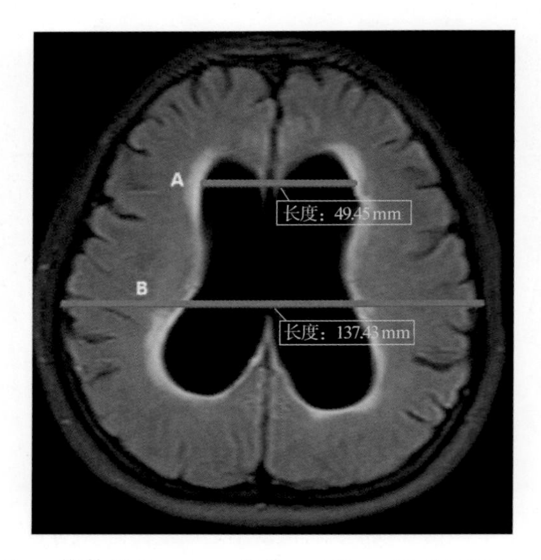

图 8-5 一位 NPH 患者的 Evan 指数测量，Evan 指数 = A/B = 49.45/137.43 = 0.36（同一层面上额角最大宽度 / 最大双顶径），一般认为 Evan 指数 > 0.3 诊断为脑室增大

NPH容易合并AD等变性病病理改变，也容易合并脑血管病，尤其是基底节区、脑室旁多发性梗死。也有观点提出缺血相关NPH的概念，认为是缺血性脑血管病导致了NPH，目前仍为理论假说水平，还有待于进一步的研究。合并较多脑梗死的NPH，可能会出现分流手术的预后不佳，但这一点是和没有脑梗死共病的患者比较而言。若与自身不做手术的预后比较，做手术是否能够改善长期预后还有待于进一步研究。请看下面的病例。

病例8–3 患者女性，65岁，出现走路慢、小碎步2年，记忆力差、尿失禁半年。平时有高血压。该患者步态呈现典型NPH步态：步距短、步基宽、粘行。步态障碍、智能下降和尿失禁均呈现逐渐加重的趋势。该患者头部增强MRI如图8-6所示，虽然有较多的脑梗死病灶，但患者手术意愿强烈，进行了脑室–腹腔分流手术。

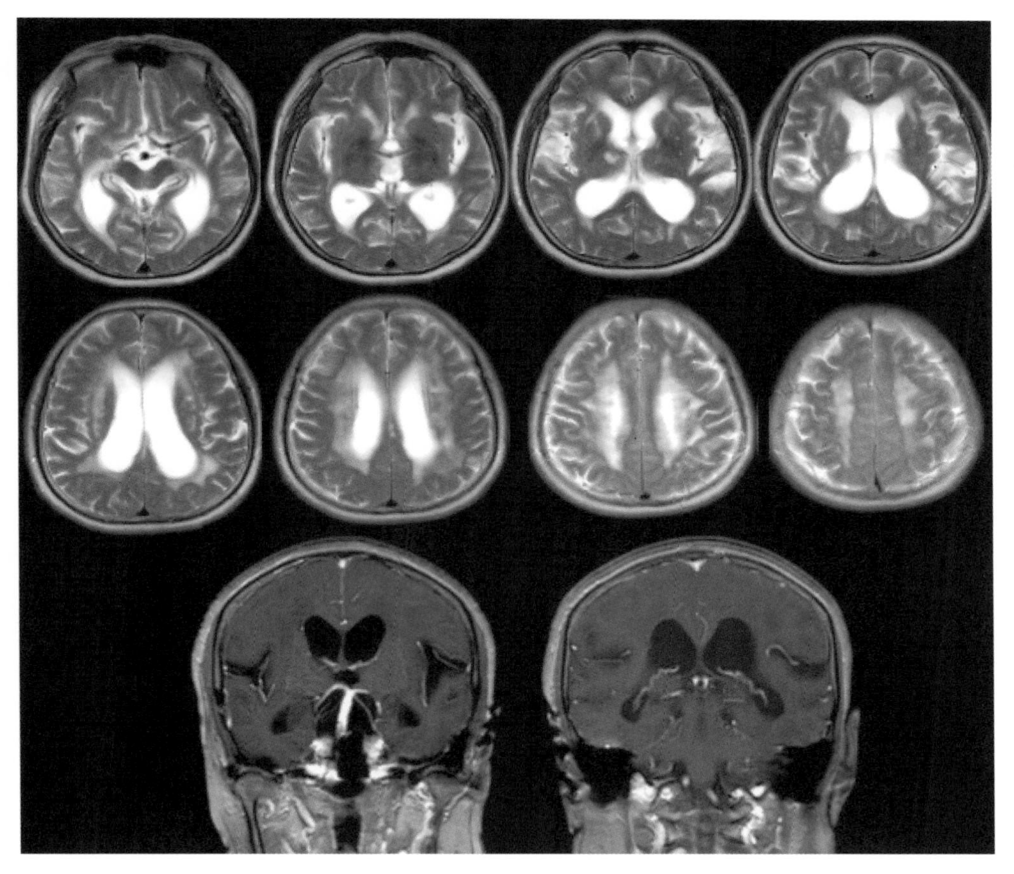

图8-6　该NPH患者头部MRI的T2序列轴位像和T1增强冠状位图像。可见脑室系统扩大、间质性脑水肿、多发腔隙性脑梗死及脑白质病变。DESH征也存在，右下冠状位胼胝体夹角也小于90°，均符合NPH表现

该患者术后尿失禁显著好转，步态和认知改善不明显。但目前随访到术后2年，步态和认知障碍也未比术前进一步加重，也是手术有一定效果的体现。

小结

NPH 若有典型的临床表现和影像学表现，诊断不难，手术效果也较为肯定。但临床中，尤其是在中老年人群中，共病现象不少，使得诊断困难，手术疗效也不确切。NPH 的影像学标准有利于筛选适合手术的患者，对于临床或者影像不典型但又不能排除 NPH 的患者，进行腰穿放液和腰大池引流来进一步确定是否手术是必要的。仍不能确定者，可以动态观察，定期复查影像甚至腰穿放液。

参考文献

[1] Nakajima M，Yamada S，Miyajima M，et al. Guidelines for management of idiopathic normal pressure hydrocephalus (third edition)：endorsed by the Japanese Society of Normal Pressure Hydrocephalus. Neurol Med Chir (Tokyo)，2021，61 (2)：63-97.

[2] Kiefer M，Unterberg A. The differential diagnosis and treatment of normal-pressure hydrocephalus. Dtsch Arztebl Int，2012，109 (1-2)：15-25.

第九章　感染所致痴呆

感染性疾病种类繁多，其中以快速进展性痴呆为主要临床表现的也不胜枚举，如单纯疱疹病毒性脑炎、结核性脑膜炎、梅毒、HIV 感染、亚急性硬化性全脑炎等。不同国家常见的导致快速进展性痴呆的感染性疾病病种有很大差别，例如在印度亚急性硬化性全脑炎仍是导致快速进展性痴呆最常见的感染性疾病[1]，而在中国该病已经很少见。

大部分感染性疾病所致痴呆有急性颅内感染的一般特征，如急骤起病、发热、头痛、抽搐等，有相应的血液和脑脊液改变，诊断大多不难，也通常不会纳入痴呆的鉴别诊断思路中。但是，也有一些神经系统感染，慢性起病，逐渐加重，以认知障碍、精神行为异常为突出表现，发热等感染征象不突出，容易到痴呆门诊就诊，而门诊就诊过程中往往检查不够全面，从而造成漏诊、误诊，成为临床医生的“陷阱”。本章主要阐述两种容易在痴呆门诊就诊的感染性疾病所致痴呆：梅毒导致的麻痹性痴呆和 HIV 感染导致的认知障碍。

第一节　麻痹性痴呆

概述

在几个世纪以前，梅毒曾经是痴呆的首要病因之一。随着抗生素的发展，梅毒的流行得到了显著的控制，梅毒早已退出痴呆疾病谱的一线行列。但是近几十年来，梅毒的发病在国内呈现上升的趋势，神经梅毒病例也屡见不鲜。神经梅毒的临床表现多种多样，被称为“高明的模仿者”，从无症状脑膜炎到症状性脑膜炎、脑内树胶肿、梅毒性血管炎、麻痹性痴呆（general paralysis of insane，GPI）、脊髓痨等，神经系统的各个部分几乎都可受累[2]。在痴呆门诊的工作中，应将梅毒检查纳入常规筛查的范围以避免漏诊，至少需要保证对每一个年纪较轻的痴呆患者及进展较快的痴呆患者进行梅毒的血清型筛查，以避免遗漏这种可治性痴呆。

病理特征

麻痹性痴呆（GPI）的大体病理通常都有慢性脑膜炎改变，脑膜增厚，皮质尤其是额、颞叶皮质萎缩，脑室扩大。镜下改变为神经元丢失、胶质细胞增生、肉芽肿性室管膜炎等。

临床特点

GPI 患者以四五十岁的中年男性居多。GPI 是神经梅毒的晚期，患者大多无法回忆感染梅毒的时间。GPI 的临床症状多变且不典型，既可表现为淡漠、抑郁、失眠，也可表现为激越、躁狂、易激惹、人格改变而被误诊为精神障碍。患者多有认知障碍，记忆、执行、注意力均可明显受累，相对 AD 而言 GPI 的额叶功能障碍更加突出。患者可有多种体征，如肢体颤抖、阿罗瞳孔、构音障碍、病理征阳性等。晚期可出现痉挛性瘫痪而卧床。

影像特点

1. MRI

出现与年龄不符的全脑萎缩是 GPI 最常见的 MRI 影像学改变，额叶和颞叶的萎缩尤为严重。少数患者合并脑积水、腔隙性脑梗死，增强 MRI 有时可见脑膜的强化。少数患者可出现片状脑叶皮质的 T2 序列高信号，亦有个别报告出现脑叶大片脑白质 T2 高信号，这些改变特异性均不足，需要结合其他临床材料综合进行判断。

2. ^{18}F–FDG PET

GPI 的 ^{18}F-FDG PET 研究不多，目前看并无特征性的脑代谢改变模式。大部分病例报告显示 GPI 可出现脑叶的低代谢，而不是炎性疾病常见的高代谢改变，可能与 GPI 已经属于晚期梅毒有关。

阅片思路

GPI 的诊断主要依靠血液和脑脊液梅毒抗体的检测，并没有特征性的影像学改变，脑萎缩是最常见的影像学征象。由于患者年龄相对年轻，注意不要忽视脑萎缩的存在和意义。对于老年患者，脑萎缩容易被怀疑为脑变性病所致而误诊。避免漏诊最保险的方法是在首诊的痴呆患者中常规进行梅毒的普查。

典型病例

病例 9–1 患者女性，54 岁，因“记忆力差、反应迟钝 1 年”就诊。患者记忆力差，与人交谈时反应迟钝，做家务能力下降，曾被当地医院诊断为脑梗死并住院治疗，无效。近 2 个月时而少言寡语，时而胡言乱语，有被害妄想，对家人有攻击行为，经常暴饮暴食，在当地精神病院口服利培酮和阿普唑仑等药物，后出现精神萎靡，大小便失禁。患者入院化验血液显示快速血浆反应素（RPR）、梅毒螺旋体颗粒凝集试验（TPPA）阳性，腰穿压力 95 mmH_2O，白细胞数 $41\times10^6/L$，蛋白质 0.97 g/L，糖和氯化物处于正常水平，脑脊液的 RPR 和梅毒螺旋体特异抗体均为阳性，诊断为麻痹性痴呆。该患者的头部 MRI 如图 9-1 所示。

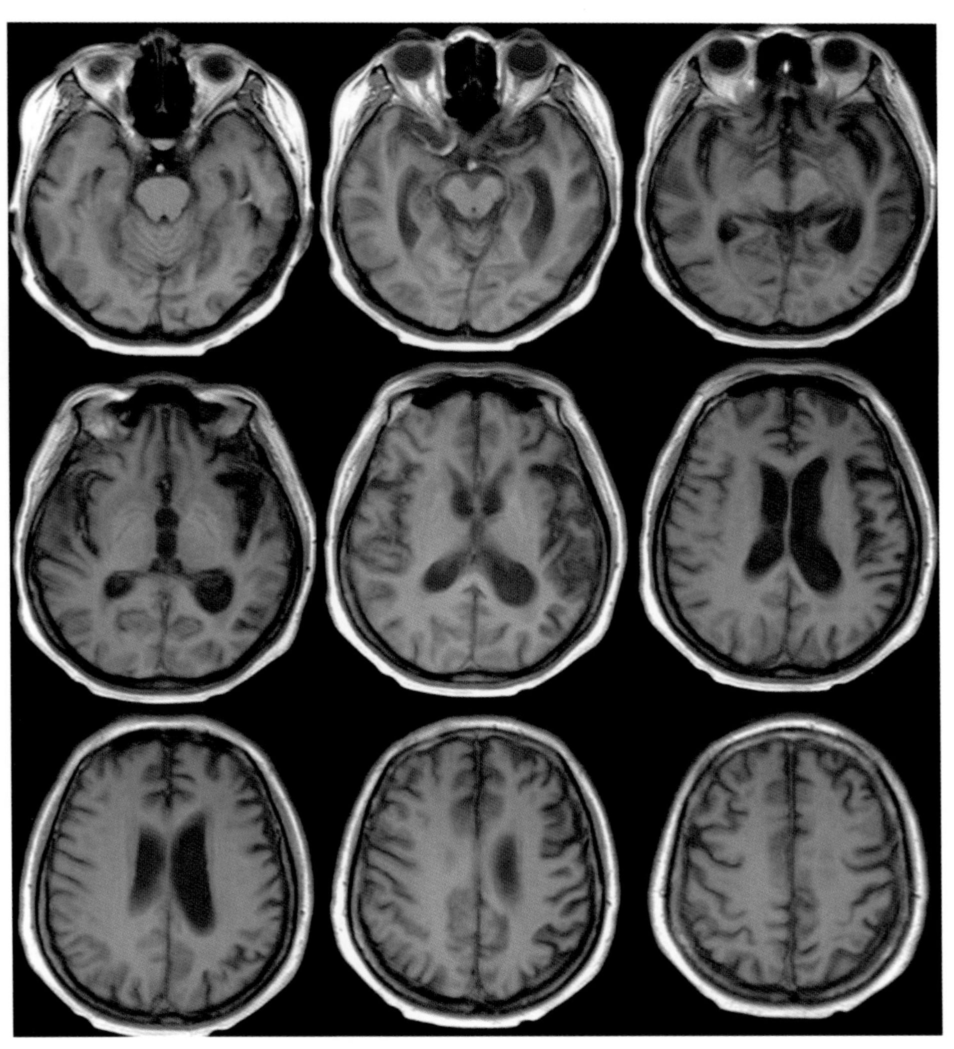

图 9-1 头部 MRI 可见显著的脑萎缩，颞叶萎缩尤为严重，对于 54 岁的人来讲属于严重异常。若不是进行了梅毒等指标的筛查，很容易被考虑为变性病痴呆

该患者年纪较轻就出现了快速进展性痴呆，在外院反复就诊 1 年多，但从来没有检查过梅毒。试想一下如果 1 年前就查出梅毒的话，其痴呆应该不会发展到本次住院时这么严重。该患者转入皮肤性病科治疗神经梅毒，半年后复诊时痴呆程度显著减轻，没有妄想、激越等精神症状，日常生活能够自理。

病例 9-2 患者女性，50 岁，因为“记忆力减退、行为异常半年”就诊。患者近半年出现记忆力减退，做家务能力显著下降，去超市购物不会付费，不认识路，走丢数次，间断不认识家人，近 1 个月狂躁、易怒，与亲属见面时抢夺亲属财物，觉得屋子里有陌生人，感到十分恐惧，反复关门关窗。同时变得少言寡语，淡漠，洗漱、穿衣等不能自理，食量明显增加。在外院诊断老年性痴呆，给予多奈哌齐口服，之后躁狂加重。近一个月走路慢，行动略笨拙。查体：神志清楚，高度痴呆，仅能回答自己名字。四肢肌力、肌张力正常，四肢反射活跃，双侧巴宾斯基征（Babinski sign）阳性。头部 CT 如图 9-2 所示。

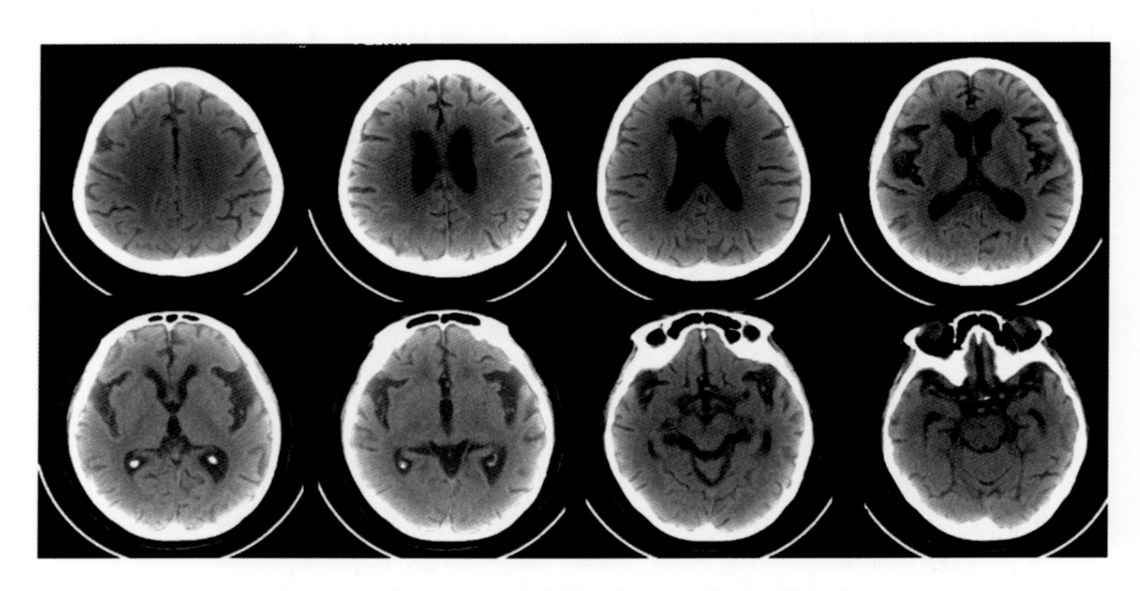

图 9-2 患者 50 岁，全脑萎缩十分明显，额叶和颞叶更重

该患者较为年轻，出现快速进展性痴呆，临床表现以额叶功能障碍比较突出，如失抑制、淡漠、重复行为、口欲亢进等，使用多奈哌齐病情恶化，CT 显示额颞叶萎缩较多，的确不能除外 bvFTD 可能。但是该患者半年内就进展为高度痴呆，即便是 bvFTD 也进展过于迅速，记忆力、定向力障碍也出现较早，并不是 bvFTD 的特点，需要排查其他快速进展性痴呆的可能。患者入院后进行各项血液化验和 ^{18}F-FDG PET 检查。血液化验显示梅毒 TPPA、RPR 阳性，余未见异常。^{18}F-FDG PET 如图 9-3 所示。

该患者难以沟通，未完成脑脊液检查。后在皮肤性病科治疗梅毒，半年后在神经科复诊时，痴呆症状已经显著减轻，可简单交流，可在家属指导下自己完成洗漱、吃喝、穿衣、如厕等，精神症状基本消失。驱梅治疗的良好疗效可证实患者的痴呆为梅毒导致

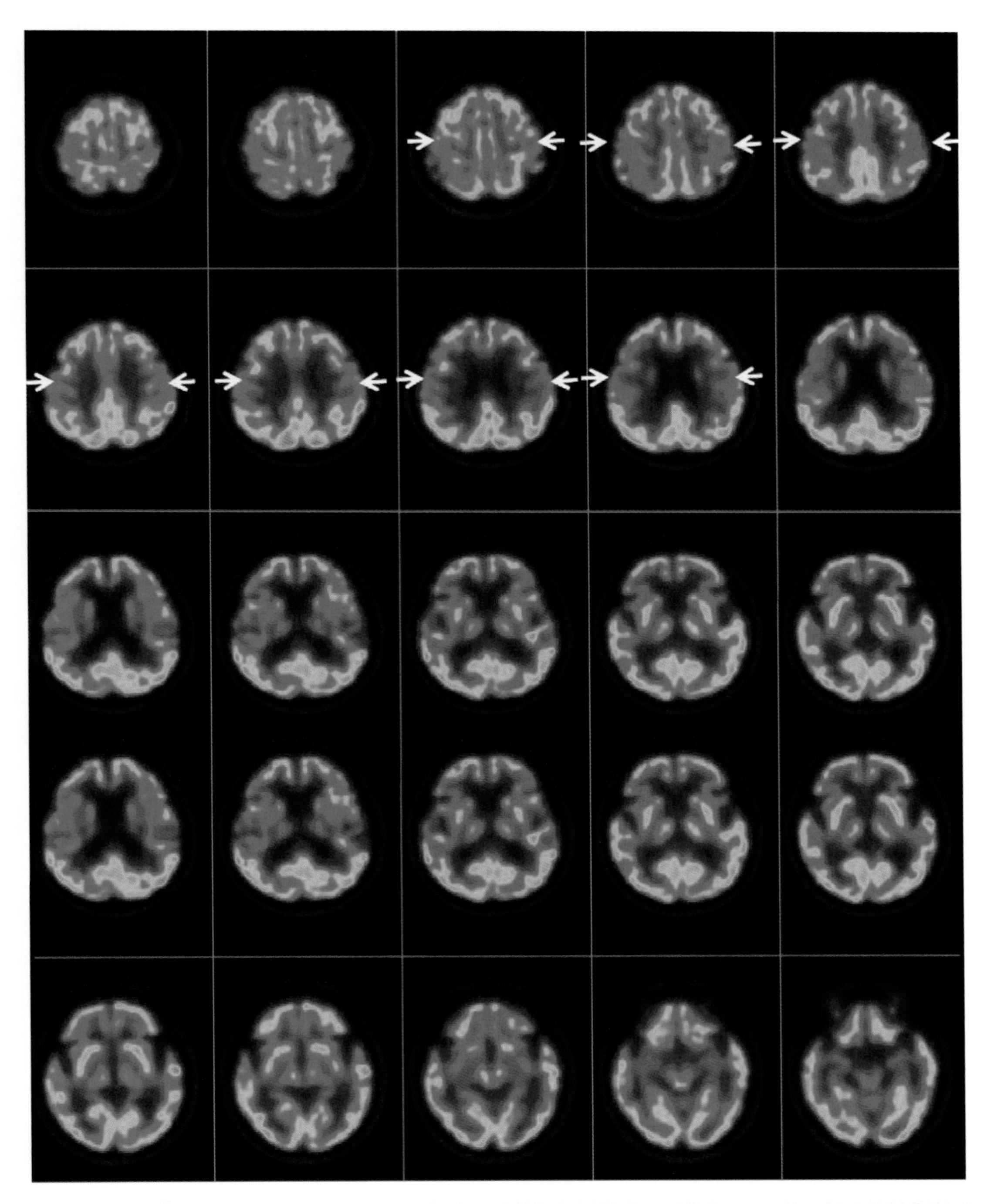

图 9-3 患者 ^{18}F-FDG PET 显示双侧额叶、部分顶叶外侧的低代谢，不符合 AD，并且额叶的低代谢不是以前额叶为主，而是以双侧额叶后部运动区附近为主（箭头），亦不符合 bvFTD 的特点

的麻痹性痴呆。

图 9-4 为另一位中年男性神经梅毒患者，主要临床表现是脾气变得暴躁，有幻觉和妄想，其病史不长，脑萎缩不太明显，但可见皮质多处异常信号。

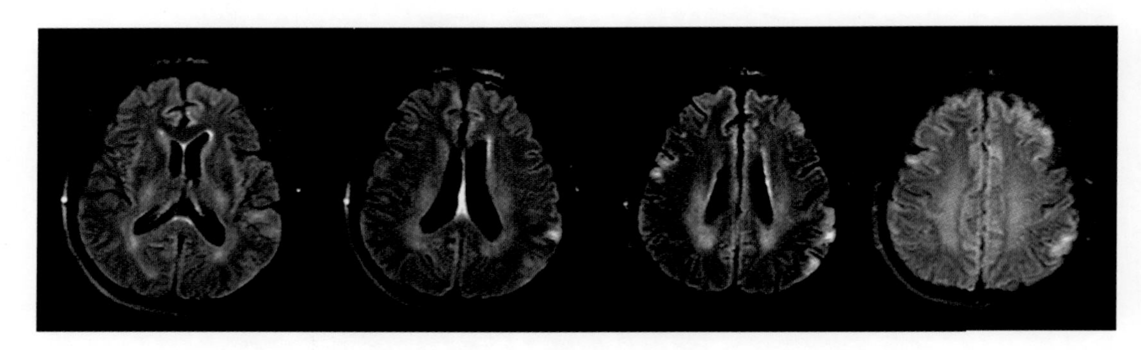

图 9-4 患者头部 FLAIR 序列图像，可见额叶、顶叶、颞叶皮质片状高信号

小结

麻痹性痴呆的诊断并不是以影像证据为主，主要是建立在临床表现和化验指标之上的，影像主要是用于排他。GPI 是神经梅毒的晚期表现，脑萎缩十分常见。需要反复强调的是，梅毒以及下文提到的 HIV 筛查应该成为痴呆门诊的必检项目。

第二节　HIV 相关神经认知障碍

概述

约有半数人类免疫缺陷病毒（HIV）感染的患者会出现程度不等的 HIV 相关神经认知障碍（HIV-associated neurocognitive disorder，HAND），也经常被称为 HIV 脑病、HIV 相关痴呆。在已经明确 HIV 诊断的患者，HAND 并不难被诊断。但一些以认知障碍为首发症状的 HIV 患者，同病史不明的麻痹性痴呆患者一样，容易在门诊被漏诊、误诊。

临床特点

HAND 可为艾滋病的首发症状，患者出现显著的认知障碍，并导致日常生活工作能力受损[3-4]。认知症状通常逐渐进展，影响记忆力、注意力、执行功能，患者反应迟钝，淡漠，甚至昏睡。晚期则发展为高度痴呆、缄默状态、卧床不起。脑脊液检查可正常或者细胞数、蛋白质轻度升高。

影像特点

影像并不在 HAND 的诊断中起决定性作用，主要目的仍是排他。

MRI：最常见的影像改变为脑深部白质和基底节区的 T2、FLAIR 序列高信号，在急性期相应部分在 DWI 序列也可出现高信号，但范围和程度小于 T2 序列。通常，这种白质改变不累及皮质下 U 纤维，与进行性多灶性白质脑病不同。同时，脑萎缩也十分常见。出现占位性或者局灶性病灶并不是 HAND 的特征，更指向 HIV 感染引发的其他神经系统并发症，如淋巴瘤、弓形虫感染、真菌感染等。

阅片思路

通常来讲，大多数神经内科医生对 HIV 神经系统受累的影像经验并不是很多，而且 HIV 感染的神经系统受累无论是 HIV 的直接侵袭还是后续的机会性感染，本身影像学改变也不特异，所以对不明原因的脑白质病变、脑萎缩等影像学改变，不要遗漏 HIV 的筛查。

典型病例

病例 9-3 患者男性，35 岁，以“反应迟钝 3 个月”就诊。患者近 3 个月反应迟钝、发呆，问话有时答非所问，不能完成工作。在家中日常生活需要家人督促才能完成，曾经按照抑郁症用药。近一个月出现手脚震颤，走路笨、慢，夜间尿床，间断胡言乱语。该患者头部 MRI 的 T2 序列如图 9-5 所示。

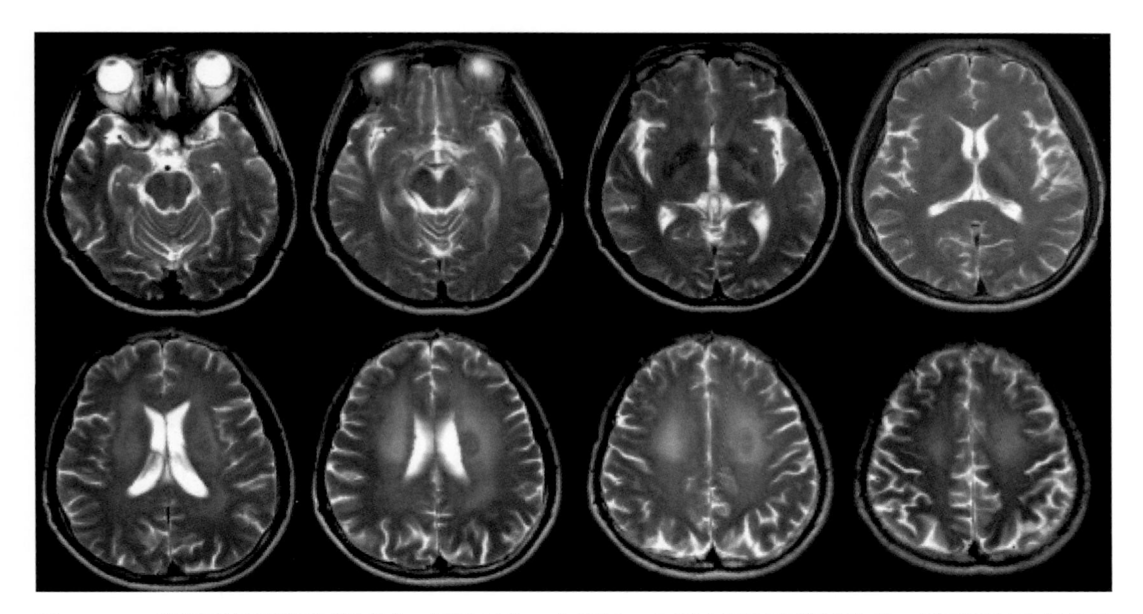

图 9-5 T2 序列可见双侧半卵圆区、侧脑室旁、内囊区、左侧大脑脚高信号改变，同时可见弥漫性脑萎缩

该患者临床表现为快速进展性痴呆，痴呆血液筛查 HIV 阳性，其余结果正常，诊断 HIV 脑病，转皮肤性病科治疗。

还有许多患者白质病变不明显，仅表现为脑萎缩，如下面的病例。

病例 9–4 患者男性，40 岁，反应迟钝伴有间断暴躁、攻击行为 8 个月。头部 CT 检查如图 9-6 所示。曾按痴呆、精神疾患用药，无效，病情持续进展，但诊治过程中始终没有进行过 HIV、梅毒检查。在我院门诊血液化验发现 HIV 阳性，详细询问病史，该患者为同性恋。

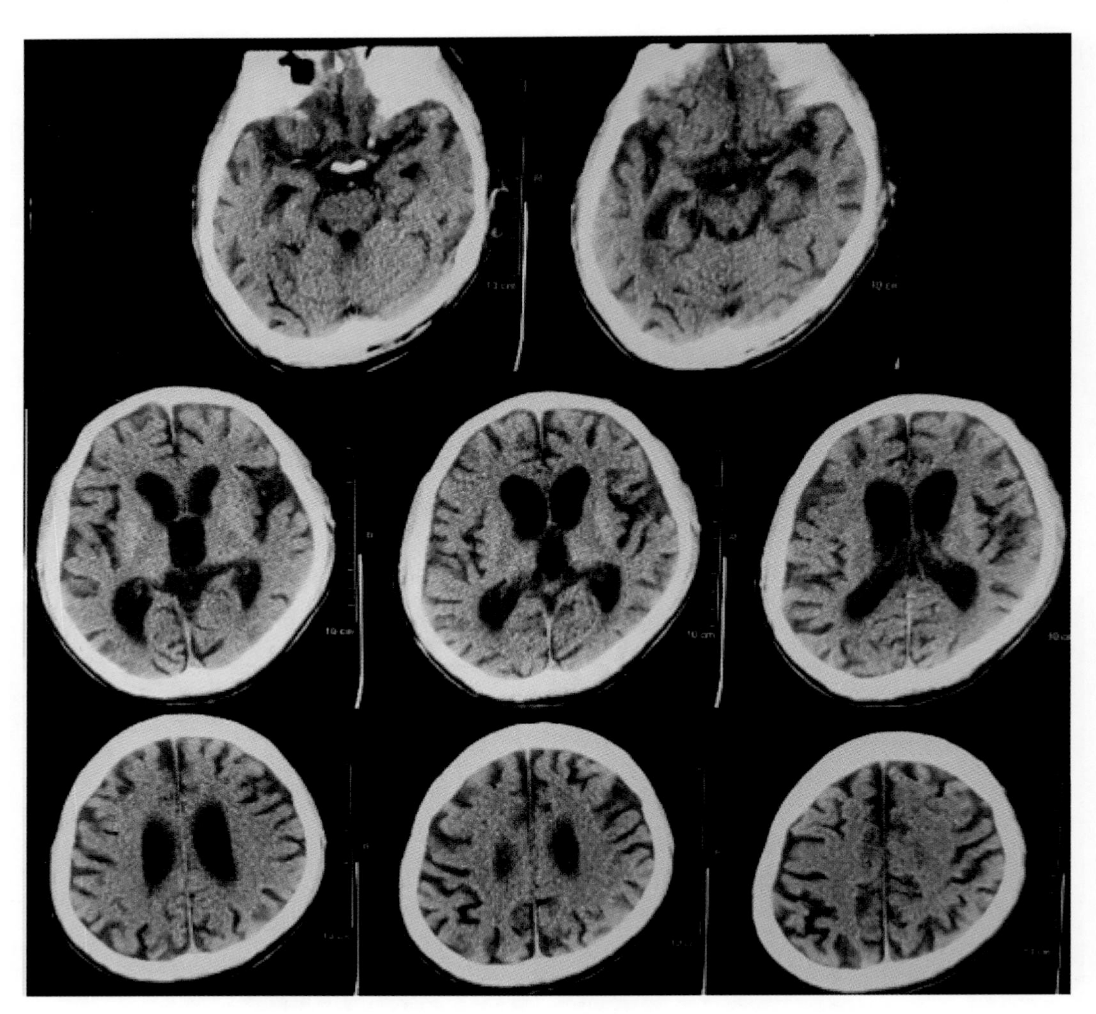

图 9-6 患者虽然只有 40 岁，但头部 CT 显示全脑已经高度萎缩。未见大脑白质明显异常信号

小结

虽然各个年龄段的人都可感染 HIV，但患者还是以中青年为多。出现快速进展性痴呆的患者必须百分之百地检测 HIV 和梅毒，若能尽早诊断，两者目前治疗效果都不错，可能会极大地改善预后。即便不是快速进展性痴呆，理想状态下也应该每一个痴呆患者都应该进行一次 HIV 和梅毒的检查。

参考文献

[1] Anuja P, Venugopalan V, Darakhshan N, et al. Rapidly progressive dementia：an eight year（2008-2016）retrospective study. PLoS One，2018，13（1）：e0189832.
[2] Marra CM. Neurosyphilis. Continuum（Minneap Minn），2015，21（6）：1714-1728.
[3] Eggers C，Arendt G，Hahn K，et al. HIV-1-associated neurocognitive disorder：epidemiology，pathogenesis，diagnosis，and treatment. J Neurol，2017，264（8）：1715-1727.
[4] Clifford DB，Ances BM. HIV-associated neurocognitive disorder. Lancet Infect Dis，2013，13（11）：976-986.

第十章　中毒、代谢障碍与痴呆

第一节　维生素 B_{12} 缺乏相关痴呆

概述

维生素 B_{12}（vitamin B_{12}，VB_{12}）广泛参与神经系统的生长发育、功能维持等主要环节，是髓鞘合成的必需原料。VB_{12} 缺乏可以直接影响神经纤维髓鞘的完整性，导致大脑、脊髓、周围神经的功能障碍，产生相应的临床表现。其中，以脊髓受累为主的脊髓亚急性联合变性和以周围神经受累为主的多发性周围神经病最为常见。此类患者往往可伴有程度不等的认知功能障碍，及时识别和治疗预后良好。本节关注的是以认知和精神症状为核心表现的 VB_{12} 缺乏患者。事实上，无论是我们的临床经验还是近期的一些国际临床研究，都显示门诊中伴有 VB_{12} 低下的痴呆患者绝大部分为各种常见类型的痴呆同时伴有 VB_{12} 缺乏，单纯由 VB_{12} 缺乏导致的痴呆只是极少数[1]。一些流行病学调查显示 VB_{12} 缺乏和变性病痴呆、血管性痴呆的发生有一定的微弱联系，不排除是一个等级较低的危险因素[2]。但迄今为止的研究数据总体显示在这些患者中盲目补充 VB_{12} 对预防和治疗认知障碍是没有帮助的[2]。当然，对于其中 VB_{12} 水平低于正常的患者进行 VB_{12} 的补充理论上还是十分必要的，并且也安全、易行，应该至少纠正到正常水平。

传统上引发 VB_{12} 缺乏的原因是素食习惯和胃肠道疾病。但 2010 年以后，娱乐性笑气滥用成为青年人群中 VB_{12} 低下不可忽视的原因。笑气滥用严重干扰 VB_{12} 的功能，导致出现多发性周围神经病和脊髓亚急性联合变性。也有少数患者出现反应迟钝、注意力涣散、记忆力下降等慢性中毒性脑病的表现，要注意深挖病史，及时治疗，可能痊愈。

临床特点

以 VB_{12} 缺乏为主因（至少为主因之一）的痴呆其实在临床上并不常见，此类患者一般有以下特点[3]：VB_{12} 缺乏程度较为严重，甚至低于检测最低值；认知和精神障碍不符合 AD 特点，起病有急性的，也有隐匿起病的，多以抑郁、淡漠、迟钝、精神萎靡、乏力倦怠以及记忆、注意力和执行功能减退为主要表现，少数可有躁狂、幻觉、妄想等精神病样表现；查体中容易发现脊髓或者周围神经受损的体征；VB_{12} 补充以后可出现病情的显著好转。

影像特点

MRI：MRI 检查的主要目的是用来排查其他病因。在部分 VB_{12} 缺乏相关痴呆可出现 FLAIR 和 T2 序列脑白质高信号，信号增高的程度以轻度居多，脑深部白质最易受累，多为弥漫性，边界不清。部分患者会出现脑萎缩。以上改变均不特异且出现率并不高。合并脊髓亚急性联合变性的患者脊髓 MRI 可见脊髓后部长条状 T2 高信号，在轴位像上呈现倒 V 字改变。

典型病例

病例 10–1　患者女性，42 岁，本次因为“双下肢麻木、走路不稳 3 个月”就诊。既往有“抑郁症”病史 10 个月，主要表现为少言寡语、情绪低落，做事主动性差，服用抗抑郁药物略改善。平时就有“胃病”，未诊治，患者近 5 年信佛，严格素食。本次查体可见下肢肌力正常、肌张力略高、深浅感觉减退、腱反射亢进。血液化验 VB_{12} 低于最低检测值测不出，轻度大细胞贫血。脊髓 MRI 未见异常。肌电图显示周围神经损害。MMSE：24 分；MoCA：19 分（初中文化）。其头部 MRI 如图 10-1 所示。

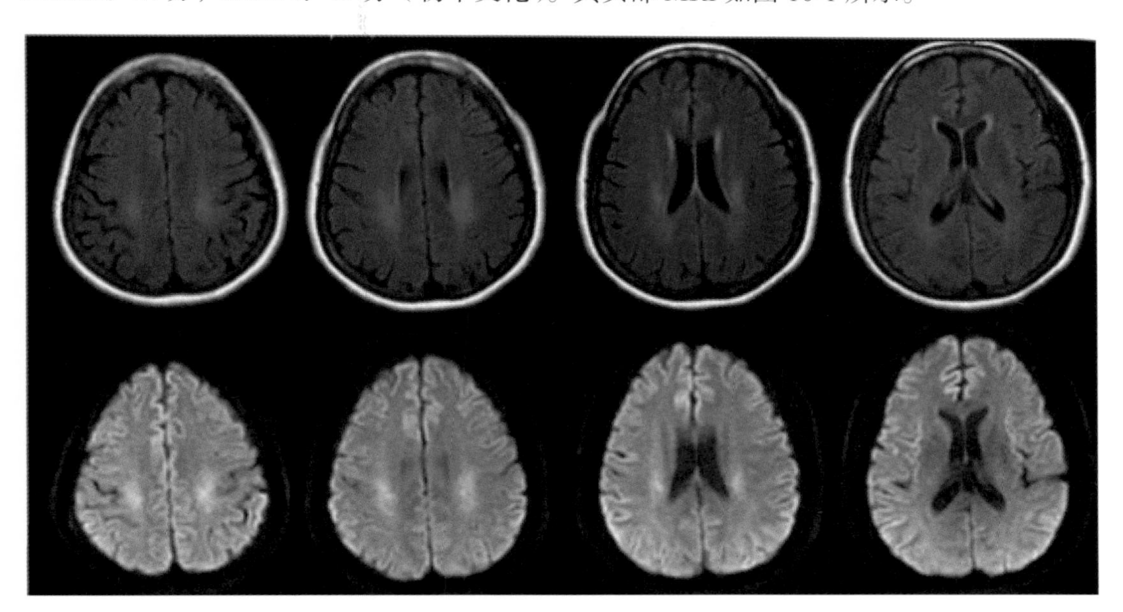

图 10-1　患者 FLAIR 序列（第一行）可见双侧侧脑室后角旁对称性高信号，DWI 序列（第二行）病变信号略高

给予该患者维生素 B_{12} 每日 1 mg 肌内注射 1 个月，然后改为每周注射 1 次维持半年。患者肢体麻木、步态及精神和认知状态基本恢复到正常。

小结

化验显示的 VB_{12} 低下是否是痴呆的主因、是否是 MRI 改变的主因很难轻易确定。

但具备以上临床和影像特点的病例，如果出现 VB_{12} 低下，一定要积极地补充 VB_{12}，动态观察认知改变。由于很多患者存在 VB_{12} 的吸收问题，VB_{12} 的补充要长期进行，尤其是补充 VB_{12} 后认知显著改善的患者，可小剂量 VB_{12} 长期补充。

第二节　慢性酒精中毒和维生素 B_1 缺乏相关认知功能障碍

概述

长期大量酗酒能导致多种神经、精神综合征，包括酒精性痴呆、Wernicke-Korsakoff 综合征、酒精性小脑变性、Marchiafava-Bignami 病等。虽然关于酒精与认知障碍的量效关系的研究一直没有定论，但对于长期大量饮酒可以导致不同程度的认知障碍这一点并无争议[4]。各国酒精性认知功能障碍的患病率调查结果差异极大，与调查口径和各国的生活方式及人种不同有极大的关系。酒精性认知功能障碍的简单定义就是与酗酒相关的认知功能障碍，但事实上如何准确界定酒精与认知功能障碍的因果关系仍然是一个十分困难的问题。由于酒精引发的认知功能障碍一定程度上属于可逆性病变，所以在不能确定酗酒是否是痴呆的主因时，仍应积极控制饮酒和给予相应的治疗，以期待认知功能能够最大程度地恢复。

从目前的研究看慢性酒精中毒导致痴呆存在多途径的复杂机制，其中酒精干扰维生素 B_1（vitamin B_1，VB_1）的代谢是相对明确的机制之一。当然，还有许多非酒精因素也可以导致 VB_1 缺乏产生 Wernicke 脑病，如胃肠道手术后长时间禁食、消化道疾病进食受限、慢性消耗性疾病。VB_1 的缺乏通过影响神经系统糖代谢，导致丙酮酸和乳酸的堆积和小动脉的扩张、出血而损害中枢神经系统。Wernicke 脑病主要累及第三脑室、第四脑室、中脑导水管的周围区域灰质以及乳头体，出现充血和点状出血以及毛细血管增生等病理改变。

临床特点

国内的酒精相关认知功能障碍患者通常为中、老年男性。患者均有长时间、大量饮酒历史，出现认知功能障碍表现时大多还未停止饮酒，或者刚停止饮酒不长时间，如一两个月。尽管对什么叫长时间、大量饮酒并没有统一的标准，参考国内外标准，一般指连续 5 年以上、平均每天饮用高度白酒 2 两半以上的饮酒强度。事实上，生活中如此饮酒的人大有人在，发展为痴呆的毕竟是部分饮酒者，对酒精耐受能力的巨大个体差异使得判断酒精与痴呆的关系比较困难。酒精性认知功能障碍患者可出现程度不等的记忆力、计算力、判断力、视空间能力下降，通常没有命名等明显的语言功能障碍，容易同时伴有固执、易怒、偏激、不修边幅、不拘小节等人格改变，可伴有小脑性共济失调、末梢型感觉障碍、酒精性肝病、心肌病等[5]。大部分患者严格戒酒两三个月以上即便没有相应的治疗，认知功能也可能有一定程度恢复，至少不会持续恶化。戒酒数月后仍然持续恶化的认知功能障碍，需要考虑存在其他性质痴呆的可能。

典型的 Wernicke 脑病有眼肌麻痹、小脑性共济失调和精神、意识障碍[6]。Korsakoff 综合征则以遗忘、虚构、错构、定向障碍等认知功能障碍和人格障碍为核心表现。两者可不同程度同时存在。而慢性酒精性痴呆患者也容易在病程中出现这些急性脑病的表现。

影像特点

酒精性痴呆最常见的 MRI 改变为弥漫的大脑皮质广泛萎缩，侧脑室、第三脑室扩大，乳头体萎缩，小脑也容易出现萎缩，尤其是小脑蚓部，而局限性脑萎缩并不常见。另外，双侧侧脑室周围及半卵圆中心脑白质点片状脱髓鞘样改变也很常见，但没有特异性。

Wernicke 脑病：中脑导水管周围、第三脑室及第四脑室旁、乳头体、内侧丘脑、小脑等部位出现对称性长 T1 长 T2 信号影，FLAIR 序列也为高信号。

胼胝体变性：表现为胼胝体弥漫性对称性肿胀，长 T1 长 T2 信号影，矢状位可见胼胝体分层样改变，上下缘受累轻，中层受累重，即“夹心饼干征”。慢性期可出现胼胝体显著萎缩。

典型病例

因为酒精性痴呆的脑萎缩并无特异性，在此选择一例酒精性痴呆脑萎缩合并胼胝体变性的病例，以保证该脑萎缩是慢性酒精中毒所致的可靠性。

病例 10-2　患者男性，40 岁，酗酒 20 余年。每日饮白酒接近 1 斤。约 4 年前出现记忆力差、反应迟钝，不能完成日常工作而失业，曾经被诊断为酒精性痴呆。患者戒酒 2 次，每次戒酒后认知能力都出现好转，但坚持不到 2 个月继续恢复酗酒。本次出现“昏睡、走路不稳、持续胡言乱语 1 周”来诊，本次病后未再饮酒，但是临床症状持续加重。头部 MRI 如图 10-2 所示。

该患者给予积极的对症处理后神志转清，走路不稳和精神症状消失。出院后给予 VB_1、VB_{12} 及美金刚口服，患者认知能力有显著提升，但 3 个月后重新开始酗酒，痴呆症状再次加重，约半年后进入卧床状态。酒精性痴呆患者的酒精依赖通常十分明显。

病例 10-3　患者男性，68 岁，每日酗酒有十余年。本次在腹泻 20 余日但未停止饮酒后出现走路不稳、记忆力减退 2 日来诊。查体有轻度的眼外肌麻痹、共济失调，MMSE 18 分，记忆力减退、虚构十分明显。诊断 Wernicke-Korsakoff 综合征。MRI 检查如图 10-3 所示。

下一个病例与饮酒无关，为消化道疾病所致 VB_1 代谢紊乱导致的 Wernicke 脑病。

病例 10-4　患者男性，58 岁，患胃病 20 年，本次恶心、呕吐、进食差 2 周，走路不稳、视物双影 1 周，胡言乱语、不认识家人 3 日。MRI 检查如图 10-4 所示。

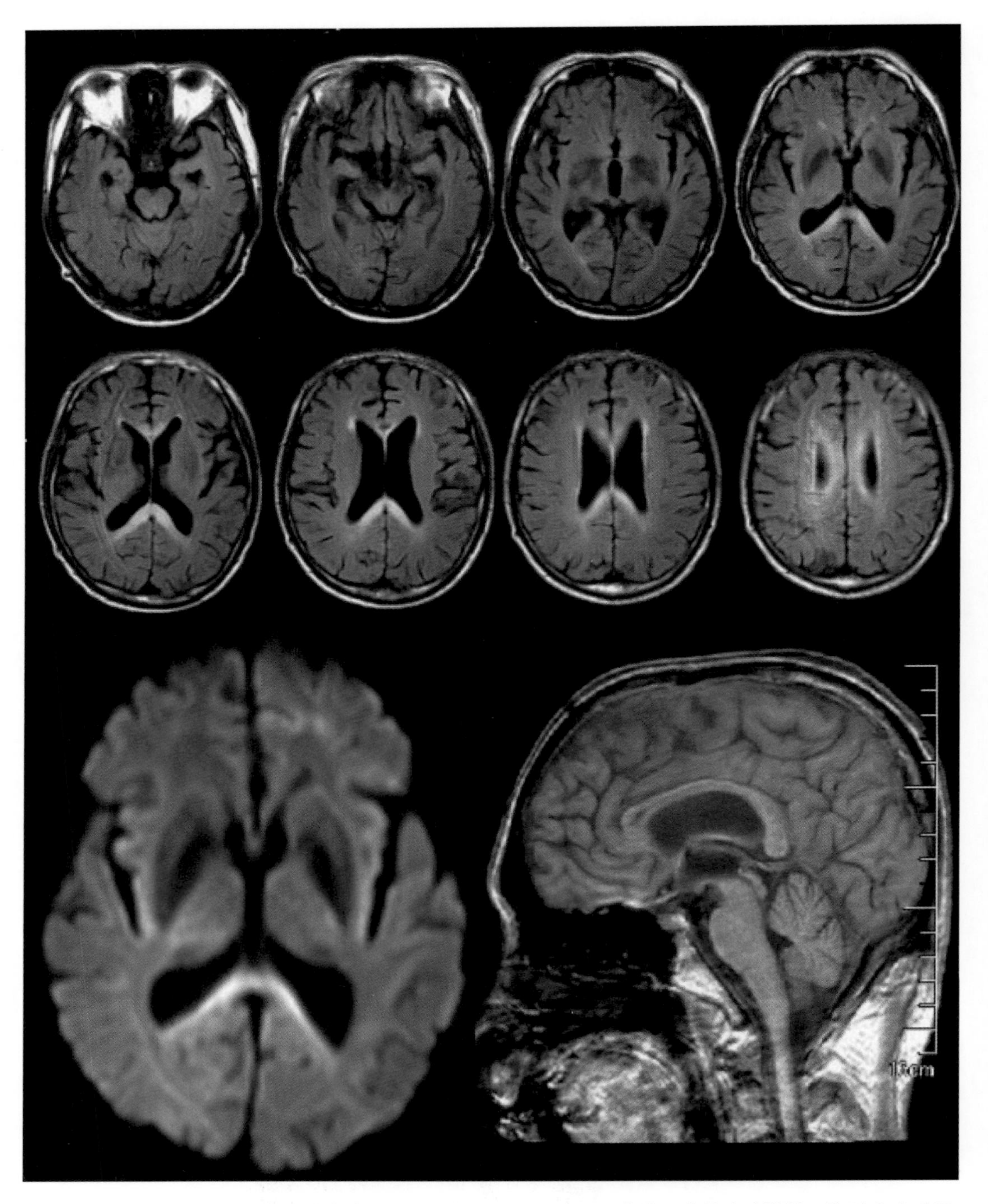

图 10-2 上半部为 FLAIR 序列轴位像，可见与年龄极不匹配的脑萎缩。萎缩为弥漫性，海马也有受累。同时可见胼胝体高信号，压部明显，膝部也有受累。左下 DWI 序列显示胼胝体压部病灶高信号，说明此处病变处于急性期。右下矢状位的 T1 序列可见胼胝体变薄，胼胝体前半部尤其是膝部可见中层低信号，即胼胝体分层样改变，说明胼胝体变性已经进行很长时间

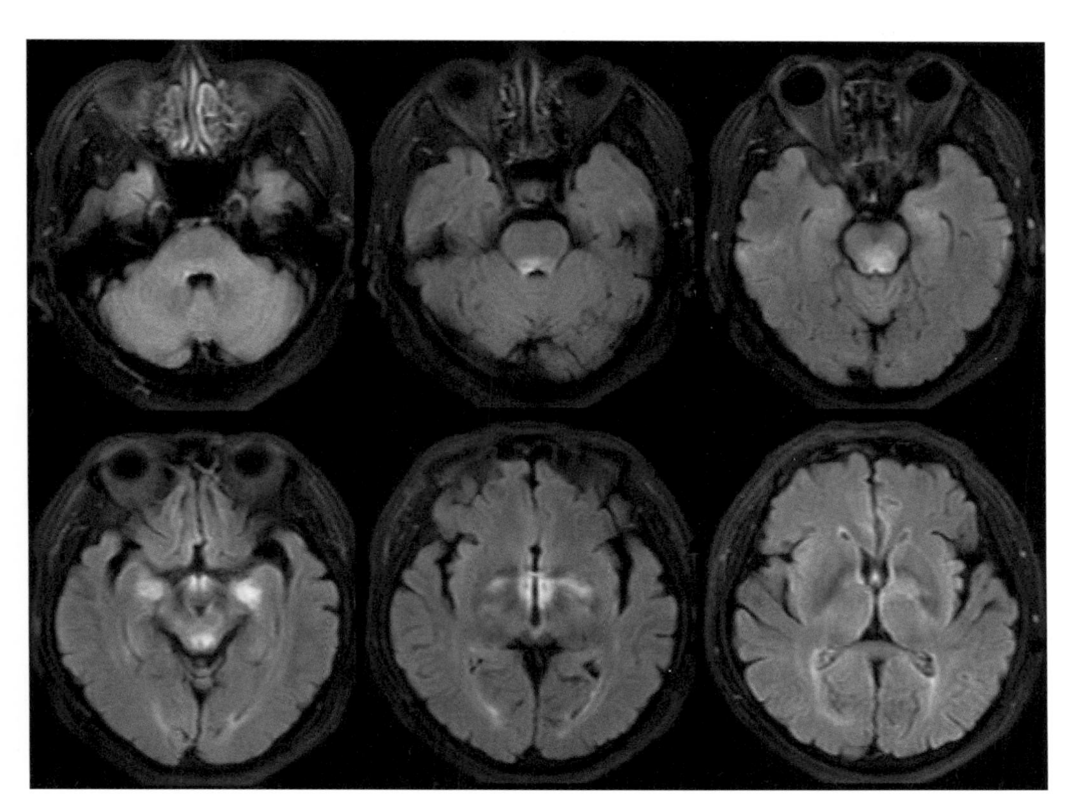

图 10-3　可见第三、第四脑室和中脑导水管周围、乳头体 FLAIR 序列高信号，海马也部分受累

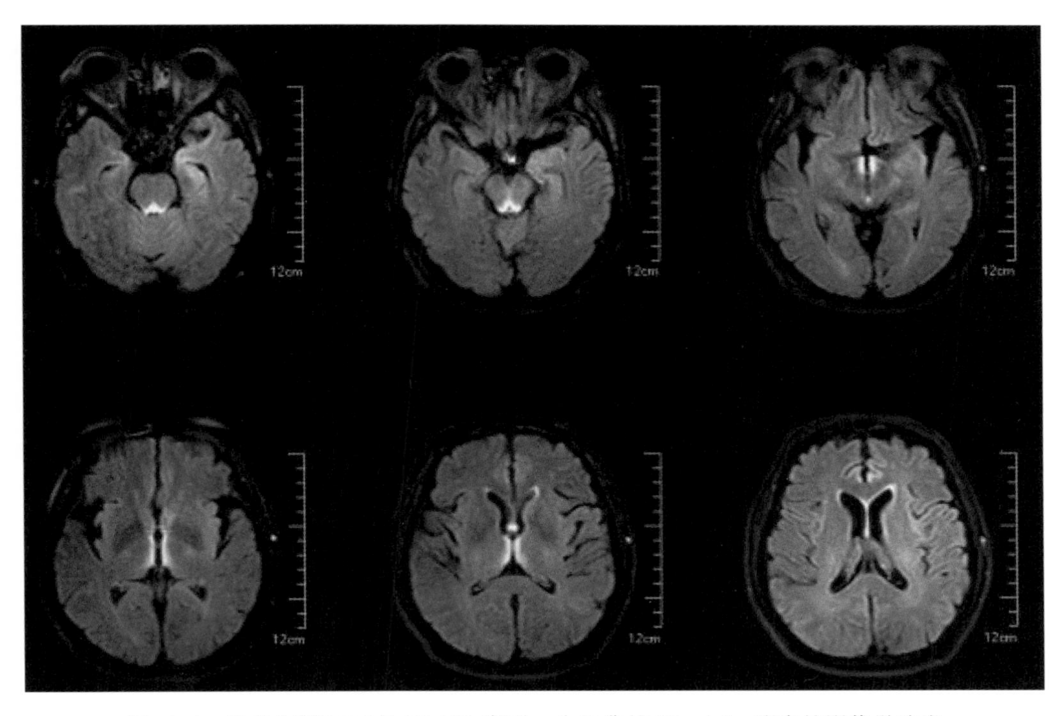

图 10-4　患者头部 MRI 的 FLAIR 序列，为经典的 Wernicke 脑病的影像学改变

小结

临床工作中，既不要一听到饮酒就把认知障碍和脑萎缩归结为饮酒所致，也要注意分析长期饮酒的痴呆患者痴呆的性质。无论是否是主因，严格戒酒和补充 VB_1 肯定是十分必要的。

第三节　获得性肝脑变性

概述

获得性肝脑变性（acquired hepatocerebral degeneration，AHD）是以帕金森综合征、共济失调为核心表现的一种神经变性病，通常发生于有严重慢性肝病的患者中，尤其是做过肝硬化分流手术的患者[7]。患者通常有一定程度认知功能下降，程度从 MCI 到痴呆皆有可能，以注意力和执行功能下降最为显著，符合皮质下痴呆的特点。

影像特点

AHD 的 MRI 有一定特点，表现为双侧苍白球为主的 T1 序列高信号，部分患者中脑的大脑脚也可出现 T1 序列高信号。病变在 T2 序列和 CT 上信号改变不明显，增强扫描病变没有强化。虽然一些重金属中毒也可产生同样的影像学改变，但结合病史不难区分。部分 AHD 患者可以在小脑、小脑中脚、内囊出现 T2 高信号、T1 等信号或者低信号改变。

典型病例

病例 10-5　患者男性，56 岁，慢性乙型肝炎患者，门腔静脉分流术后 15 年，本次因为“走路笨拙、反应迟钝 2 年”就诊。近两年出现走路慢、小步、晃，反应慢，回答问题迟钝，爱呆坐，日常生活可完成但需要家人提醒、督促，服用多巴丝肼分散片后步态略有改善，被怀疑帕金森病。该患者头部 MRI 如图 10-5 所示。

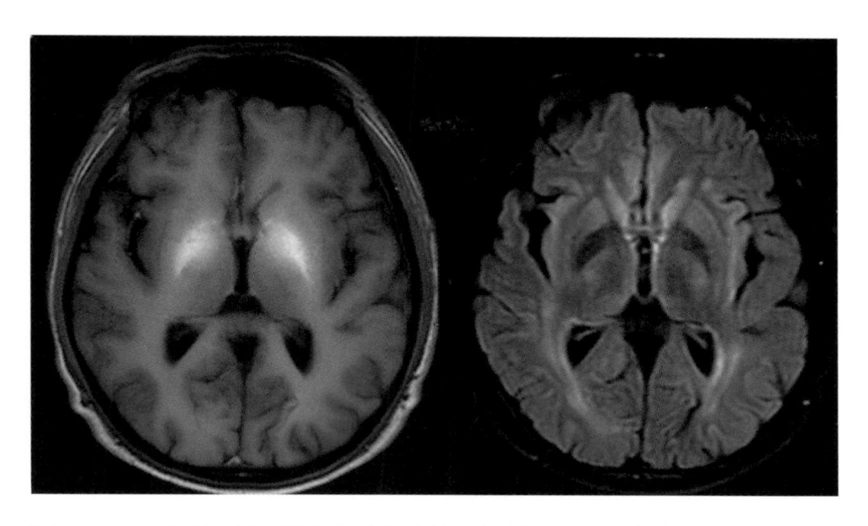

图 10-5　T1 序列可见双侧苍白球高信号，在右侧 FLAIR 序列上改变并不明显

第四节　一氧化碳中毒迟发性脑病

概述

一氧化碳（carbon monoxide，CO）中毒目前仍是十分常见的中毒性气体损伤。在经过高压氧等急性期治疗“痊愈”之后，仍有部分中、重度患者经过一段时间的“假愈期”后再次出现一系列精神、神经症状，表现为急性认知障碍、精神行为异常、帕金森综合征的表现，称为急性一氧化碳中毒迟发性脑病（delayed encephalopathy after acute carbon monoxide poisoning，DEACMP）。“假愈期”大多在 1 个月之内，少部分可长达 2 个月，个别甚至有半年左右。该病的发病机制并不清楚，与高龄、急性中毒期较长时间的昏迷、高压氧疗不够充分有关。

DEACMP 患者的痴呆症状可十分明显而在痴呆门诊就诊。积极给予足够疗程的高压氧治疗、激素、营养神经治疗，大部分可有改善。

影像特点

MRI：脑室周围白质和半卵圆中心双侧对称的弥漫性脑白质病变最为常见，呈 T2 高信号、T1 低信号，可累及胼胝体、外囊、内囊。基底节核团也容易受累出现 T2 高信号、T1 低信号改变，其中以苍白球区受累最为常见，壳核、丘脑也可受累。同时并发脑梗死者也不少见。

典型病例

病例 10-6 患者女性，50 岁，以“记忆力减退 2 周”就诊。患者 1 个月前有过“煤烟中毒”，短暂昏迷后转为清醒，未经过系统治疗。近 2 周记忆力差，刚发生的事情也记不住，反应迟钝，不知道如何做饭、做菜，尿裤子多次。其 MRI 的 FLAIR 序列如图 10-6 所示。

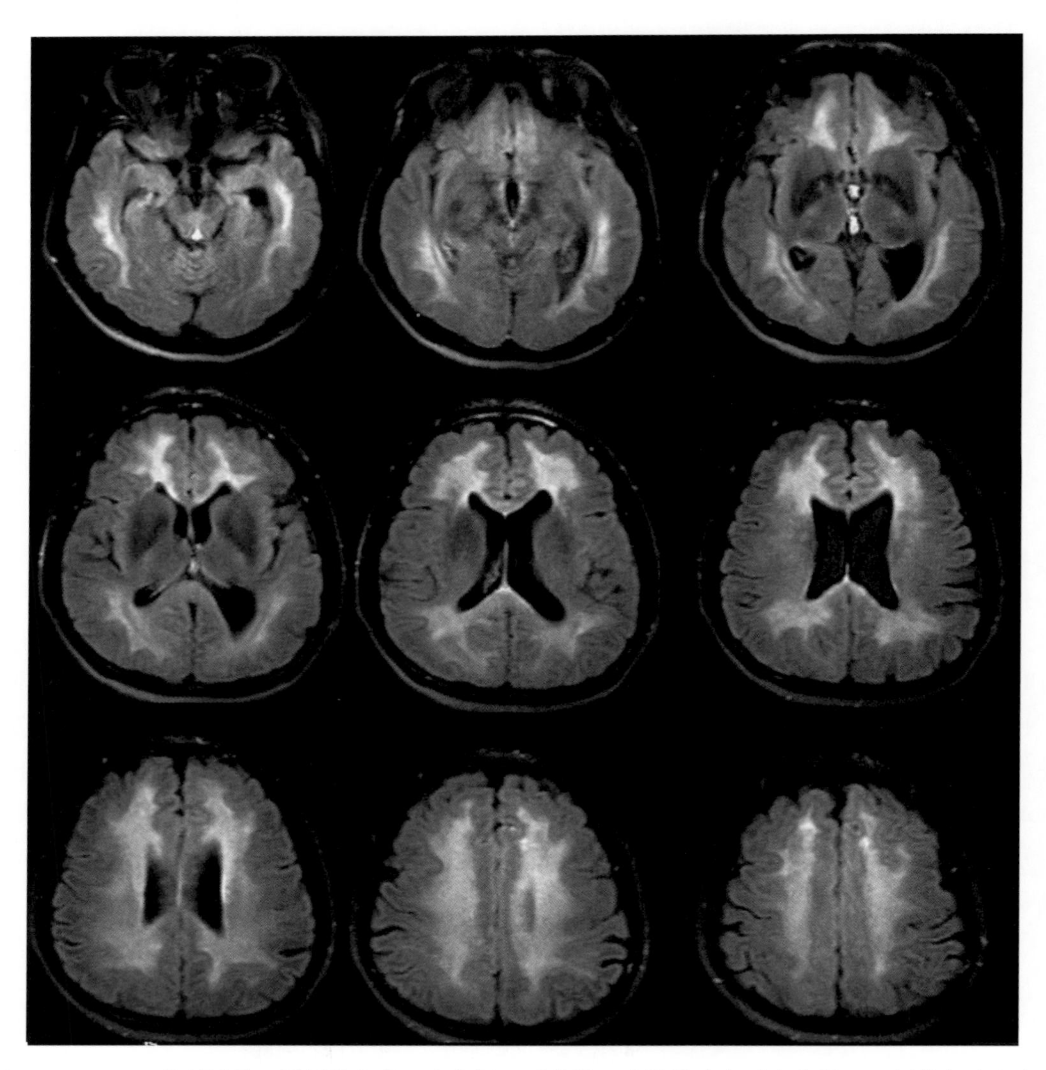

图 10-6 FLAIR 序列可见双侧侧脑室旁、半卵圆区对称性、弥漫性脑白质高信号，双侧苍白球也出现点状高信号

病例 10-7 患者女性，60 岁，以“反应迟钝 2 周，昏睡 3 天”为主诉入院。因为患者有肝病并且血氨略高，被怀疑为肝性脑病，但给予降血氨药物治疗无效。患者头部 MRI 如图 10-7 所示，提示中毒性脑病尤其是一氧化碳中毒性脑病的可能。追问病史，患

者家中的确烧炉子采暖，约1个月前和老伴两人同时有过头晕、头痛2日，老伴还曾经走路不稳跌倒一次，但很快缓解未在意。给予高压氧配合营养神经治疗，病情逐渐缓解。该患者的头部MRI改变比上一例更为典型（图10-7）。

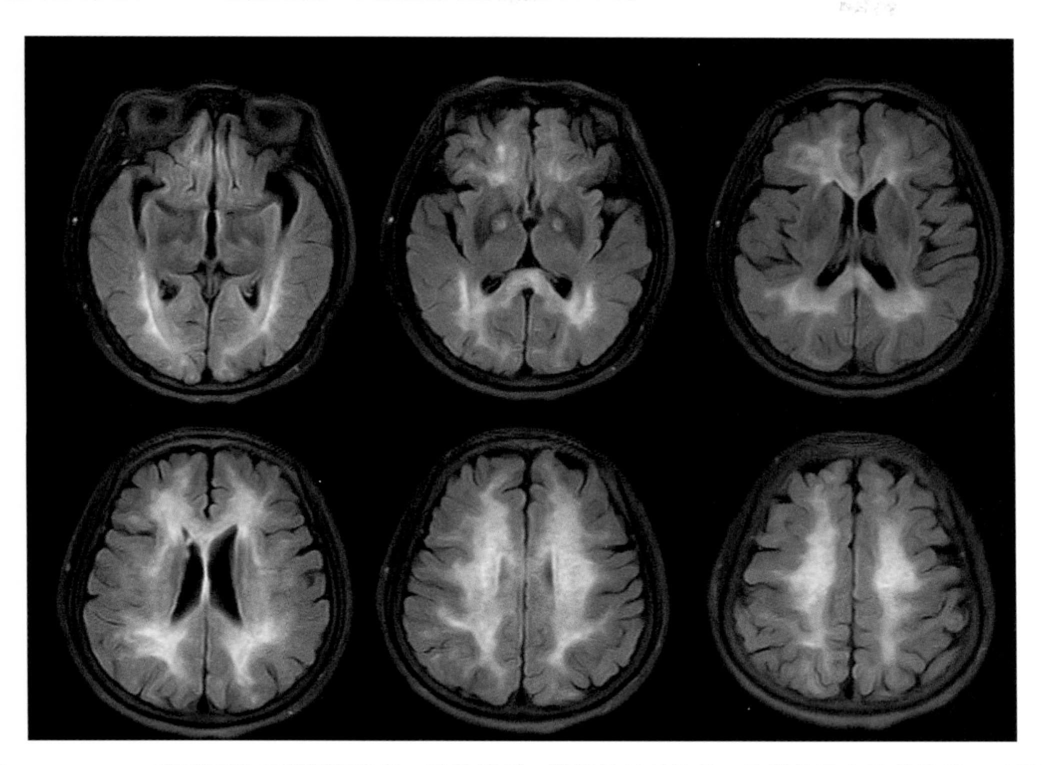

图10-7　FLAIR序列可见双侧侧脑室旁、半卵圆区、胼胝体的对称性、弥漫性脑白质高信号，双侧苍白球对称性片状高信号比上一例更加明显

参考文献

[1] Arendt JFH，Horváth-Puhó E，Sørensen HT，et al. Plasma vitamin B_{12} levels，high-dose vitamin B_{12} treatment，and risk of dementia. J Alzheimers Dis，2021，79（4）：1601-1612.

[2] Health Quality Ontario. Vitamin B_{12} and cognitive function：an evidence-based analysis. Ont Health Technol Assess Ser，2013，13（23）：1-45.

[3] Briani C，Dalla Torre C，Citton V，et al. Cobalamin deficiency：clinical picture and radiological findings. Nutrients，2013，5（11）：4521-4539.

[4] Gutwinski S，Schreiter S，Priller J，et al. Drink and think：impact of alcohol on cognitive functions and dementia-evidence of dose-related effects. Pharmacopsychiatry，2018，51（4）：136-143.

[5] Oslin D，Atkinson RM，Smith DM，et al. Alcohol related dementia：proposed clinical criteria. Int J Geriatr Psychiatry，1998，13（4）：203-212.

[6] Galvin R，Bråthen G，Ivashynka A，et al. EFNS guidelines for diagnosis，therapy and prevention of Wernicke encephalopathy. Eur J Neurol，2010，17（12）：1408-1418.

[7] Shin HW，Park HK. Recent updates on acquired hepatocerebral degeneration. Tremor Other Hyperkinet Mov（N Y），2017，7：463.

第十一章　以痴呆为主要表现的脑肿瘤

第一节　中枢神经系统淋巴瘤

概述

一些脑肿瘤并没有产生运动和感觉障碍，而是以认知和精神障碍为首发的主要临床表现，因此可以首诊于痴呆门诊。通常，只要进行了影像学检查并不难发现肿瘤的存在，尽管有时肿瘤的定性并不容易。易出现在痴呆门诊的肿瘤以脑转移癌、胶质瘤、淋巴瘤相对较多。其中，中枢神经系统淋巴瘤较为特殊，其早期临床表现以认知、精神心理症状为主，早期影像学改变容易与炎症、脱髓鞘疾病混淆，误诊较为常见，是神经内科医生较为头疼的疾病之一。

中枢神经系统淋巴瘤包括原发性中枢神经系统淋巴瘤（primary CNS lymphoma，PCNSL）和血管内淋巴瘤。PCNSL是原发于结外的非霍奇金淋巴瘤，仅侵犯颅脑、脊髓和眼球，而无其他组织或淋巴结浸润。PCNSL是一种罕见的中枢神经系统肿瘤，占中枢神经系统肿瘤的2%～3%[1]，占非霍奇金淋巴瘤的1%，病理类型90%以上为弥漫大B细胞淋巴瘤，诊断往往经过曲折过程。本节主要关注的就是PCNSL。血管内淋巴瘤除了神经系统的脑病样改变外，往往有发热、消瘦、淋巴结肿大、皮肤改变等系统性症状，提示其是一种全身性疾病，患病率更低，确诊往往需要活检。

临床特点

PCNSL通常为隐匿起病，以六七十岁为高发年龄段，其他年龄段也可发病，男性略多。最常见的临床表现是快速进展性痴呆、淡漠、抑郁、易激惹、人格改变等，痴呆以定向力、注意力、记忆力受累明显[3]。患者可有头痛、癫痫发作、局灶性神经功能缺损如肢体无力、共济失调等，但出现率并不是很高。PCNSL可累及眼球导致视力下降。腰穿脑脊液可见淋巴细胞增多、蛋白质增高和糖降低，脑脊液检查瘤细胞有时可发现淋巴瘤细胞。

影像特点

PCNSL的确诊通常需要经过脑活检，但其有一些“典型”的影像学改变有助于提前形成诊断[2]。病灶可为单发或者多发，单发更多一些。

（1）CT：病灶大多可为略高信号，为PCNSL的特征之一。当然，病灶也可为等、低信号而缺乏提示意义。

（2）MRI：淋巴瘤病灶在T1序列为等或稍低信号，T2序列为稍高、等或者稍低信号，DWI信号略高。病灶最常出现的位置是脑室旁白质，其次为基底节区核团、丘脑、胼胝体，有容易经过胼胝体跨中线发展进入对侧半球的特点。少数可累及幕下结构，一般为围绕第四脑室的脑干和小脑病灶。病灶周围水肿，轻度居多，重度亦可。在免疫正常的患者中，病灶可呈现较为明显的、均匀的团块样强化，而在免疫缺陷患者中环状强化居多。激素冲击后肿瘤可以变小甚至消失，过一段时间再次出现，也可在激素治疗中“此起彼伏”，即部分消退而又有新的病灶出现。少部分患者增强扫描可有软脑膜的强化。大脑淋巴瘤病是其更为特殊的类型，表现为双侧弥漫性、进行性发展的脑白质病变，占位效应不明显，增强也通常不明显，但病程较长时可出现部分局灶性强化，与大脑胶质瘤病不易区分。

（3）^{18}F-FDGPET：淋巴瘤的^{18}F-FDGPET扫描病灶呈现显著的高代谢，有助于与血管性及脑变性病的白质病变鉴别。

PCNSL的影像学诊断有一定的难度，尤其在病情的早期仅仅表现为一些斑片样T2高信号时定性十分困难，容易与多发性硬化、脑血管病及其他白质脑病混淆。动态复查增强MRI十分必要。病灶有一定围绕脑室系统生长的倾向，信号比较均一，内部坏死、出血、钙化等相对少见，这一点与其他颅内肿瘤及血管炎病灶不同。即使病灶较大，周围的水肿也通常为轻度，与转移瘤等不同。但要注意无论“典型”与否，影像学结果也无法代替活检，两者不一致的情况很多。

典型病例

以下4个病例均经过脑外科手术病理确认，病理类型均是弥漫大B细胞淋巴瘤。

病例 11-1　患者女性，70岁，以“反应迟钝1个月，左侧肢体活动不灵1周”就诊。MRI检查如图11-1所示。

病例 11-2　患者女性，67岁，因为“记忆力减退3周，头痛、嗜睡1周”就诊，外院头部CT提示双侧额叶脑白质病变。图11-2为头部MRI的T2序列和T1增强序列。

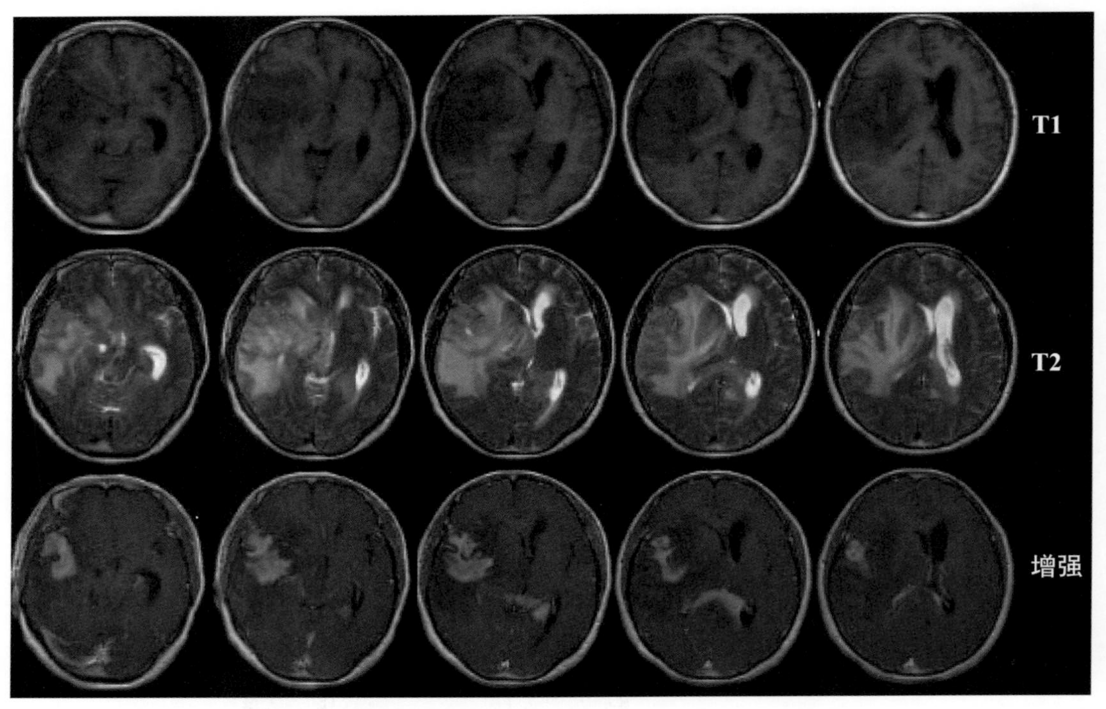

图 11-1 右侧颞叶、基底节区、胼胝体压部病灶，T1 为低信号、T2 为高低混杂信号，部分强化明显，占位效应明显，中线移位

病例 11-3 患者男性，65 岁，以左侧肢体无力 2 个月就诊。MRI 检查如图 11-3 所示。

病例 11-4 患者女性，50 岁，首次就诊时主诉为“头晕、走路不稳 1 周”。头部 MRI 可见左侧半卵圆区白质、左侧侧脑室旁、右侧桥臂 T2 高信号病灶，DWI 信号略高（图 11-4，2012-07-16）。考虑脱髓鞘疾病可能性大，不除外多发性硬化（MS）。给予激素冲击治疗，患者症状迅速恢复正常。1 个月后再次出现头晕、走路不稳，并出现右侧肢体轻度无力。头部 MRI 复查可见原来左侧侧脑室旁病灶增大，并在右侧额叶、左侧额叶、胼胝体、左侧基底节区出现多发 T2 高信号（图 11-4，2012-08-05）。为患者完善腰穿化验，脑脊液的常规和生化检查未见异常。因为患者曾经有造影剂过敏性休克病史，所以一直拒绝做增强 MRI 检查。再次给予患者激素冲击治疗 1 周，病情再次好转出院。又过 1 个月后，出现反应迟钝、哭闹无常、走路不稳，本次住院进行增强 MRI 扫描，原左侧半球病灶部分消退，但右侧额叶、胼胝体压部、右侧小脑、右侧大脑脚和桥臂出现新发病灶，病灶团块样强化显著（图 11-4，2012-09-10）。完善胸和全腹部增强 CT 未见肿瘤。脑外科定向活检为弥漫大 B 细胞淋巴瘤。该患者未进行淋巴瘤治疗，2 个月后去世。

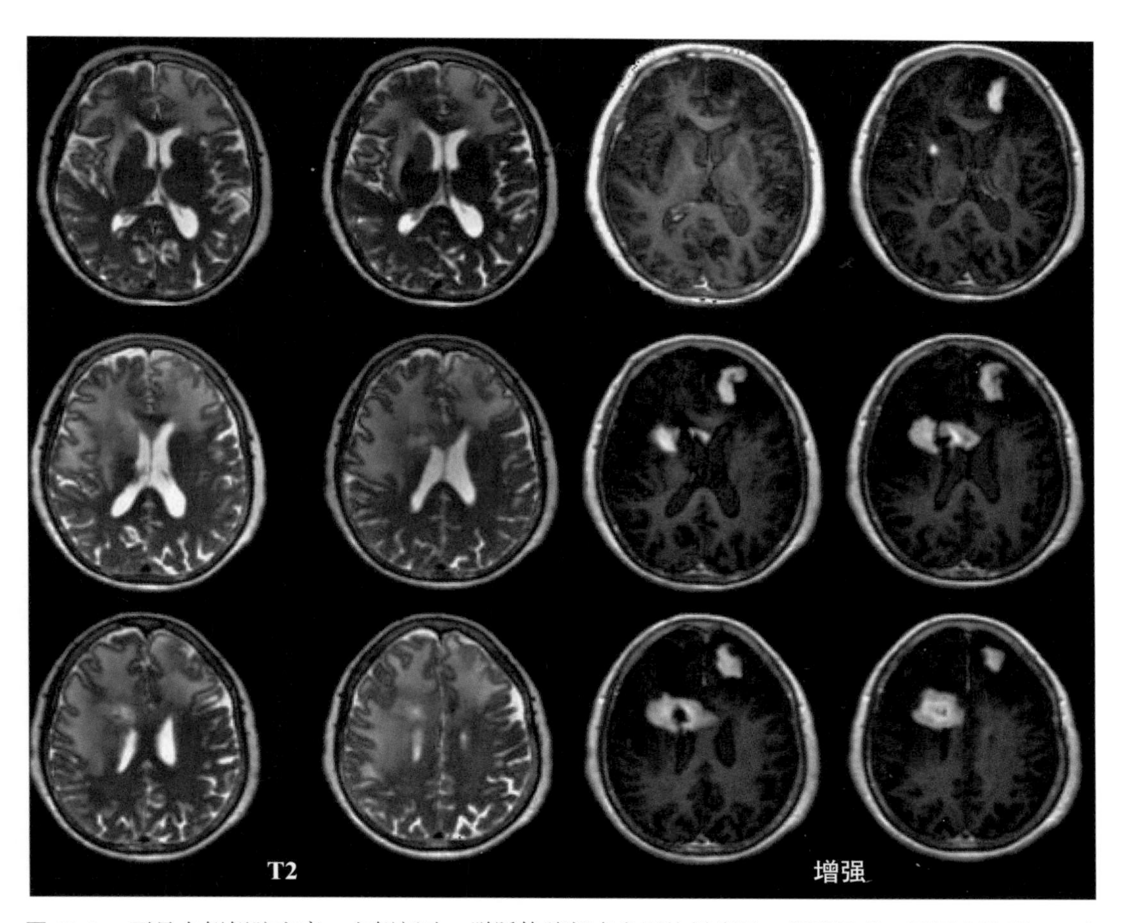

图 11-2　可见右侧侧脑室旁、左侧额叶、胼胝体膝部多发团块样病灶，增强显著，周围水肿明显，有一定的占位效应

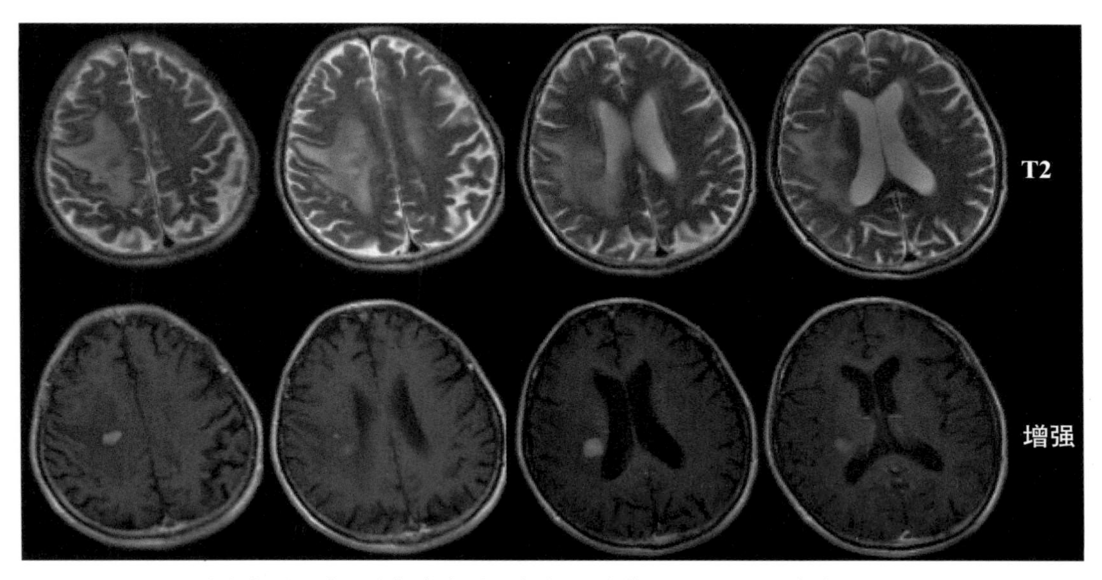

图 11-3　右侧侧脑室旁、右侧半卵圆区大片 T2 高信号改变，脑室旁病灶增强明显强化

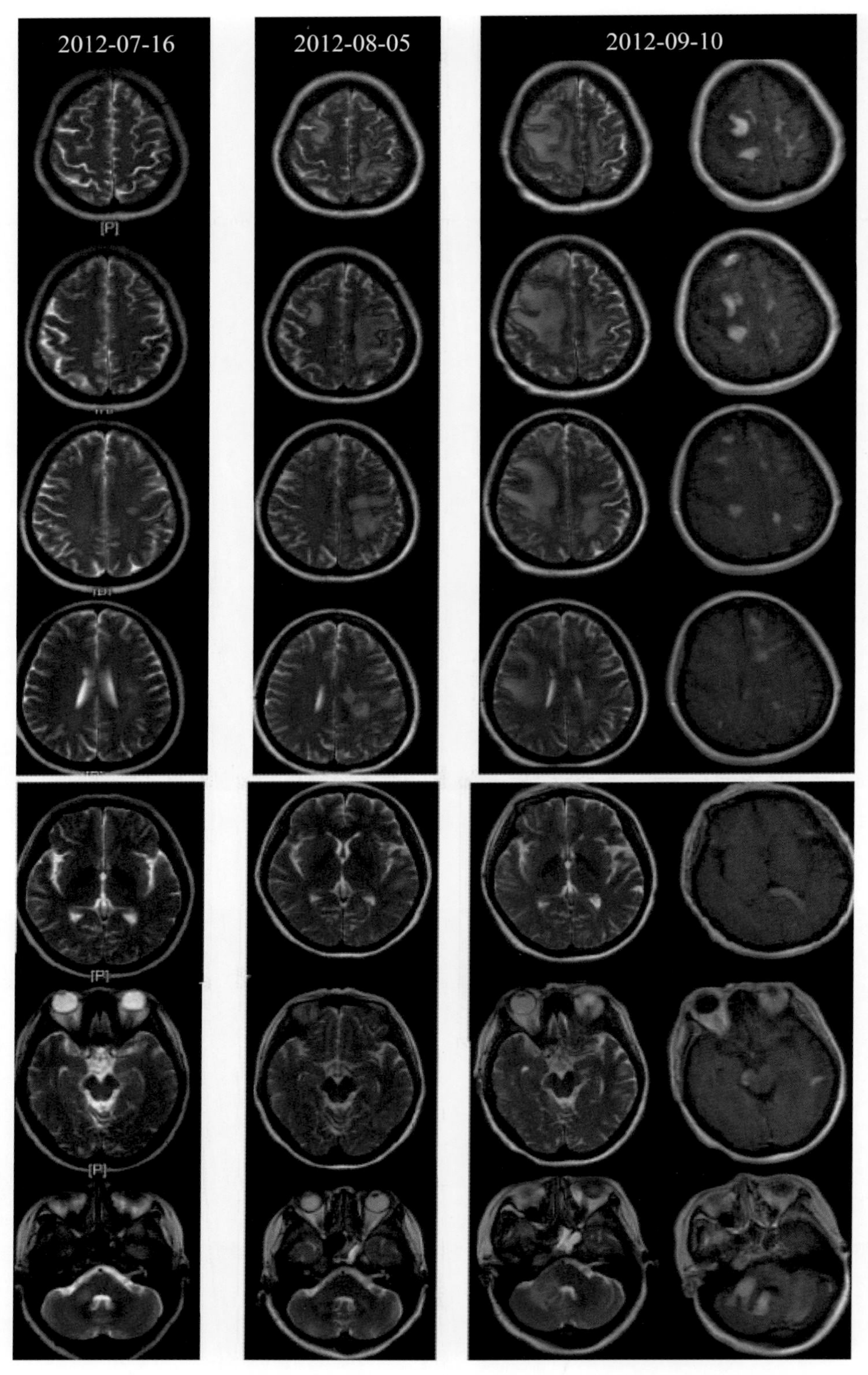

图 11-4 3 个月内每月 1 次的头部 MRI，最后一次是增强 MRI，可以看到病灶的演变过程。第 1 次 MRI 的桥臂和侧脑室旁病灶的确不能除外 MS

小结

典型的淋巴瘤以中线及旁中线结构脑实质最易受累为特点，如基底节、丘脑、脑干、脑室旁白质，增强扫描显著强化，典型病例并不难诊断。但早期病变可不典型，如病例11-4的第1次MRI检查的确很符合MS的改变。这也是为什么要把PCNSL纳入MS鉴别诊断之中的缘故。动态复查和采用多种辅助检查手段有助于PCNSL的诊断和鉴别诊断。

第二节　其他脑肿瘤

各种生长于额叶、颞叶的肿瘤，无论病理类型及良恶性，均有可能以认知障碍为主要的临床症状，本节无法全面涵盖，仅简单以近期在我院痴呆门诊就诊的、最后考虑为脑肿瘤导致痴呆的3个病例为例，进行简要的说明，而不再对各种脑肿瘤的影像学特点逐一进行阐述。

典型病例

病例 11–5　患者女性，54岁，以“反应慢1年，小便失禁2个月”就诊于痴呆门诊。半年前曾咨询当地医生，考虑痴呆的可能，建议购买脑蛋白水解物口服，未进行任何检查。门诊粗测记忆力、定向力、注意力、执行功能均差。她的MRI如图11-5所示，让人大吃一惊。

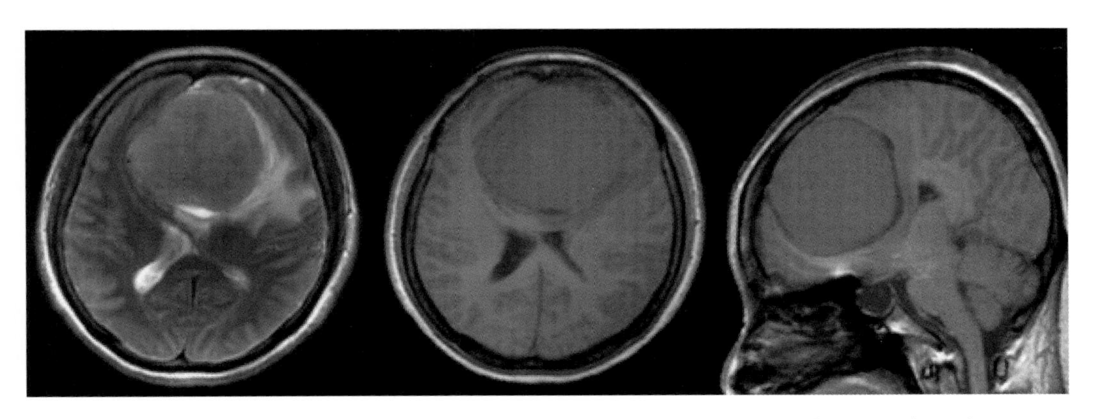

图 11-5　额叶巨大脑膜瘤，难以想象患者居然不觉得头痛，仅出现了智能和尿便的障碍

病例 11-6 患者男性，50 岁，以“反应迟钝、性格改变 2 个月，言语笨拙 1 周”就诊。患者平素性格开朗，但近 2 个月沉默寡言，不爱与人交流，干活也比平时慢。近一周言语笨拙，吐字不清。患者的头部 MRI 检查如图 11-6 所示。

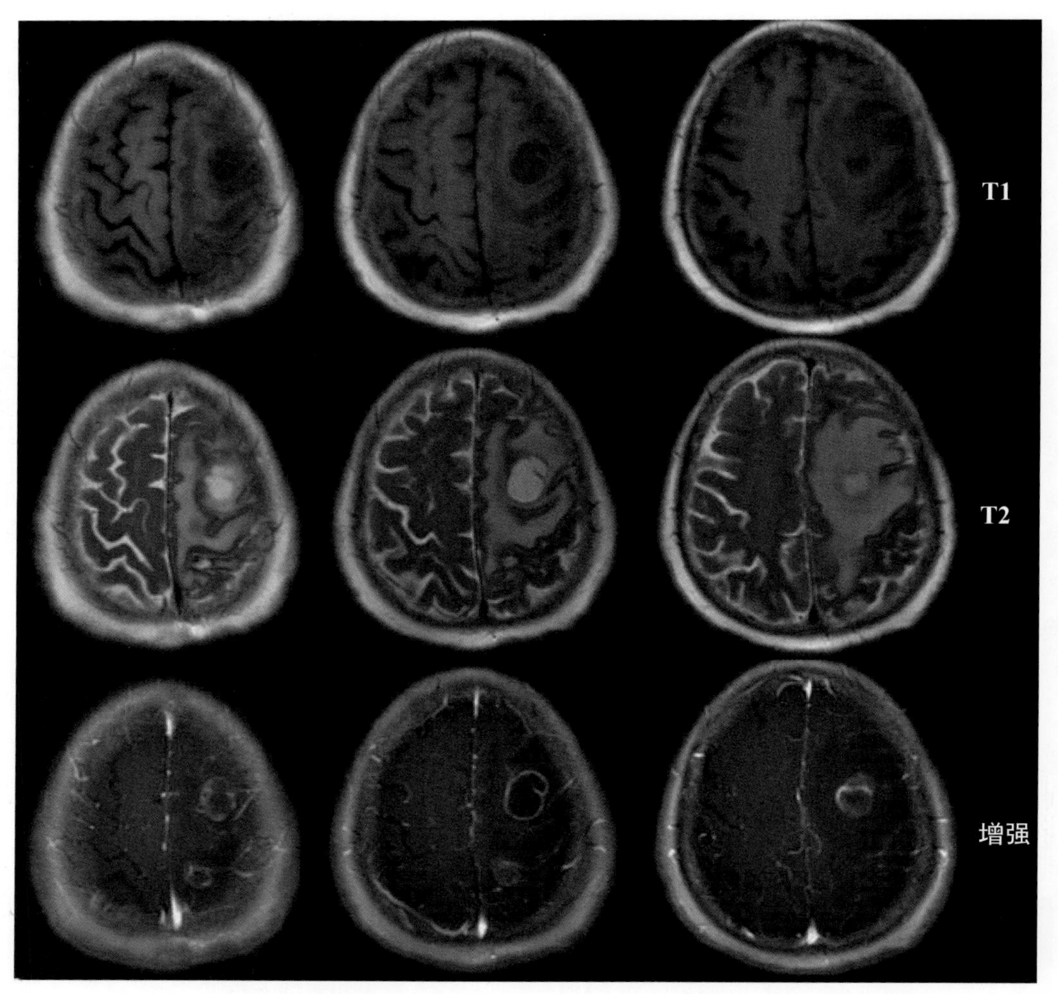

图 11-6 患者头部 MRI 可见左侧额叶多发占位性病灶，周围大片水肿，增强呈现环形强化，符合转移瘤特点。该患者后来查出肺癌

病例 11-7 患者男性，40 岁，装修工人，以“记忆力减退 3 个月，右手活动不灵 2 周”就诊。患者近 3 个月出现记忆力差，干活经常出现错误，有时算不明白所需要的原材料，因为活儿多未就诊，近两周出现右上肢轻度活动不灵才来就诊。该患者头部 FLAIR 序列见图 11-7，病灶在增强序列上无强化，活检为低级别星形细胞瘤。

但在另一方面，也要注意一些影像看起来高度提示肿瘤，实则不然。

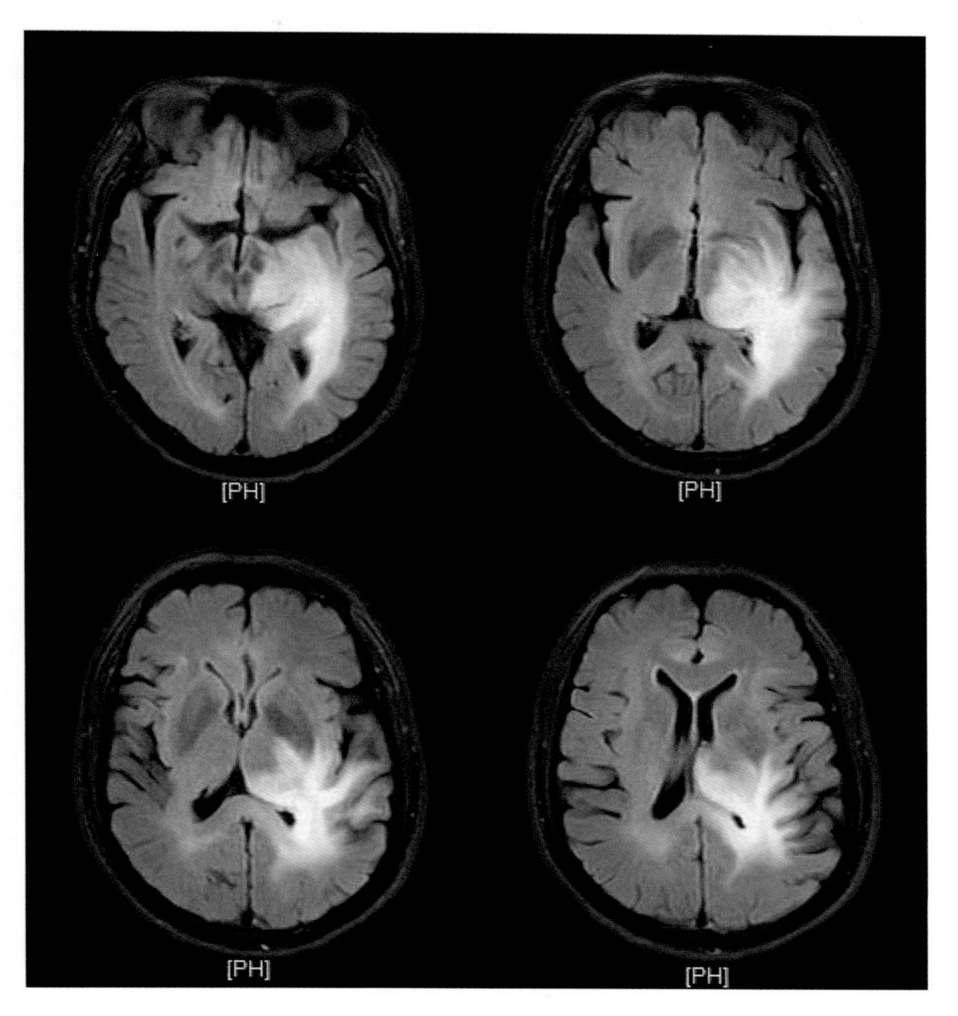

图 11-7　FLAIR 序列可见病变累及左侧颞叶内侧、左侧部分中脑和左侧丘脑，弥漫性生长，周边无水肿，轻度占位效应。该病变在增强扫描上无强化

病例 11-8　患者女性，55 岁，头痛半个月，伴有反应迟钝、记忆力明显下降。行头部 CT 显示左侧基底节区大面积低信号，入院进一步检查。头部增强 MRI 如图 11-8 所示。

该图像高度怀疑肿瘤，但立体定向脑活检结果考虑为脱髓鞘假瘤，给予甲泼尼龙冲击治疗，3 周后复查病灶显著缩小，周围水肿显著减少，中线复位，侧脑室不再受压。追问病史，该患者在发病前 6 周内先后完成了 2 次疫苗的接种，也许有一定的关联。

强扫描可见不均匀团块样强化

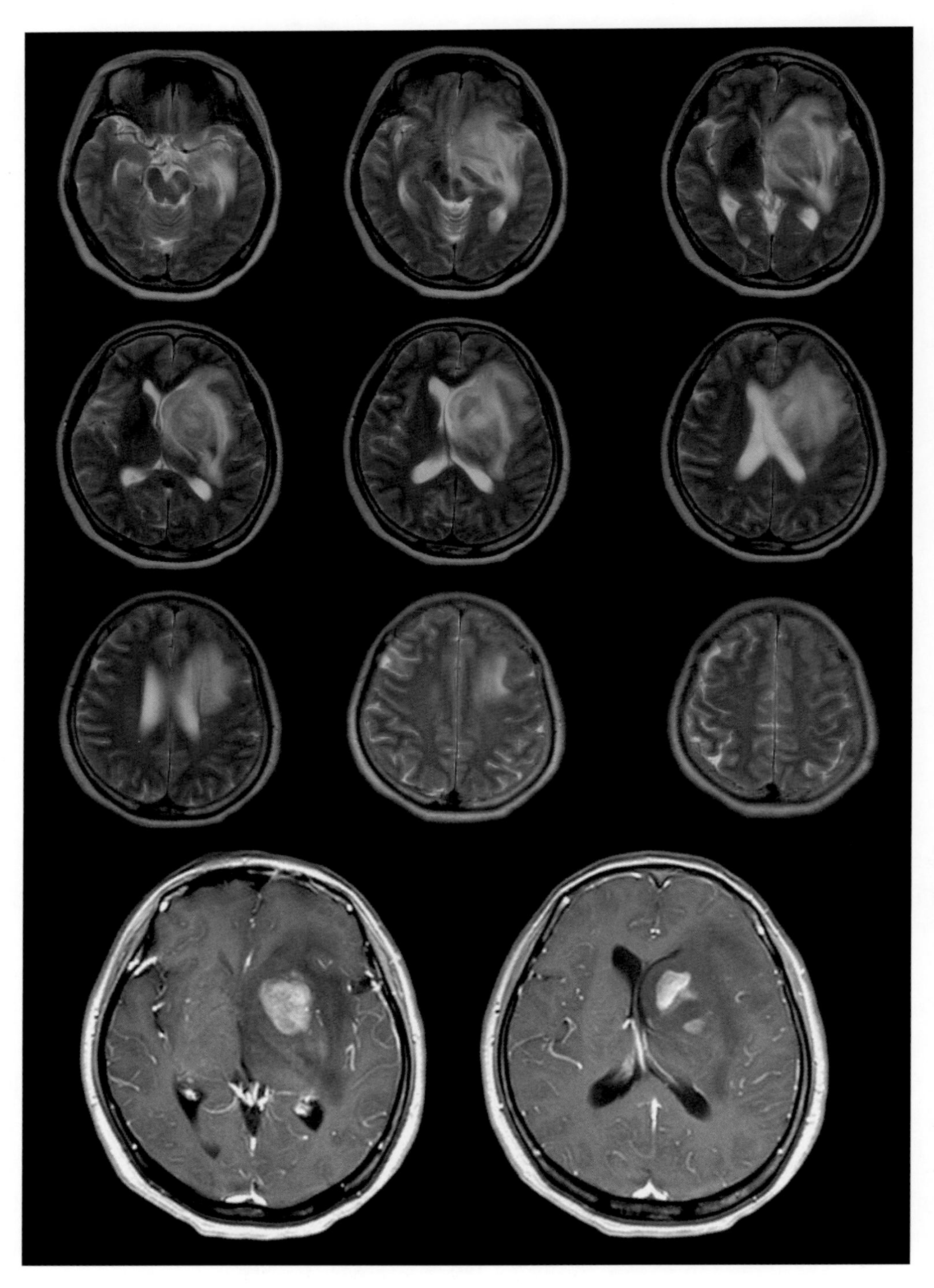

图 11-8 头部 MRI 的 T2 序列可见左侧基底节区为主的高低信号混杂病灶，侧脑室受压，中线移位，增强扫描可见不均匀团块样强化

小结

这一类肿瘤带来的临床隐患主要是当患者是一位老年人时，有时会被想当然地当作老年性痴呆直接用药而不进行影像学检查。疾病的诊疗流程都是无数病例的经验教训总结而成，违背流程就是冒险而行。

参考文献

[1] Geschwind MD，Haman A，Miller BL. Rapidly progressive dementia. Neurol Clin，2007，25（3）：783-807.

[2] Hoang-Xuan K，Bessell E，Bromberg J，et al. Diagnosis and treatment of primary CNS lymphoma in immunocompetent patients：guidelines from the European Association for Neuro-Oncology. Lancet Oncol，2015，16（7）：e322-332.

[3] Deutsch MB，Mendez MF. Neurocognitive features distinguishing primary central nervous system lymphoma from other possible causes of rapidly progressive dementia. Cogn Behav Neurol，2015，28（1）：1-10.

第十二章 其他痴呆相关疾病

作为本书的最后一章，本章将简单罗列一些在门诊可以遇见的与认知障碍相关的病种。其中许多疾病都有独特的病史和除了认知障碍以外的诸多临床表现，并不会被误诊为老年痴呆，临床上遇到这些影像改变时，能够想到患有这些疾病的可能就可以了。

第一节 甲状腺功能异常与认知障碍

概述

长久以来，甲状腺功能异常都被视为痴呆的危险因素。的确，无论是甲状腺功能亢进，还是甲状腺功能减退，患者都可以出现认知和精神行为的改变，并且随着甲状腺疾病的治疗而好转。但是从另一个角度，一名没有甲状腺疾病病史的、因为痴呆症状而就诊的患者检查中发现了甲状腺功能的异常，是否意味着痴呆是由甲状腺功能异常导致的呢？目前看在大部分这样的患者中，答案是否定的。正如前面 VB_{12} 缺乏与痴呆的关系一样，在很多病例中异常的甲状腺功能仅仅是痴呆的影响因素之一，而不是痴呆的主因。21 世纪以来，各国进行的多个关于甲状腺功能减退、亚临床甲状腺功能减退、甲状腺功能亢进、亚临床甲状腺功能亢进和痴呆关系的流性病学调查取得的研究结论差异很大[1]，从中也可以看出对于大部分甲状腺功能异常的痴呆患者而言，甲状腺功能异常并不是其痴呆发生、发展的主因。但是，由于甲状腺功能减退、甲状腺功能亢进的治疗效果良好，即便其不是痴呆的主因，也应该积极治疗，至少有助于认知功能部分性改善，治疗之后患者认知功能的长期变化也可以证实甲状腺疾病是否是其痴呆的主要因素。甲状腺功能亢进、甲状腺功能减退并不会在头部常规 MRI 扫描上出现显著的改变，检查主要是为了排他。

大名鼎鼎的桥本脑病（Hashimoto encephalopathy，HE）其实临床上并不常见。HE 的表现有两类：一类起病隐匿，主要表现为认知功能障碍或精神行为异常，可伴有意识水平逐渐下降；另一类表现为卒中样发作，同时伴有程度不等的认知障碍、癫痫发作甚至意识障碍。临床识别 HE 的关键是在遇到不明原因的脑病、卒中时，检查一定要涵盖甲状腺功能系列。HE 的诊断主要立足于三点：急性或者亚急性起病的脑病且排除其他疾病引发的脑病、抗甲状腺［甲状腺过氧化物酶（TPO）和（或）甲状腺球蛋白（TG）］抗体滴度的升高、免疫调节治疗效果明显。HE 患者头部 MRI 可以正常，或者出现一些非特异性的改变，如大脑半球多发局灶性脱髓鞘样改变或融合性脑白质病变、脑小血管病改变。个别病例报告也有符合边缘叶脑炎的影像学改变，如双侧颞叶内侧以及基底节区核团的 T2 高信号。

典型病例

病例 12-1　本节第 1 个病例以一个有明显甲状腺功能减退的痴呆患者为例，此类患者每年在我们痴呆门诊都能遇到 10 例以上，比较具有代表性。患者女性，61 岁，高级知识分子。有甲状腺功能减退病史十余年，约 6 年前自觉已经治愈停药。3 年前出现记忆力减退，淡漠，不爱参加各种社交活动，无幻觉妄想和激越表现。个人生活能力正常。MMSE：21 分。甲状腺功能：游离三碘甲状腺原氨酸（FT_3）2.35 pmol/L（2.63 ~ 5.71 pmol/L），游离甲状腺素（FT_4）7.66 pmol/L（9.01 ~ 19.05 pmol/L），促甲状腺激素（TSH）55.43 μIU/ml（0.30 ~ 4.80 μIU/ml），符合甲状腺功能减退。患者的头部 MRI 检查如图 12-1 所示。

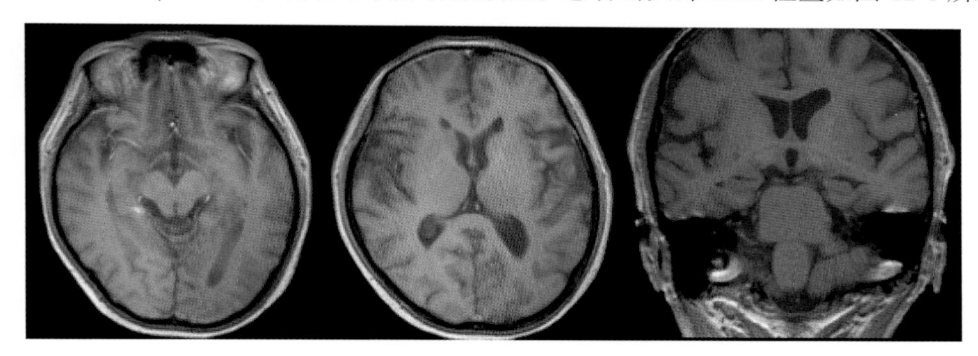

图 12-1　MRI 可见海马轻度萎缩，左侧 2 分，右侧 1 分

该患者的确存在甲状腺功能减退，也有淡漠、迟钝等甲状腺功能减退易有的精神症状表现。但该患者为高级知识分子，其记忆力的减退、较低的 MMSE 测评分数、海马的轻度萎缩，难以完全用甲状腺功能减退来解释，不能除外 AD。同时给予患者甲状腺功能减退的治疗，并给予多奈哌齐口服。患者用药后精神状态明显好转，做事主动性增加，服药第 6 个月 MMSE 复查为 23 分，第 12 个月复查为 25 分。但第 2 年起出现记忆力障碍逐渐加重，方向感变差，走远了容易迷路，购物不会算账，不会使用手机支付，经常担心财物被家人盗窃。第 24 个月复查 MMSE 下降为 17 分，第 3 年下降为 14 分，而开始治疗后甲状腺功能一直保持在正常范围。该患者最终的痴呆定性为 AD。服药后 1 年内患者认知、精神症状的显著好转既有抗痴呆药物短期疗效较好的因素在内，也有甲状腺功能改善所致的成分在内。

病例 12-2　患者女性，69 岁，以“记忆力减退 10 日，意识模糊 1 日”就诊。就诊过程中出现抽搐发作。按照脑炎给予抗炎、抗病毒治疗 5 日，病情无缓解。血清和脑脊液自身免疫性脑炎抗体阴性。甲状腺功能化验：抗 APO 抗体 96.11 IU/ml（0 ～ 5.61 IU/ml），抗 TG 抗体 521.14 IU/ml（0 ～ 4.11 IU/ml），显著升高。给予患者激素治疗，病情迅速好转。图 12-2 为激素治疗前和治疗 3 周后 MRI 的 FLAIR 序列对比。

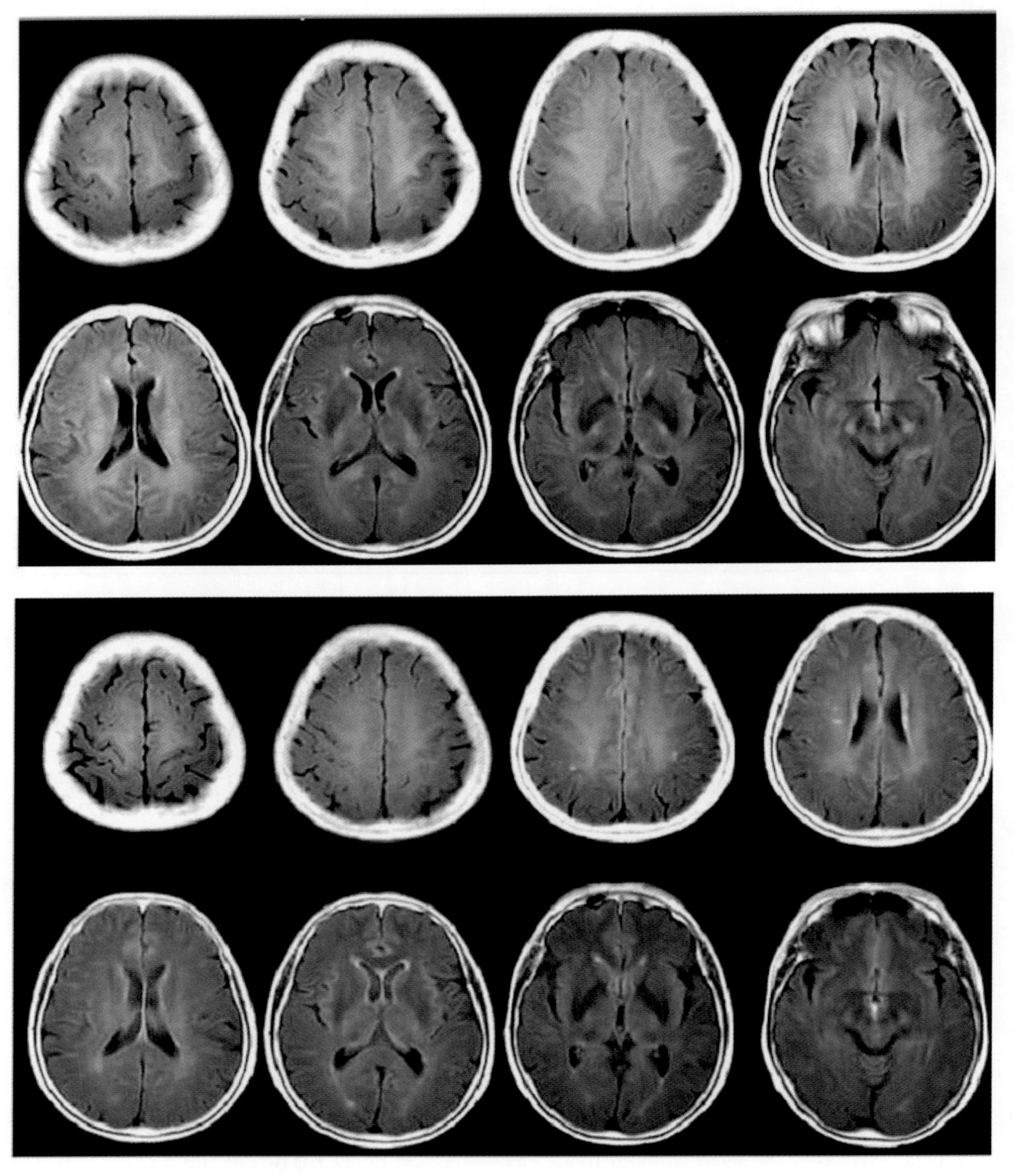

图 12-2 上图和下图分别为激素治疗前和治疗 3 周后 MRI 的 FLAIR 序列对比。治疗前可见弥漫性脑白质高信号，3 周后白质病变显著消退，但出现少许点、片样脱髓鞘样改变。2 个月后复查，MRI 这些改变完全消失

小结

作为可干预的认知功能的影响因素，无论甲状腺功能异常最终是否是患者认知障碍

的主因，都应该给予重视和积极的治疗，以最大限度地恢复其带来的对认知功能的不利影响。甲状腺功能应该是痴呆门诊常规化验的项目之一。

第二节 神经元核内包涵体病

概述

神经元核内包涵体病（neuronal intranuclear inclusion disease，NIID）是一种以中枢和周围神经系统神经元细胞核内嗜酸性透明包涵体形成为特征的慢性进行性神经变性病。NIID 临床表现多样，可出现皮质、锥体束、锥体外系、小脑、周围神经以及自主神经等受损症状。NIID 根据发病年龄可分为儿童型、青少年型和成人型，其成人型中大部分患者（尤其是没有家族史的散发病例）以痴呆为突出临床表现。NIID 临床罕见，过去确诊需要尸检的结果，故临床病例报告很少。从 2011 年以后，研究显示皮肤活检发现嗜酸性核内包涵体可以诊断 NIID，并且发现了 NIID 的特征性 MR 改变，之后才有较多的 NIID 临床病例报告出现。目前看来，以痴呆为核心表现的 NIID 患者起病时多为中老年人，痴呆起病隐匿，进展缓慢，记忆力、定向力、执行功能受损严重，可伴有步态改变、精神行为异常、癫痫发作、震颤和强直等。我们遇到的 3 例 NIID 患者在起病多年后均发展为卧床、有反复昏迷后又清醒的病史、最终呈现近乎无动缄默状态，在诊断 NIID 前被诊断过老年性痴呆、低血糖脑病等。

影像特点

MRI：MRI 在 NIID 的诊断中发挥着重要的作用[2]，是进行皮肤活检的重要依据。其特征性的改变是 DWI 序列上皮髓交界区的高信号，一般从额叶开始，向顶叶、颞叶、枕叶的皮髓交界区扩展，呈“水渍样”分布，通常不进入深部白质。T2 和 FLAIR 序列上可见双侧弥漫对称的脑白质高信号，皮质下白质、深部白质均受累。有研究显示小脑中脚及蚓部的 FLAIR 高信号也有 NIID 的诊断提示作用。

典型病例

病例 12-3 患者女性，63 岁，以“反应迟钝 6 个月”就诊。症状有一定的波动性，严重时数日不与人说话，不吃不喝，卧床昏睡。病情“好转”时能配合家属进行护理工作。各项常规化验及自身免疫性脑炎、副肿瘤抗体检测阴性。头部 MRI 如图 12-3 所示。

最后再来呈现另一位 NIID 患者的“尿布征”（图 12-4），加深一下印象。

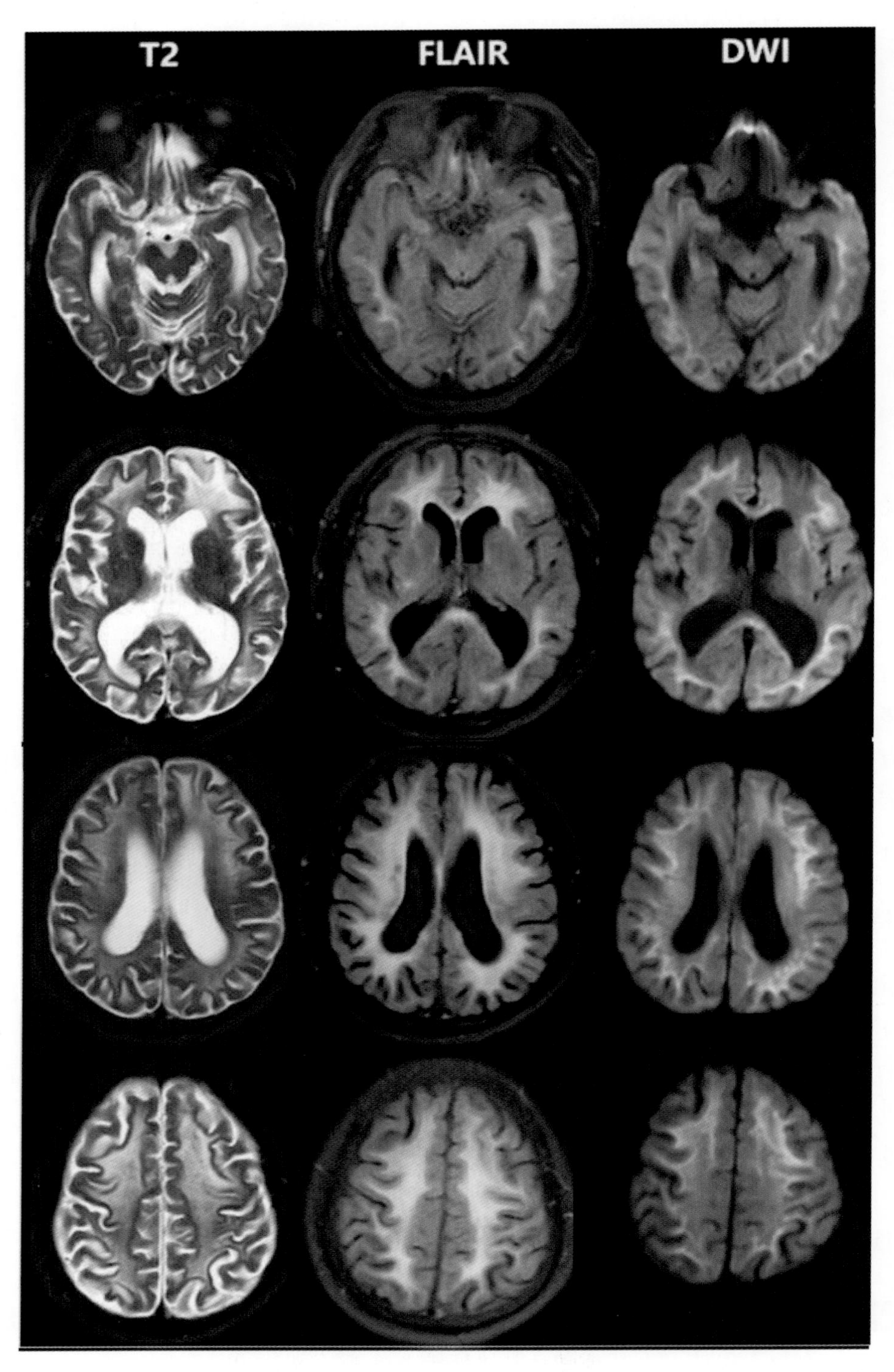

图 12-3 T2（左）和 FLAIR（中）序列可见双侧对称、弥漫性脑白质病变，无肿胀表现。DWI 序列（右）可见皮质下皮髓交界区高信号，也有人称之为“尿布征”。该例患者进行了皮肤活检，确诊为 NIID

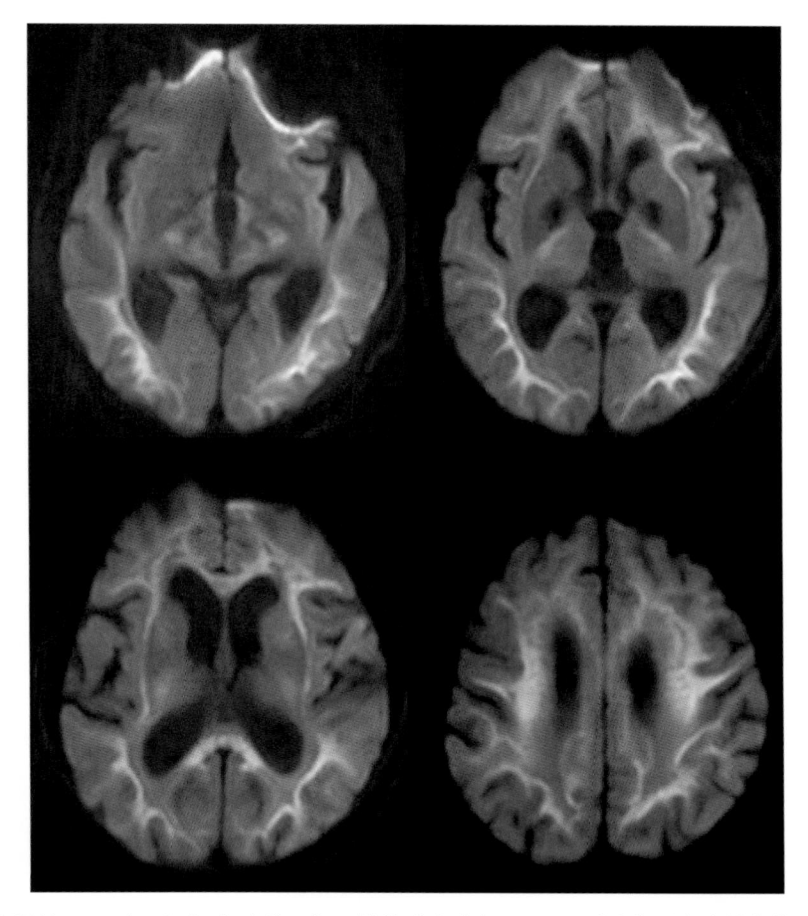

图 12-4　患者男性，62 岁，记忆力减退 1 年，性格改变半年，DWI 可见典型水渍样高信号，T2 序列为弥漫性脑白质高信号（未放图）。MMSE：21 分（高中文化）。查体四肢肌张力增高

NIID 的 MRI 影像极具特点，让人印象深刻。其实，很久以前就间断看过此类影像片子，也进行过病例讨论，但是当时医生还都不认识这个病。看到此类 MRI 改变，可进一步进行皮肤活检来进行确诊。

第三节　Fahr 病和 Fahr 综合征

概述

Fahr 病是有家族遗传倾向的一种临床罕见神经变性病，以基底节核团钙化为核心影像特征，以精神、认知障碍和锥体外系功能障碍为主要的临床表现。其主要病理改

变为双侧基底节区、丘脑、小脑齿状核和皮质下白质内广泛对称的非动脉硬化性的小血管病，血管周围钙盐沉积，钙化部位有神经元的丧失和神经胶质细胞的增生。实验室检查血清钙、磷在正常范围内。Fahr 病 CT 上钙化主要集中于基底节核团、小脑齿状核、丘脑、大脑灰白质交界处，通常为对称的、不规则的点状或斑片状钙化影。在 MRI 上钙化可表现为 T2 低信号、T1 可高或者低信号。

Fahr 综合征是指由其他疾病引发的颅内基底节核团钙化，其神经系统表现和头部影像学改变与 Fahr 病类似，但往往有其他系统受累的表现，如血清钙的异常。能引发 Fahr 综合征的疾病很多，最常见的为甲状旁腺功能减退症[3]，其次还可能有假性甲状旁腺功能减退症和假-假性甲状旁腺功能减退症、结节性硬化、线粒体脑病、CO 中毒、铅中毒等。

典型病例

病例 12-4 患者男性，40 岁，走路不稳、头晕、头痛 1 年，反应迟钝 3 个月。入院各种化验包括甲状旁腺激素、钙、磷、镁等化验未见异常，头 MRA 未见异常，也没有常见脑血管病危险因素，患者最终诊断 Fahr 病。该患头部 CT 如图 12-5 所示。

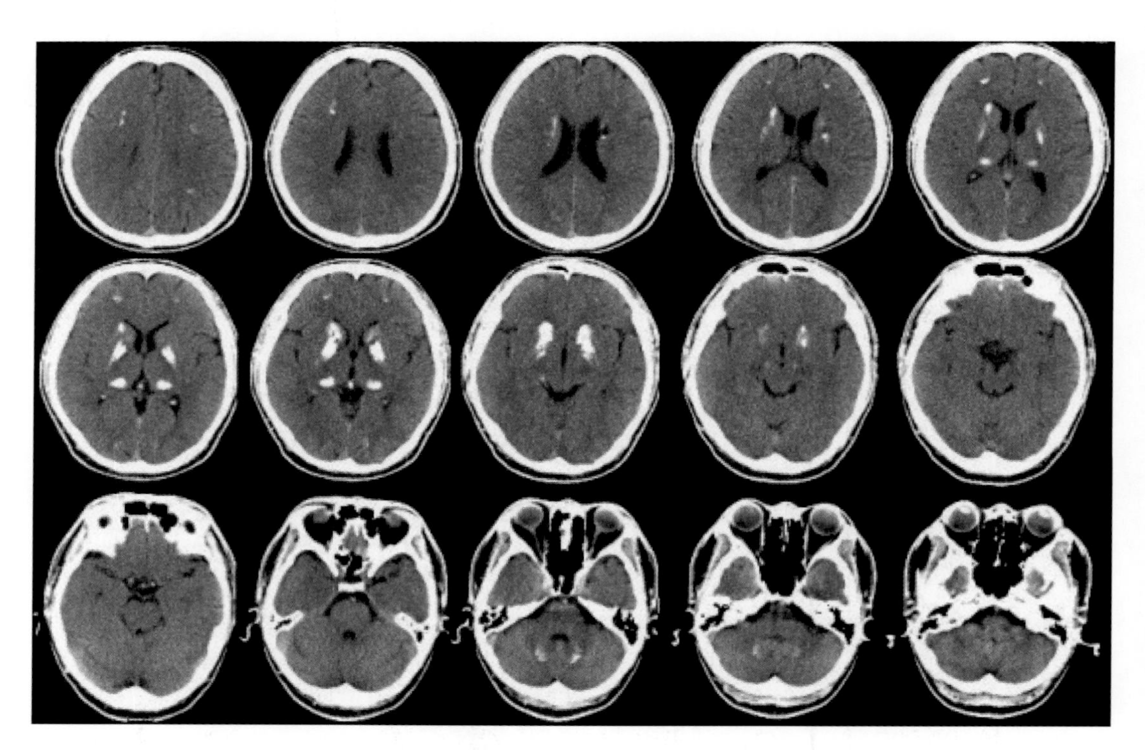

图 12-5 头部 CT 可见双侧基底节核团对称的团块状钙化，苍白球、壳核、尾状核头均受累，双侧丘脑、小脑齿状核以及双侧额叶皮髓交界区均可见钙化灶

病例 12-5　本例为甲状旁腺功能减退引发的颅内广泛钙化，化验甲状旁腺激素水平低下，考虑与15年前的甲状腺手术有关。该患者为60岁女性，间断抽搐发作10年，走路不稳、行动迟缓2年。头部CT如图12-6所示。

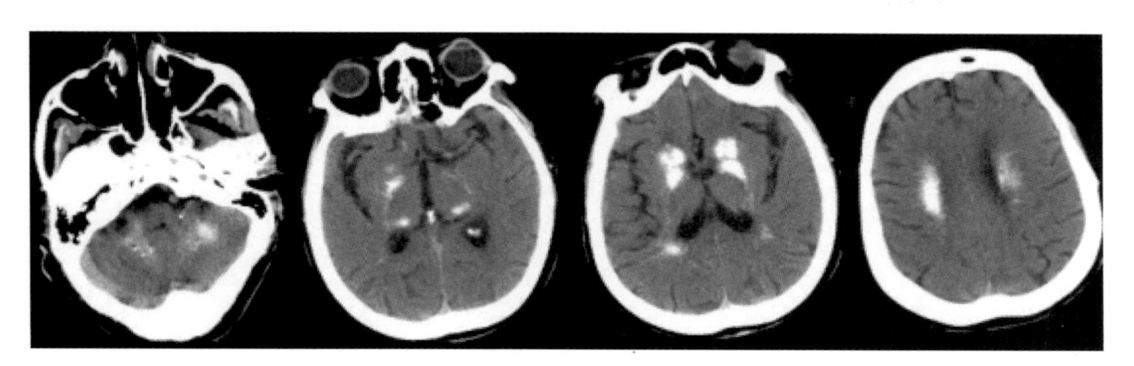

图 12-6　双侧小脑齿状核、丘脑、基底节核团、侧脑室旁对称性钙化。单从CT钙化的特点上无法与Fahr病区分

病例 12-6　患者女性，62岁，主诉为“记忆力减退伴走路不稳1年”，在痴呆门诊就诊，5年前有甲状腺手术病史。患者最终诊断为甲状旁腺功能低下。其头部CT见图12-7，头部MRI见图12-8，主要是展示一下钙化在MRI上信号的多变性，以便于没做CT时也能及时识别。

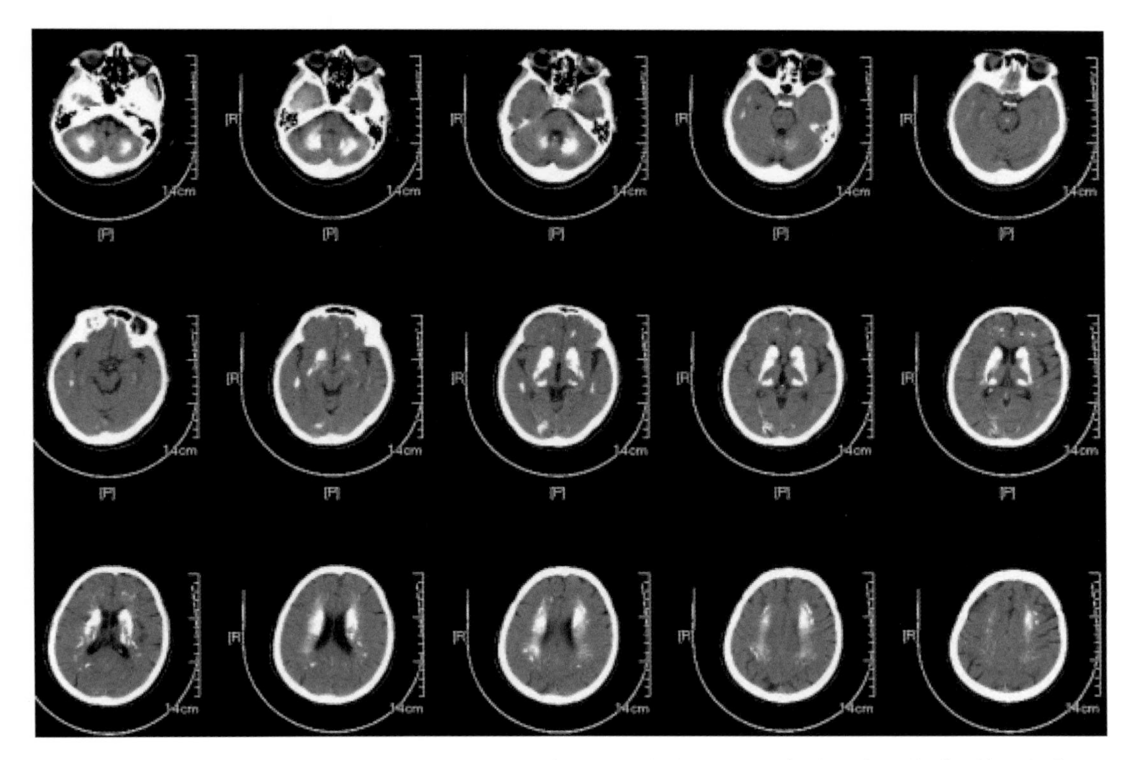

图 12-7　CT显示双侧小脑齿状核、尾状核、壳核、苍白球、丘脑、侧脑室旁及皮质下均见钙化

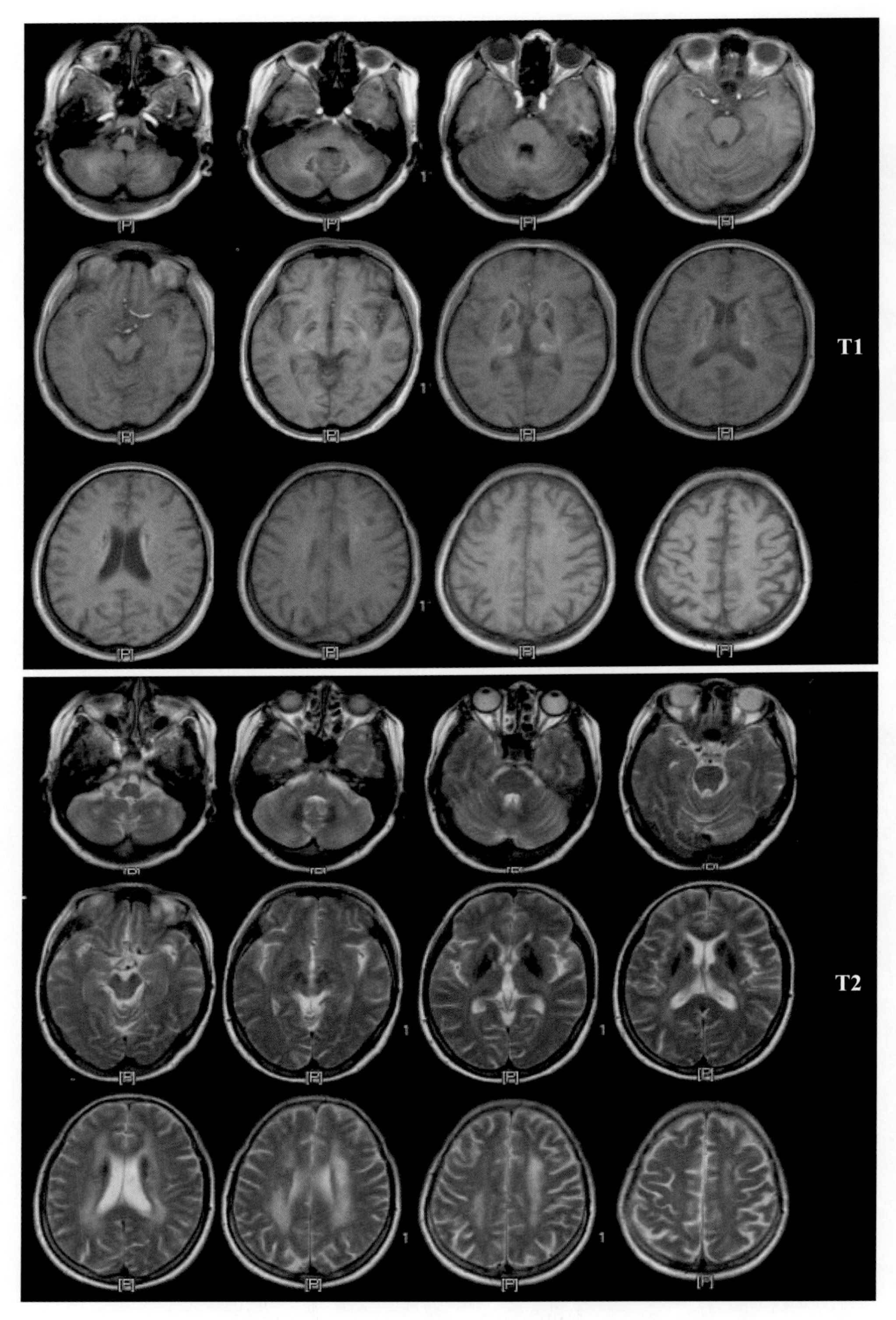

图 12-8 患者的头部 MRI，可见病灶在 T1 上以低和等信号为主，少许可为高信号，在 T2 以低信号为主，部分可为高信号。信号的不同与病灶内钙盐的具体成分、混杂的其他病理组织成分不同有关

第四节　线粒体脑肌病伴高乳酸血症和卒中样发作（MELAS）

概述

MELAS 是神经内科最常见的线粒体病类型，可表现为卒中样发作、痴呆、痫性发作、高乳酸血症、肌病、反复头痛、听力丧失、糖尿病、身材矮小。*MT-TL1* 基因的 m.3243A ＞ G 突变是其最为常见的致病突变。

影像特点

MRI 在 MELAS 的诊断中具有重要的作用，可有如下表现。

（1）皮质卒中样病变：大多为不对称分布的位于皮质和皮质下白质的 T2、FLAIR 序列高信号病灶，分布不符合血管分布区，急性期有肿胀表现，慢性期受累皮质出现萎缩十分常见。受累区域以顶枕区最多，颞叶次之，额叶较少。病变在 DWI 和 ADC 图上的改变取决于扫描时机，可为高、等、低信号，但通常改变不如 T2、FLAIR 序列明显，与急性脑梗死不同。灌注扫描病灶于急性期呈现高灌注改变，与脑梗死可以鉴别，慢性期为低灌注表现，增强扫描病灶通常强化不明显。

（2）皮质下结构（基底节区、小脑、脑干）的对称性病变：最常见的表现是 T2、FLAIR 序列的高信号病灶，大多双侧对称分布，少数为单侧病变。尾状核、壳核受累最多，丘脑受累较少，小脑齿状核、脑干也容易受累。

（3）病程长的患者，大脑和小脑出现弥漫性皮质萎缩十分常见，基底节区病变可出现钙化。

典型病例

病例 12-7　患者女性，45 岁，以“反复头痛、视物不清 5 个月，反应迟钝、抽搐 1 个月”入院。曾在多家医院住院，诊断为脑梗死、症状性癫痫，反复溶栓、抗癫痫治疗效果不理想。该患者后来基因检测存在 m.3243A ＞ G 突变，确诊 MELAS，其就诊时 MRI 如图 12-9 所示。

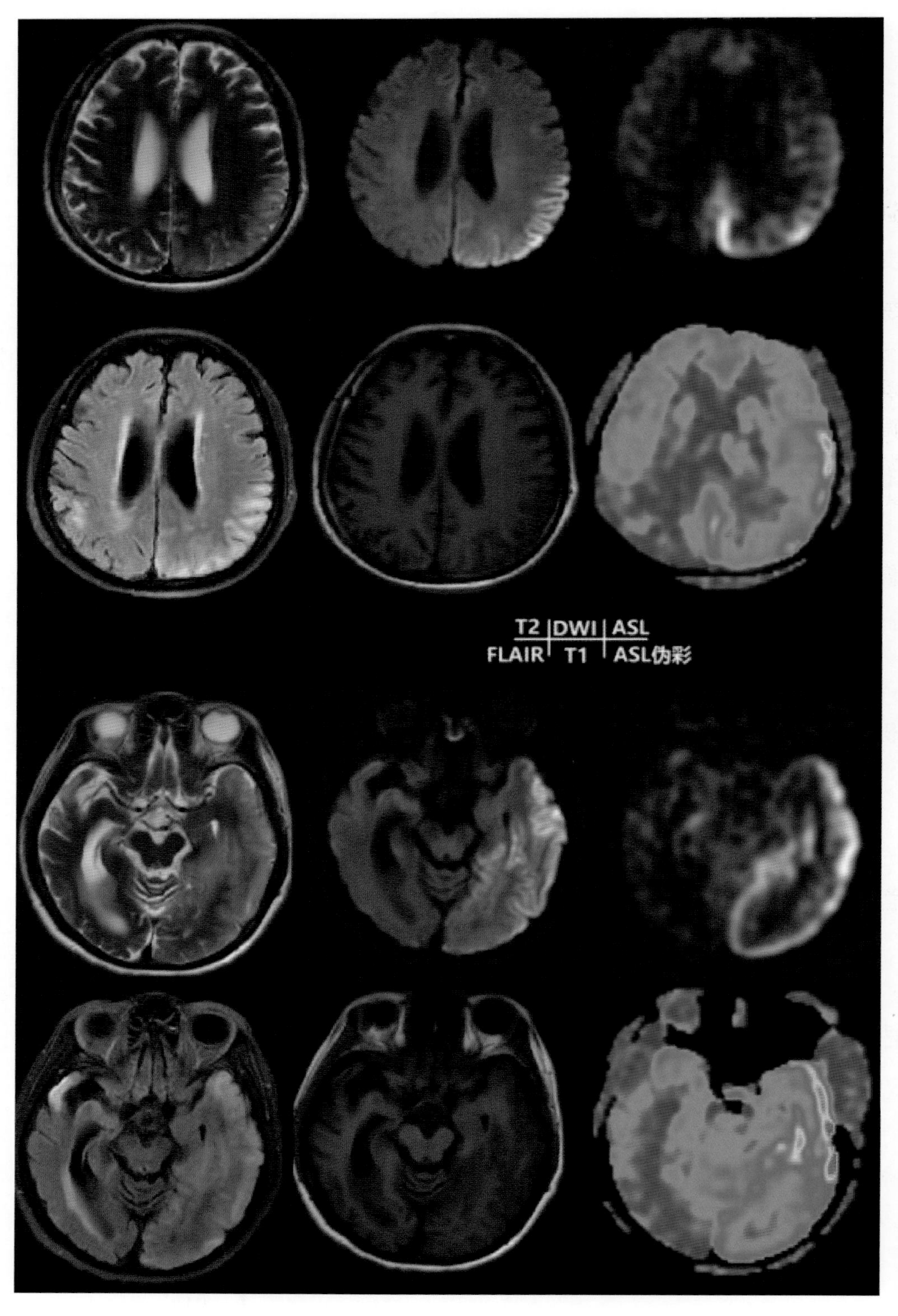

图 12-9 本图上、下两部分分别为经侧脑室体部和中脑层面的各序列轴位像。本次新发病变为左侧颞叶、顶叶病变，T2 和 FLAIR 序列改变明显，在 DWI 上部分也呈现高信号。右侧颞顶叶为陈旧性病变，右侧颞叶萎缩明显。ASL 灌注扫描可见本次新发病变呈现高灌注，而陈旧性病变呈现低灌注

第五节　亨廷顿病

概述

亨廷顿病（Huntington disease，HD）是一种常染色体显性遗传的罕见神经变性病，主要的临床症状为舞蹈样动作、进行性认知障碍和精神行为异常。最常见的起病年龄为30～40岁，但也可见于儿童和老年人，多有家族史，并可有遗传早现现象。HD的突变基因明确，是位于4号染色体短臂的*IT15*基因，其CAG重复序列拷贝数大于40以上即可确诊[4]。HD因为有显著的舞蹈样运动，不大容易首诊于痴呆门诊，但也有HD患者因为痴呆和精神症状严重、无法维持生活自理而就诊于痴呆门诊。治疗以对症处理为主，虽然无法延缓疾病进展，但可一定程度控制不自主运动和精神症状。

影像特点

1. CT和MRI

CT和MRI可见大脑皮质萎缩，尾状核萎缩明显，并伴有尾状核邻近的侧脑室额角明显扩大。

2. ^{18}F-FDG PET

^{18}F-FDG PET可见以尾状核为主的葡萄糖代谢降低，可累及前额叶。

典型病例

病例 12-8　患者女性，38岁，以“四肢不自主乱动3年，易激惹、脾气暴躁3个月”就诊。患者母亲有舞蹈症病史，起病年龄为45岁。该患基检测HD基因CAG重复数目为45，确诊HD。图12-10为该患者的头部CT。

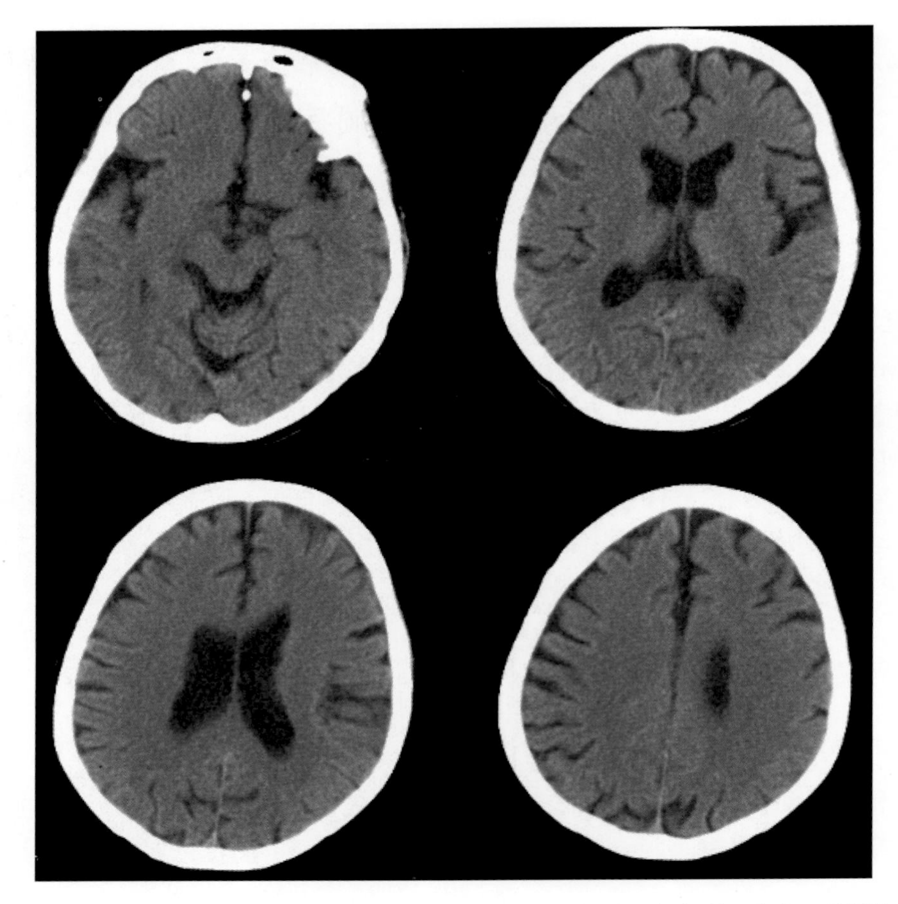

图 12-10 患者头部 CT 显示大脑皮质萎缩，尤其以额叶为主，侧脑室额角明显变宽，是尾状核头萎缩所致

参考文献

[1] Davis JD，Tremont G. Neuropsychiatric aspects of hypothyroidism and treatment reversibility. Minerva Endocrinol，2007，32（1）：49-65.

[2] Yu WY，Xu Z，Lee HY，et al. Identifying patients with neuronal intranuclear inclusion disease in Singapore using characteristic diffusion-weighted MR images. Neuroradiology，2019，61（11）：1281-1290.

[3] Kalampokini S，Georgouli D，Dadouli K，et al. Fahr's syndrome due to hypoparathyroidism revisited：a case of parkinsonism and a review of all published cases. Clin Neurol Neurosurg，2021，202：106514.

[4] McColgan P，Tabrizi SJ. Huntington's disease：a clinical review. Eur J Neurol，2018，25（1）：24-34.